美容外科医师实用再生医学技术

Regenerative Medicine Procedures for Aesthetic Physicians

主编

（西）埃尔南·平托（Hernán Pinto）
Aging Research Institute (i2e3)
Aesthetic Specialties & Aging Research
Institute (i2e3)

Barcelona, Spain

（西）琼·丰德维拉（Joan Fontdevila）
Department of Plastic Surgery
Hospital Clínic de Barcelona

Barcelona, Spain

主译

周建大　程　飚

北方联合出版传媒（集团）股份有限公司
辽宁科学技术出版社
·沈阳·

© 2023辽宁科学技术出版社
著作权合同登记号：第06-2022-21号。

版权所有·翻印必究

图书在版编目（CIP）数据

美容外科医师实用再生医学技术 /（西）埃尔南·平托（Hernán Pinto），（西）琼·丰德维拉（Joan Fontdevila）主编；周建大，程飚主译 .—沈阳：辽宁科学技术出版社，2023.5
ISBN 978-7-5591-2916-1

Ⅰ.①美… Ⅱ.①埃… ②琼… ③周… ④程… Ⅲ.①美容术 Ⅳ.①R622

中国国家版本馆CIP数据核字（2023）第032232号

出版发行：辽宁科学技术出版社
　　　　　（地址：沈阳市和平区十一纬路25号　邮编：110003）
印　刷　者：辽宁新华印务有限公司
经　销　者：各地新华书店
幅面尺寸：210 mm×285 mm
印　　张：17
附　　件：4
字　　数：400千字
出版时间：2023年5月第1版
印刷时间：2023年5月第1次印刷
责任编辑：凌　敏
封面设计：刘　彬
版式设计：袁　舒
责任校对：黄跃成

书　　号：ISBN 978-7-5591-2916-1
定　　价：198.00元

投稿热线：024-23284363
邮购热线：024-23284502
邮　　箱：lingmin19@163.com
http://www.lnkj.com.cn

前言

继穿支皮瓣移植技术应用于临床后，脂肪组织移植成为了整形外科的又一重大发现。在第一次应用这项技术时，我们观察到很多令人震惊的变化，组织的质地、皮肤的颜色、血管的构建过程都得到了改善，而这些改变不局限于容量的增加。后来我们知道，这些改变的出现是因为人体自身组织具有杰出的再生能力，并且在将自身组织用于美容整形时，这种再生能力可以得到很好的体现。

我们想要通过本书展现时下流行的关于再生医学的生物学基础知识，包括具有再生效果的不同治疗手段、基础技术、针对结果的看法等。本书的内容简洁明了，清晰实用。

我们坚信本书可以为再生医学领域带来新的方向，希望所有对再生医学感兴趣的专业人员都可以将本书看作一本指导书。

琼·丰德维拉（Joan Fontdevila）

西班牙，巴塞罗那

序言

再生手术是现代医学中最具吸引力和潜力的治疗手段。它能够在某种程度上再生受损的结构，增强生理愈合的可能性，这种能力甚至远超其最初的用途。任何的再生策略都意味着结构和功能得到完整的恢复，而这是修复无法完成的。

本书介绍了目前美容医生、整形外科医生和皮肤科医生所采用的再生疗法的最新技术。全书内容分为7个部分：前3个部分详细介绍了美容医学和衰老过程等；后4个部分依次介绍了自体移植技术的现状，包括脂肪移植、皮肤移植和干细胞移植及相关法规。本书研究了这些移植物的外科应用，以及潜在的副作用和局限性。通过本书，我们期望可以促进和支持一种循证行为，展示美容医生已应用的再生技术的最新进展，并为用于美容、组织损伤、细胞修复和衰老的再生方法奠定基础。

埃尔南·平托（Hernán Pinto）

西班牙，巴塞罗那

译者序

近年来，整形美容外科在中国得到了飞速的发展，作为外科的一个分支，其涉及的治疗领域十分广泛。面对日益增长的需求，越来越多的人开始深入探索更为丰富的治疗手段。再生医学技术的出现为整形美容领域提供了新的潜能和方向，它强大的修复和再生能力显著提高了生理愈合的可能性，这是已有的修复手段所无法企及的。因此，综合介绍再生医学的基础知识和操作过程是目前迫在眉睫的课题。本团队致力于展示美容医生已应用的再生手术的最新进展推广与应用，并为中国求美者与整形外科工作者正确认知、使用与探索用于美容、组织损伤、细胞修复和衰老的再生方法提供指导。同时，有助于再生医学在整形美容领域能够科学、有序地发展，避免被一些所谓的"专家"利用再生医学概念进行虚假宣传，过度解读，甚至误导消费者，给本专业发展带来毁灭性打击。

本书涵盖了再生医学技术的生物学基础，并以不同的治疗领域为出发点，介绍了再生医学美容领域的相关知识。前3个部分较为详细地展现了再生医学美容领域相关的理论基础，通过展示与分析衰老的过程，为再生医学技术的应用提供理论支撑。后4个部分则依次介绍了包括脂肪移植、皮肤移植和干细胞等自体移植技术的外科应用现状及相关法规，分析了此类技术潜在的副作用和局限性。每一部分都附有相关的图片，以便更好地阅读和理解。

我们相信再生医学可以为整形美容外科带来新的方向和希望，古人云："书痴者文必工，艺痴者技必良。"希望各位读者可以通过阅读本书获得更好的启发，成长为更出色的医者，让再生医学更好地为患者服务。

在此我要衷心地感谢所有的译者，他们为完成原著的翻译工作付出了宝贵的时间和大量的精力。另外，本书的编译也得到了中南大学湘雅三医院和中国人民解放军南部战区总医院同仁的大力支持，在此也要对他们致以衷心的感谢。

由于参与翻译本书的译者较多，语言习惯可能存在不一致，恳请各位读者提出宝贵的意见，以供再版时修改补正。

周建大　程飚

译者名单

主　译　周建大　中南大学湘雅三医院
　　　　程　飚　中国人民解放军南部战区总医院
副主译　唐世杰　汕头大学医学院第二附属医院
　　　　廖俊琳　南华大学附属第一医院
　　　　张万聪　汕头大学医学院第二附属医院
　　　　黄媛媛　武汉五洲整形外科医院
　　　　周　滔　广州华美医疗美容医院
　　　　雷肖璇　南方医科大学皮肤病医院
译　者
　　　　李　萍　中南大学湘雅三医院
　　　　陈晓霞　湖南中医药大学附属宁乡人民医院
　　　　李珮婷　中南大学湘雅三医院
　　　　尹朝奇　中南大学湘雅三医院
　　　　张红莲　中南大学湘雅三医院
　　　　谢慧清　中南大学湘雅三医院
　　　　王少华　中南大学湘雅三医院
　　　　陈　佳　中南大学湘雅三医院
　　　　陈志钊　中南大学湘雅三医院
　　　　刘　灿　中南大学湘雅三医院
　　　　唐封杰　中南大学湘雅三医院
　　　　刘岱松　中南大学湘雅三医院
　　　　陈舒悦　中南大学湘雅三医院
　　　　雷涵钰　中南大学湘雅二医院
　　　　童小斐　中南大学湘雅三医院
　　　　李伟栋　中南大学湘雅三医院
　　　　鲁胜利　中南大学湘雅三医院
　　　　肖臻阳　中南大学湘雅三医院

吴先睿　中南大学湘雅三医院

陈　政　中南大学湘雅三医院

刁武良　中南大学湘雅三医院

陈翔宇　中南大学湘雅三医院

杨　域　广州医科大学附属第三医院

朱江婷　成都医学院第一附属医院

潘良利　南方医科大学皮肤病医院

朱　絮　中国人民解放军南部战区总医院

韩　璐　中国人民解放军南部战区总医院

田　举　中山市人民医院

韩宝三　上海交通大学医学院附属新华医院

余式普　火箭军总医院

杜建龙　保定蓝山整形医院

张潇潇　北京画美医疗美容医院

吴　觉　美闺（长沙）医疗美容门诊部

沙文博　北京有美医疗美容诊所

郭正东　华中科技大学协和深圳医院

林一泽　中国人民解放军南部战区总医院

汤君翊　中国人民解放军南部战区总医院

高　媛　中国人民解放军南部战区总医院

董云青　中国人民解放军南部战区总医院

程柳行行　上海交通大学医学院附属第九人民医院

朱美抒　深圳市第二人民医院

目录

第一部分：概述 ·· 1

1.1 再生医学技术：
在美容手术中的临床应用 ························ 3
Hernán Pinto

1.2 美容医学：趋势，患者需求 ···················· 9
Paloma Tejero

1.3 衰老的分子生理学：再生医学的新目标 ········ 15
Salvador Macip，Mohammad Althubiti

第二部分：衰老的过程 ······························ 29

2.1 美貌与衰老 ···································· 31
Eva Guisantes

2.2 减小损伤：美容医学与代谢 ···················· 43
Jesus A. F. Tresguerres

2.3 脂肪获取：
关于细胞活力的最新科学证据 ················ 61
Jesus Benito-Ruiz

第三部分：方法——减小衰老临床影响的策略 ·········· 67

3.1 移植物加工和富集策略 ························ 69
Jordi Descarrega，Juan Cruz

3.2 脂肪移植的演变：从结构脂肪移植到微颗粒脂肪、锐针皮内脂肪
（SNIF）、纳米脂肪、乳剂、SNIE、FAMI和SEFFI ·········· 79
José M. Serra-Mestre，José M. Serra-Renom

3.3 脂肪移植的应用 ······························ 85
Mauricio Raigosa，Tai-Sik Yoon

第四部分：美容医生应用再生医学手术的最新进展：
脂肪转移、脂肪填充 ·· **93**

4.1 重建手术中的脂肪填充：适应证、预后和并发症················ 95
Joan Fontdevila

4.2 美容手术中的脂肪填充：适应证、预后和并发症················ 107
Joan Fontdevila， Ariel Marshall

4.3 浓缩血浆：概念和处理···123
Paloma Tejero， Lucía Jáñez， Victoria Sunkel

4.4 是金子总会发光的吗?
富血小板血浆的应用、结果和安全性的考虑···················135
Lucía Jáñez， Paloma Tejero， Marina Battistella

4.5 自体血清生长因子可以作为一种抗衰老工具·················155
Hernán Pinto

第五部分：美容医生应用的再生医学手术：皮肤移植 ·············· **163**

5.1 皮肤细胞培养与皮肤工程···165
Lucía Jáñez

5.2 技术和处理方法··197
Letizia Trovato， Riccardo D'Aquino， Antonio Graziano

5.3 微移植物的注射/应用··209
Letizia Trovato， Antonio Graziano， Riccardo D'Aquino

5.4 分离干细胞和基质血管成分细胞的技术和加工方法···········217
Severiano Dos-Anjos， José Miguel Catalán

第六部分：美容医生应用的再生医学手术：干细胞 ···············229

6.1 美容医生应用的再生医学手术····································231
Martinez-Redondo Diana， Gartzia Itxaso， Castro Begoña

6.2 美容医学中的干细胞研究··239
Pablo Sutelman

第七部分：法规和结论 ··· **253**

7.1 法规···255
Herrero Jone， Castro Begoña

7.2 结论：再生医学在美学中的应用现状·····························259
Joan Fontdevila， Hernán Pinto

第一部分：概述

1.1 再生医学技术：
在美容手术中的临床应用

Hernán Pinto

与低等脊椎动物相比，人体的再生能力是有限的。面对这一事实，干预人体组织和器官有限的自愈能力是再生医学一直以来的任务。自从有报道认为组织损伤和器官衰竭的修复可能不再局限于应用异体移植和动物源性供体以来，人们一直致力于将再生原理应用在实践中。作为生命科学和工程学的交叉学科，再生医学被认为是一场治疗学上的革命。无论如何，它确实是一个新的生物医学领域，需要多学科的贡献和从人类生物学的整体出发的观点。再生医学通过外源性添加生长因子、观察和提高活细胞的特性、结合生物相容性支架以提高组织的再生能力。

再生医学逆转组织衰退

许多国家的人口日益老龄化，以提升老年人群生活质量和增加其"健康寿命"为目标的政策也增加了社会各界对医疗卫生资源的需求。上述这些都对再生医学能成功应用的承诺带来了一定的冲击。器官和组织容易受到疾病、创伤或先天性缺陷的损害。因此，几乎每一个医学和外科专业将很快着眼于新兴的再生医学技术。整形外科和美容医学也不例外，预计在未来几年，整形外科和美容医学的最大进步将源自再生医学技术的应用。

再生医学在美容医学中应用的原因之一是其可能逆转衰老对身体功能的影响。众所周知，衰老的主要特征之一是许多器官和体细胞组织的再生活力下降。衰老伴随着干细胞功能的逐渐下降，导致组织维护和再生的效率降低。因此，通过再生医学技术来美容可以重现一个完全恢复到具有再生能力的年轻组织，尽管这一过程会受到哺乳动物特性的限制。

防止转化差距

为实现再生医学的目标，必须要对传统方法做出改变，即临床医师不能脱离实验基础研究。在这一

H. Pinto (✉)
i2e3 Biomedical Research Institute, Barcelona, Spain
e-mail: hpinto@i2e3.com

© Springer Nature Switzerland AG 2019
H. Pinto, J. Fontdevila (eds.), *Regenerative Medicine Procedures for Aesthetic Physicians*,
https://doi.org/10.1007/978-3-030-15458-5_1

转变中，转化再生医学的概念成为一个关键所在，它可以用来防止所谓的转化差距、促进实验室研究和临床护理之间的合作。例如，回到衰老问题，基础研究表明，组织再生依赖于干细胞，任何由衰老导致的数量或功能的损失都可能对人体的再生能力产生深远的影响。因此，了解哺乳动物中与年龄相关的干细胞功能障碍的基本分子途径，以及干细胞功能如何随年龄变化，包括自我更新受损和异常分化潜能，对以干细胞为基础的治疗具有重大意义。同样，以标准化的方式向患者注射脂肪干细胞需要事先进行研究，以确定其细胞和分子机制，并建立适当的分离程序。

从这个意义上来讲，事实上，绝大多数再生医学技术和方法还没有应用于临床的方方面面。有大量的基础研究着眼于潜在新疗法的分子和细胞原理，但迄今为止只发表了较少的临床研究文献。美容技术的标准化极度缺乏。动物模型将有助于建立技术步骤，如移植脂肪的制备和注射，以防止出现该技术的一些常见问题。

组织工程

数千年来，人们已经知道肝脏能够自我再生，但直到最近才证实心脏也具有这种能力。然而，尽管全球范围内还存在移植器官紧缺、待移植名单很长，以及一些移植衍生的免疫问题等，但同种异体移植已经取得了重大的进展。在其他再生医学中，正在开始建立围绕全器官生物工程、从头合成的细胞和使用支架材料作为细胞基质来支持从细胞培养中生成的新细胞群，以及其他再生医学技术，正在开始建立庞大的知识体系，以作为解决这些问题的替代方案。如今，利用患者自身的细胞在实验室中形成再生器官已成为可能。自从 Otto 等成功开发出一种能利用新的细胞群进行复苏的脱细胞心脏以作为生物支架后，器官生物工程领域正在快速发展。从天然实体器官中生成真正的血管化器官支架是 Otto 等最初开发的主要成果，正因为如此，同样的技术现在已应用于每一个实体器官。支架是一种类似于细胞外基质的组织生长模板，因此组织和器官工程发展的一个关键概念是设计和开发细胞外基质（ECM）作为支架，使得周围细胞在支架上浸润。ECM 支持细胞和信号分子的浸润和进一步增殖，可适当促进组织血管化。皮肤作为人体最大的器官，长期以来一直是组织工程的实验"战场"。

皮肤工程美容再生医学

人体皮肤移植技术已经成熟，到目前为止，已经帮助了许多严重烧伤和患有其他重大创伤的患者。然而，经过 25 年的皮肤工程研究，科学家、外科医师和内科医师仍在努力创造真皮表皮替代品，这种替代物可以很便利地大量移植，可能只需要一次手术干预，而且不会留下明显的瘢痕。通过生物工程技术形成的皮肤移植后应该能够迅速血管化。为了加速血管化，基质在理想情况下可控释放生长因子来加速血管化，这仍只是一个研究方向。生长因子如成纤维细胞生长因子、血管内皮生长因子（VEGF）、胰岛素样生长因子（IGF）和血小板衍生生长因子（PDGF）对损伤区域的细胞迁移、增殖和分化具有至关重要的作用，所以组织工程的研究重点是将生长因子纳入基质支架。因此，用于皮肤工程的 ECM 应该通过细胞培养物（祖细胞或成熟角质形成细胞）、淋巴细胞、黏附肽和前面提到的生长因子等分子的组合进行理想化培养。通过这种方式，基质获得了指导细胞代谢和细胞分化的能力。以前的皮肤替代物模型表明，生物材料通常是异种来源，牛胶原蛋白是 ECM 的主要来源。由于这些材料存在朊病毒疾病传播和宿主排斥问题等风险，这些材料已逐渐被淘汰，取而代之的是从毛囊中获得的自体多能干细胞，这种干细胞能够分化成来自中胚层和外胚层的细胞，如神经元、胶质细胞、角质形成细胞、平滑肌细胞和黑素细胞。

美容医学中从异体材料到自体材料的转变

美容再生医学正朝着只使用自体来源细胞和分子的方向发展，将自体材料用于皮肤工程、细胞或分子治疗。由于供体和宿主是同一个人，具有相同的遗传特征，因此完全消除了与同种异体移植相关的免疫排斥和其他潜在问题的发生风险。一些采集自体细胞和分子的移植操作过程是成熟的。由于美容医学优先使用可在非卧床环境下对患者进行的微创手术，因此，从患者的血液或脂肪沉积物中获得自体材料并进行处理是该医学专业领域的首选治疗方法。

脂肪组织是干细胞的来源

脂肪组织是多能干细胞的可靠来源。特别是，由于它起源于中胚层，可以从间充质干细胞（MSCs）谱系获得前体细胞。MSCs 可以很容易地从皮下脂肪组织中获得，其功能的下降与衰老有关。由于易于获取和含量丰富，脂肪组织被认为是一种很有前景的自体干细胞即脂肪源性干细胞（ADSCs）的来源。与其他间充质干细胞一样，这些细胞是多能前体细胞，具有沿中胚层起源的多种细胞（如内皮细胞和脂肪细胞）谱系途径平等分化的能力，也是生长因子、细胞因子和淋巴细胞的丰富来源。对患者来说，自体脂肪是通过非侵入性的吸脂操作从易于识别的供体皮下部位获得的。

再生医学正转向研究人体脂肪组织的细胞和分子特性。事实上，脂肪是一种复杂的组织，由脂肪细胞基质组成，散布着胶原纤维、基质细胞、脂肪源性干细胞和神经血管结构。脂肪组织在衰老、新陈代谢和体内稳态中起着重要作用。它为结缔组织基质提供了主要的体积贡献，用于进一步代谢分解的储存脂肪可以调节免疫，促进血管生成，此外，它还是人体最大的内分泌器官。

目前，美容医学中自体脂肪处理的新方法主要用于获得脂肪源性干细胞。脂肪源性干细胞的临床应用非常广泛，从逆转组织衰老到闭合严重的伤口，如实验伤口模型所示，ADCSs 通过改善再上皮化和血管生成来加速伤口的愈合。除了脂肪移植外，整形外科医师也开始使用脂肪源性干细胞进行美容外科手术。这些技术的成功得到了小鼠组织增强模型的支持，该模型表明，与单纯的脂肪移植相比，脂肪移植与脂肪源性干细胞的联合使用可显著改善组织的重量和外观。细胞分化是干细胞治疗潜力的一个重要方面，但其他机制，如血管生成、动脉生成、血管新生细胞储存以及抗凋亡和抗感染也是使用自体 ADSCs 的主要优势。

富血小板血浆中的生长因子

事实上，由于下文将简要讨论的监管机构批准问题，美容再生医学不能始终依赖 ADSCs 进行手术。

因此，自体脂肪移植物仍在使用，但最近的研究表明，当与血液衍生物，即富血小板血浆（PRP）结合使用时，预后得到了显著的改善，这是因为它显著提高了脂肪移植物的存活率。同样地，PRP已被证明是对脂肪组织间充质干细胞扩增技术的可靠补充，因为它可以在不改变其表型、分化潜能和染色体稳定性的情况下促进这些细胞的增殖。在这两种情况下，PRP疗效的机制是：血小板具有释放生长因子的能力，这些生长因子参与组织滋养过程，如血管化。因此，由血小板浓缩物释放的、可引起局部联合效应的生长因子被称为血小板衍生生长因子（PDGF）。PDGF对脂肪来源的间充质细胞（如成纤维细胞、成骨细胞和脂肪细胞）具有促有丝分裂的作用，可刺激胶原蛋白和纤维蛋白等结构蛋白的形成。除此之外，PRP技术的另一个重大进展是，它可以形成三维纤维蛋白基质以保留和释放部分生长因子，并充当细胞增殖间期的临时支架。

富血小板血浆已作为浓缩血小板凝胶进入化妆品市场。它常用于治疗老年患者容易出现的慢性不愈合伤口。研究还发现，PRP不仅在伤口愈合中起作用，还能减少与某些损伤相关的神经性疼痛。基于高浓度生长因子和抗炎细胞因子开发出的抗衰老自体血清也得到了应用，并已证明其可改善皮肤的水合作用和机械性能。这些已经无处不在的血液源性的真皮美容产品仍然有一个主要的缺点：一直以来，缺乏标准化的分离程序和输送方案。这使得应用该技术取得的临床结果难以进行比较，因此，关于它们的疗效的结论通常是不确定的。

监管机构批准的障碍

与其他医学专业相比，美容医学在使用再生医学技术时往往面临更多的监管审批困难。通常细胞疗法的审批过程要比非细胞疗法更艰难，这使得干细胞的临床应用在某些国家难以实施。此外，血浆源性产品的出现使血液衍生物和药物之间的概念变得模糊。尽管采用了过程简化和高性价比的策略，但美容医学经常面临标准不一的法律监管条例，在美容再生领域取得进展仍是一项艰难任务。

结语

再生医学是一个跨学科的新兴领域，结合了多种融合技术，需要许多科学和医学领域之间的跨学科协作。这是对人体机能低下的一种全新应答，以在其生命周期内完成准确且持续的自我再生。美容和美容再生医学特别关注老化和皮肤再生问题。再生医学正朝着使用自体材料而不是异体生物制品的方向发展，因为其在宿主接受方面具有优势。组织工程，特别是皮肤替代品，正在快速发展。脂肪源性干细胞是组织再生所必需的细胞库和许多分子的可靠来源，如对细胞增殖和营养吸收至关重要的生长因子。此外，血液衍生物在市场中的应用已经很成熟了，并正在单独使用或与其他技术结合使用，以推动组织的再生能力和适当地加快再生进程。

参考文献

[1] Mao AS, Mooney DJ. Regenerative medicine：current therapies and future directions. Proc Natl Acad Sci.2015;112(47)：14452-14459.

[2] Polykandriotis E, Popescu LM, Horch RE. Regenerative medicine：then and now- an update of recent history into future possibilities. J Cell Mol Med.2010;14(10)：2350-2358.

[3] Miller MQ, Dighe A, Cui Q, et al. Regenerative medicine in facial plastic and reconstructive surgery. JAMA Facial Plast Surg.2016;18(5)：391.

[4] Pilloni A. Mesenchymal stem cells, aging and regenerative medicine. 2012;30(2)：83-89.

[5] Chen FM, Zhao YM, Jin Y, et al. Prospects for translational regenerative medicine. Biotechnol Adv.2012;30(3)：658-672.

[6] Hsu VM, Stransky CA, Bucky LP, et al. Fat graftings past, present, and future：why adipose tissue is emerging as a critical link to the advancement of regenerative medicine. Aesthetic Surg J.2012;32(7)：892-899.

[7] Lin JY, Wang C, Pu LLQ. Can we standardize the techniques for fat grafting? Clin Plast Surg.2015;42(2)：199-208.

[8] Klinger M, Caviggioli F, Klinger FM, et al. Autologous fat graft in scar treatment. J Craniofac Surg. 2013;24(5)：1610-1615.

[9] Moran EC, Dhal A, Vyas D, et al. Whole-organ bioengineering：current tales of modern alchemy. Transl Res. 2014;163(4)：259-267.

[10] Horch RE, Kneser U, Polykandriotis E, et al.Tissue engineering and regenerative medicine -where do we stand. J Cell Mol Med.2012;16(6)：1157-1165.

[11] Atashi F, Jaconi MEE, Pittet-cue B. Autologous platelet- rich plasma：mesenchymal stem cell expansion. Tissue Eng Part C Methods. 2015;21(3)：253-262.

[12] Ott HC, Matthiesen TS, Goh S, et al. Perfusion-decellularized matrix：using natures platform to engineer a bioarticial heart. Nat Med. 2008;14(2)：213-221.

[13] Bo S, Biedermann T, Reichmann E.Tissue engineering of skin. Burns. 2010;36(4)：450-460.

[14] Dieckmann C, Renner R, Milkova L, et al. Regenerative medicine in dermatology：biomaterials, tissue engineering, stem cells, gene transfer and beyond. Exp Dermatol. 2010;19(8)：697-706.

[15] Liao H, Marra KG, Rubin JP.Application of platelet-rich plasma and platelet-rich brin in fat grafting.Tissue Eng Part B Rev. 2014;20：4.

[16] Casteilla L, Dani C. Adipose tissue-derived cells：from physiology to regenerative medicine. Diabetes Metab. 2006;32(5)：393-401.

[17] Ebrahimian TG, Pouzoulet F, Squiban C, et al. Cell therapy based on adipose tissue-derived stromal cells promotes physiological and pathological wound healing. Arterioscler Thromb Vasc Biol.2009;29(4)：503-510.

[18] T a M, Zhu M, Hedrick MH.Adipose-derived stem and progenitor cells as llers in plastic and reconstructive surgery. Plast Reconstr Surg. 2006;118：121S-128S.

[19] Anitua E, Tejero R, Zalduendo MM, et al. Plasma rich in growth factors promotes bone tissue regeneration by stimulating proliferation, migration, and autocrine secretion in primary human osteoblasts. JPeriodontol. 2013;84(8)：1180-1190.

[20] Piccin A, Di Pierro AM, Canzian L, et al. Platelet gel：a new therapeutic tool with great potential. BloodTransfus. 2016;15：1-8.

[21] Pinto H, Garrida LG.Study to evaluate the aesthetic clinical impact of an autologous antiaging serum. J Drug Dermatol. 2013;12(3)：322-326.

1.2 美容医学：趋势，患者需求

Paloma Tejero

> 人们有时说，美丽是肤浅的。也许是这样，但它至少不像思想那样肤浅。对我来说，美是奇迹中的奇迹，只有浅薄的人才不以貌取人。世界的真正奥秘在于看得见的东西，而不是看不见的东西。
>
> （奥斯卡·王尔德，《道林·格雷的画像》）

美容医学：概念回顾

在人类历史上，寻求美和身体装饰以区别于他人一直是一个永恒的主题。人类一直在追求美的标准定义，这使他／她融入人群，但同时也使他／她感到不同、独特。人们用绘画、文身、装饰品和吊坠装饰自己的身体，并使其具有深刻的文化、社会或宗教意义。

对于生物学家来说，外貌是衡量基因质量优劣的指标，因此外貌在我们的选择标准中起着重要作用。作为进化过程的一部分，美被视为更强免疫力的象征，此时吸引力或美貌是客观的，在数学上是可以量化衡量的。在自然界中，美丽意味着健康。正如进化论心理学家 Victor Johnston 所说，有一种坚固的以荷尔蒙为特征的生物宿命论，这是我们的天性的一部分，以使物种永存。

所以，没有个人或文化选择。男性喜欢能显示出生育能力的面孔，也就是睾酮水平较低的面孔；而女性则喜欢身体素质好或免疫系统良好的男性，这意味着他们拥有良好的基因。另外，Rosa Raich 委婉地指出，高级认知过程，通常会抑制生物本能，并使与人格和智力相关的特征和因素受到影响。如今没有人讨论表象（包括外在长相和性格特征），这取决于决定表型的基因以及环境对个体遗传造成的影响。

古埃及医学文献《埃伯斯纸草书》中，就已经记载了一些化妆品配方和组织移植方案。另一部古埃及医学文献《史密斯纸草书》中，也记载了反映当时先进的古埃及文明的医学认识，记录了手术干预、创伤和面部改变等治疗。埃及人使用线段作为测量单位，以经验为依据确立了人体的比例。

如今，医学技术已经被用来实现美丽和健康的理念。因为这具有医源性和治疗性的特性，所以需要医疗专业人员的指导和控制。

目前，我们认识并寻求"健康 - 美丽二项式"。例如：腰围很重要，不仅因为它能让我们看到苗条的身材，还因为腰围的增加是心血管疾病的一个风险指标。腰围的增加对 70 岁以上人群是一个重要的

P. Tejero (✉)

University of Alcalá, Madrid, Spain

e-mail: palomatejero@mediestetic.com

© Springer Nature Switzerland AG 2019

H. Pinto, J. Fontdevila (eds.), *Regenerative Medicine Procedures for Aesthetic Physicians*,

https://doi.org/10.1007/978-3-030-15458-5_2

影响预后的危险因素。当然，没有人怀疑"外在形象的治疗力量"。

身体健康能提升自信，让我们的患者更"快乐"，也能提高他们的免疫力。在有慢性健康问题（如癌症、糖尿病、心脏病和卒中）的人中，有 1/5 的人患有抑郁症，患病率比身体健康的人高出 2~3 倍。抑郁症和慢性健康问题的结合会显著加剧这两类患者的负面结果。

美容医学：患者与需求

仅仅在几十年前，美容医学还是少数人的"特权"；如今，它已成为一种社会需求，患者需要医疗护理来帮助他们保持健康和良好的自我感觉。美容医学是而且必须是预防医学的一种。如果患者没有完整的临床病史，没有经过合适治疗过程的选择，没有严格告知患者并让他 / 她参与决策过程，就不能进行任何医学美容行为。知情同意是医患关系的重要组成部分。

40~60 岁健康女性的身体需要抑制衰老迹象或改变某些解剖结构是因为他们的身体已经发生了根本性的变化。

在如今的美容医学诊疗过程中，我们面对着各种年龄和各种条件的患者。

男性患者不仅要求保持或恢复发量和皮肤质地，或维持肌肉量以拥有迷人的身材，而且还需要购买化妆品和进行治疗以避免出现疲倦的面容或皱纹。

我们的患者并不总是健康的。我们生活在 70 多年来患者对医疗美容的需求激增的时代。这要求医生接受广泛的基础培训，因为这些患者通常是同时使用多种药物，有并发症，且皮肤和解剖条件迫使他们调整修改治疗方法，有时甚至涉及医疗法律问题；记住 65 岁及以上的人在美容医学中使用肉毒毒素的禁忌证就足够了。我们必须为老龄人口带来的巨大挑战做好准备，这需要社会的可持续性关注，正如世卫组织在谈到积极健康的老龄化时所告诫的那样，促进个人在医疗保健方面的自主性是至关重要的。

1990 年，阿斯图里亚斯王子科技研究奖获得者 Santiago Grisolia 教授（94 岁）申明，"老年不是生命中美好事物的终点"。我可以自豪地说，在我如今看诊的患者中有超过 90 岁的患者，我们已经照顾他们 30 多年了。

那么患有慢性疾病（如糖尿病，尤其是自身免疫性疾病）的患者呢？对于这些患者来说，调节剂不仅可以改善许多治疗的效果，尤其是对于那些基于引入异物（填充物、线材）的治疗，还可以应用于涉及药物使用（如干扰素和所有生物制剂）的改造中。我们不能拒绝治疗这些患者，必须寻找治疗方法和合适的治疗时机。我们有接触 HIV 感染者的经历，我们需要为他们提供解决方案。

另一个巨大的挑战是肿瘤患者的治疗。肿瘤的新发病例数量正在惊人地增长，并且目前已知，每 2 名男性中就有 1 人、每 3 名女性中就有 1 人会在生命中的某个时刻患上癌症。好消息是存活率提高了，我们预计癌症在很大程度上是一种慢性疾病。但肿瘤的发生发展是一个持续性的过程，从确诊开始将伴随患者终身。癌症患者需要进行医学美容治疗。肿瘤的治疗不仅要针对疾病本身，还要改善患者的形象、皮肤改变、脱发、手术及其后遗症、身体畸形等。在肿瘤治疗中联合应用美容医学技术在预防疾病和治疗后遗症（化疗、放疗和手术）中起着基础性作用。基于免疫治疗的新药物，以及影响生长因子受体的分子靶向药物，使得皮肤产生了许多不良症状，我们有义务预防和治疗这些症状。为此，我们需要培训，并对疾病过程中的所有参与者（肿瘤医师、放射治疗师、皮肤科医师、物理治疗师和专业美容师）做好培训和沟通，这些患者的治疗方法涉及多个学科。

如今来进行美容医学咨询的患者寻求的是一名医疗专业人员，他不仅改善了他／她的形象、提高了吸引力，而且还在健康方面教导他／她：养成健康的习惯（进行饮食教育、保持理想的体重），并根据这些习惯（光防护、适当饮食、锻炼）预防疾病。美国皮肤病学会表示，去皮是预防皮肤癌的重要"武器"。越来越多的人对肥胖与癌症之间的关系进行了研究，并且我们也知道脂肪摄入和转移瘤之间存在联系。

美容医学也伴随着患者度过人生中的重要时期：青春期、痤疮治疗后、第一次化妆时、学会正确饮食和照顾自己后、怀孕后、激素变化时、男女更年期时。美容医学需要满足上述所有时期的要求，鉴于此就出现了一个新的挑战领域，即妇科美容领域，它不仅寻求恢复和美化"亲密区域"，还可以改善更年期女性或接受过治疗导致的女性阴道萎缩和干燥的情况，也可应用于需要抗雄激素治疗的男性的治疗。

尽管如此，美容医学仍处于不断的变革和适应中。它的根本在于"医学"，这意味着需要持续的训练。此外，美容医生必须有广博的知识，以便能在任何时候帮助他／她的患者进行最合适的治疗，但这并不意味着它是"所有治疗中最好的"。显然，有必要在综合医学中细分专业。再生医学的新技术、新方法和新的治疗领域需要越来越具体的培训，以确保我们的治疗质量，但新东西并不总是没有风险的，这迫使我们必须非常准确地知道如何处理潜在的不良反应，了解如何处理许多潜在的手术并发症。

我们要去哪里：新的挑战

外科和美容医学的当前趋势旨在实现两个目标——面部年轻化和身体重塑，以预期寿命越来越长的患者为框架。在达到这些目标的同时，简化技术难度，缩短恢复时间，使后遗症最小化。为了实现这一目标，必须不断开发基于不同能源（激光、光源、射频）的新技术，以及了解具有预防和修复能力的分子的不同活性成分。倘若说有一场重大的革命，那就是利用我们自己身体的潜力来修复岁月的痕迹。毫无疑问，再生医学是过去几年科研的主角，随着基因组和个体化 DNA 认识的进步，再生医学将继续向前发展，这将使我们能够避免流程的同质化，不仅使医学治疗个性化，而且使化妆品的使用和医学美容的治疗也个性化。

在再生医学市场中，预计 2021 年的费用将超过 10 亿美元。基于细胞的产品预计将主导世界市场，细分为细胞治疗、基因治疗、组织工程和免疫治疗。其中免疫治疗是目前世界市场上增长最快的部分。

这些和其他已知正在使用或正在开发的方法有望很快使得社会面对令人震惊的选择和令人困惑的难题，所有这些都是为了在全世界范围内提供可靠的再生干细胞，并产生免疫适应器官，用于预防、治疗、治愈甚至有一天根除遗传或表观遗传机制的疾病。

随着人类工程时代的到来，人们正在进行一场关于融资的法规、程序、禁令、限制、机构监管和规则透明度的争论。当人们发现有巨大的生物医学和生物伦理潜能面临危机和当权力、健康和遗产在生命伦理假说和急需被重新评估的形式保护中发挥作用时，上述争论是无效的。

预防和治疗皮肤老化最重要的挑战之一就是了解皮肤老化的特征，以便能够提出最有效的治疗方法。到目前为止，我们有皮肤分析设备，可以让我们了解毛孔的状态、痤疮、血管和黑色素的变化、水合程度等，而现在我们想了解更多关于衰老过程的信息。我们不能就不了解的领域展开治疗。每个人都有一个基因基础，这是一种遗传，环境因素和我们的生活方式将在其基础上产生一种表型，这种表型可以影响我们的生存方式、生活方式、衰老方式、生病方式和死亡方式。整体基因表达谱（也称为转录组学或基因组学）的使用为确定皮肤老化的主要影响途径提供了一种手段，皮肤老化可通过合适的化妆品加以改善。某些皮肤老化可以进行治疗，包括脂质合成、抗氧化能力、色素沉着和对阳光的反应能力等。使用"基因表达谱"和体外培养的人类皮肤细胞有助于识别化妆品并了解其生物学效应。

所有这些都要根据患者的需要进行治疗，并进行个性化随访。

对人类基因的认识表明了我们的易感性。基于基因组学的新型化妆品方面旨在开发一种个性化的化妆品。我们在这方面取得了进展，但我们现有的技术仍然是治疗的基本。而治疗方法必须根据我们的生理变化、所处的气候或工作的环境不断进行修改。

干细胞在美容医学和整形外科中的应用正在不断发展，包括其最佳生产来源和治疗潜力，最重要的是它在慢性伤口和瘘管的治疗中的应用，以及骨骼和肌腱的修复和周围神经的再生中的安全应用。

在这一领域，近年来再生医学和毛发组织工程的进展为引入基于干细胞的新疗法来治疗脱发带来了新希望。现在可以在体外制造头发，或者在细胞的原生地（活体谱系重编程）操纵细胞来重建毛囊。然而还存在一些问题，比如培养的人类毛细胞的功能，或当供体短缺时提供充足的非毛细胞来源的选择和生长条件。另一方面，在活体谱系重编程的情况下，如何选择相应的诱导因子及高效传递途径来引导驻留细胞重建功能性毛发，还需要进一步的研究。目前我们正处于脱发治疗发展的关键时刻，最新进展是使用从脂肪、皮肤和毛囊结构中获得的生长因子和干细胞进行治疗。我们必须结合上述的进展才能开发可再生的细胞治疗。安全有效是治疗脱发的基础。但正如几位研究者所说，"我们已经接近但还没有达到安全有效"。

我们的的目标不是变老：一些像 Juan Carlos Izpisua 这样的科学家说，我们很快就会有永葆青春的配方。就像 Izpisua 教授及其团队 2016 年 12 月发表在《细胞》上的文章中阐述的那样，通过细胞重编程，他们成功地使实验室培养的人类皮肤细胞恢复了外观和功能。

他们通过恢复小鼠的活力、治愈其疾病和延长其寿命而发现，"与胚胎状态相关的基因的间歇性表达可以逆转衰老的迹象"，从而使小鼠恢复活力、治愈疾病、活得更长。Izpisua 说："我们的研究表明，衰老不是单向的，它具有可塑性，通过对这一过程进行适当的建模，衰老是可以逆转的。"他们以细胞重编程的研究作为工作基础，在这一过程中，科学家通过表达 4 种基因［称为 Yamanaka 因子（诺贝尔生理学或医学奖）］，能够将任何成年细胞转化为诱导多能干细胞（iPSCs）。诱导多能干细胞和胚胎干细胞一样，能够无限分化成为我们体内的任何类型的细胞。

这些进展非常重要，但我们还远远不能以安全可控的方式逆转人类的衰老过程。通过改善我们变老的方式，我们将降低许多疾病的发生风险。最近，Izpisúa 在接受《世界报》（EL MUNDO）采访时宣称，"我们团队的目标不仅是让人类活得更长久，而且是活得更健康，在延长的寿命里，我们不必受衰老和疾病的折磨"，他在采访中进一步指出，"我们通过改变表观基因组来改变衰老，这表明衰老是一个可塑的过程，可以被控制"。生命中表观遗传的变化是我们与环境相互作用的结果：与饮食和运动有关。这项技术能减少暴露在阳光下或因酗酒、抽烟引起的负面表观遗传学改变吗？ Izpisúa 很清楚，"由于其化学性质，这些标记是可逆和可修改的。因此，阳光、酒精或烟草引起的表观遗传变化也可以逆转"。

无论如何，尽管原则上它们可以被逆转，但我们无法逆转 DNA 的突变。因此，最好还是限制这些物质的摄入。

结论

想要掌握患者目前的需求，需要对男性患者有一个更深入的了解，男性患者仍然只占所有美容和医疗美容程序手术治疗患者中的一小部分，在美容医学领域中，是一个新兴且快速增长的人口市场。

加深对衰老过程的认识，逆转与年龄有关的变化的可能性。回顾过去，前来会诊的老年患者的数量正在增加，导致需对那些患有多种疾病和存在多种病理改变的患者进行管理。

另一个不容忽视的方面是癌症等重要慢性病患者对医疗美容的需求增加，在这种情况下，生存的挑战和对外形"治疗力量"的认识，使得美容医生有必要对疾病的过程有透彻的了解，并与其他医疗、健康和审美专业人员一起合作。

至于治疗的发展趋势，目标是实现美丽、有吸引力、外观和谐——始终在健与美的框架内。

患者需要安全、有效、微创、无后遗症、无不良反应的技术。我们不能施魔法，也不能强制实施。所有的治疗方法都可能有副作用，有必要以合适的方式告知患者。

基于再生医学的新疗法有望取得令人瞩目的成果，但目前它们还处于初级阶段，还远未以普遍、可靠和安全的方式应用于临床。

只有以科学的研究、良好的实践和严格的道德规范为基础，才能满足患者高质量的美容医学需求。

参考文献

[1] Raich RM. Una perspectiva desde la psicología de la imagen corporal. Avances en psicología latinoamericana 2004, vol. 22, pp. 15–27.

[2] Velazquez Jordana JL Libertad y determinismo genético. Universidad Autónoma de Madrid, 2009. http://www.scielo.org.co/pdf/pafi/n29/n29a01.pdf.

[3] Contreras GH. Necesidad o vanidad. La Ciencia y el Hombre. 2004, vol 17 n°3.

[4] http://www.bbc.com/mundo/ciencia_tecnologia/2009/12/091214_longevidad_rostro_amab.shtmL.

[5] diario.latercera.com/./26–66652–9–los–placeres–ypeligros–de%2D%2Dvivir–sin–edad.shtmL.

[6] Boletin de la OMS (2012). marzo, 90(3);157–244.

[7] www.fvea.es/es/./grisolia–"la–vejez–no–es–el–final–delas–cosas–buenas–de–la–vida"/. 2 dic. 2016.

[8] British psychological society 2010. NICE clinical guidelines n° 91. Depression in adults with a chronic physical health problem.

[9] SEOM. Las cifras del cáncer en España 2017 http：//www.seom.org/seomcms/images/stories/recursos/Las_cifras_del_cancer_en_Esp_2017.pdf.

[10] de Tejerina AMCF Coordinación entre niveles. Papel del médico de Atención Primaria. Manual SEOM de Cuidados Continuos, 61.

[11] AEDV 22–3 2–2012. Peelings：CONTRA EL CÁNCER DE PIEL. https://aedv.es/wp–content/uploads/2015/04/peeling_contra_el_cancer.pdf.

[12] Pascual G, et al. Targeting metástasis–initiating cells through de fatty acid receptors CD 36. Nature. 2017;541:41–46.

[13] Vanaman M, Guillen Fabi S, Carruthers J. Complications in the cosmetic dermatology patient: a review and our experience (part 2). Dermatol Surg. 2016;42(1):12–20.

[14] Galliot B, Crescenzi M, Jacinto A, Tajbakhsh S. Trends in tissue repair and regeneration. Development. 2017;144(3):357–364.

[15] Anton R. On recent advances in human engineering provocative trends in embryology, genetics, and regenerative medicine. Politics Life Sci. 2016;35(2):54–68.

[16] Osborne R, Hakozaki T, Laughlin T, Finlay DR. Application of genomics to breakthroughs in the cosmetic treatment of skin ageing and discoloration. Br J Dermatol. 2012;166(Suppl 2):16–19.

[17] Boháč M, Csöbönyeiová M, Kupcová I, Zamborský R, Fedeleš J, Koller J. Stem cell regenerative potential for plastic and reconstructive surgery. Cell Tissue Bank. 2016;17(4):735–744.

[18] Mohammadi P, Youssef KK, Abbasalizadeh S, Baharvand H, Aghdami N. Human hair reconstruction: close, but yet so far. Stem Cells Dev. 2016;25(23):1767–1779. Epub 2016 Nov 8.

[19] http://www.salk.edu/scientist/juan-carlos-izpisua-belmonte/. Consultada el 29‐03‐17.

[20] Ocampo et al. (2016). In vivo amelioration of age-associated hallmarks by partial reprogramming. Cell. https://doi.org/10.1016/j.cell.2016.11.052.

[21] http://www.elmundo.es/salud/2016/12/15/5851e3bb468aeb523a8b45f4.htm.

[22] Rieder EA, Mu EW, Brauer JA. Men and cosmetics: social and psychological trends of an emerging demographic. J Drugs Dermatol. 2015;14(9):1023‐1026.

1.3　衰老的分子生理学：再生医学的新目标

Salvador Macip，Mohammad Althubiti

了解衰老

找到一种方法来阻止衰老对人体的破坏性影响是人类长久以来的努力方向。无数的传说讲述了寻找青春之泉的故事和与长生不老有关的神话。但是直到现代生物学兴起，还没有真正的方法去干预时间强加给生物体的不可避免的老化。在过去的几十年里，我们已经获得了大量关于衰老的分子生理学信息，但目前的干预措施仅限于美容性质的干预。在第一种真正调节衰老的药物上市之前，还需要进行更多的研究。

尽管我们没有从衰老的机制层面进行生物学干扰的治疗方法，但每年仍有数百万美元被用于购买所谓"抗衰老药物"的化学物品。这主要是因为许多国家的现行法律允许在化学物品上贴上"补充剂"或"化妆品"的标签，而不是"药物"标签，因为药物的标签会使它们接受更严格的疗效评估。这个漏洞让这个市场得以繁荣，并突显出消费者对这些产品的巨大兴趣。

设计能够减缓或逆转衰老的干预措施的关键在于，我们有能力描述在细胞水平上可以观察到的变化及其涉及的分子途径。因此，仔细研究细胞老化（也称为衰老）可能会为设计第一个旨在改变机体老化的策略提供必要的见解。新的遗传技术和最新的生物化学进展相结合，使我们更易于理解表型是如何决定衰老的过程的。研究取得的第一个结果是在实验室中调节衰老。人们可以通过化学处理和基因操纵产生一些比平时衰老得更快或存活时间超过正常时间的动物，比如苍蝇、蠕虫、小鼠等。证明衰老的机制并不像人们曾经认为的那样是不可逆和不可控的，而是像每一个生物过程一样，一旦它被恰当地表征，就可能受到操纵。

我们对人类衰老过程的了解还远远不足。然而，已经有人假设，我们的寿命，特别是健康寿命，可能通过化学干预影响决定衰老的信号通路来延长，这个在之后的篇章里会讨论。这种干预措施的局限性

S. Macip (⊠)

Mechanisms of Cancer and Ageing Laboratory, Department of Molecular and Cell Biology, University of Leicester, Leicester, UK

e-mail: sm460@le.ac.uk

M. Althubiti

Department of Biochemistry, Faculty of Medicine, Umm Al-Qura University, Mecca, Saudi Arabia

© Springer Nature Switzerland AG 2019

H. Pinto, J. Fontdevila (eds.), *Regenerative Medicine Procedures for Aesthetic Physicians*,

https://doi.org/10.1007/978-3-030-15458-5_3

及其可能对社会产生的影响仍存在争议。

衰老是细胞对损伤反应的结果

多年来，人们提出了不同的理论来解释细胞衰老的分子基础，包括细胞内外有毒残留物的积累、端粒的缩短、线粒体损伤的积累，这会限制线粒体的产能量。以上这些改变与损害信号通路的慢性诱导有关，这些通路将细胞推向被称为衰老的过程。这也可能会加速参与再生过程的成体干细胞微环境潜能的丧失过程。因此，衰老可被视为表型受损细胞的过度积累。也有人提出，机体生存所必需的某些过程的副作用会加速衰老的进程，例如，保护细胞免受癌症侵害的机制也能诱导衰老，并有助于衰老细胞的积累。

在"损伤导致衰老"假说的框架内，重要的是要考虑到维持生命所需的氧气会对细胞的几个组成部分造成严重的破坏，并逐渐恶化，最终导致细胞衰老。这是因为氧的分解产物，即活性氧，会对脱氧核糖核酸和其他大分子产生微小但可测量的损伤。这些损伤的稳定积累确实被证明会触发细胞老化。这构成了经典的氧化衰老理论的核心，现在这个核心只是该理论框架中的一部分，旨在解释衰老过程中观察到的所有改变中的表型变化。氧化损伤并不是导致细胞衰老的唯一原因，人们已经证实抗氧化剂对生物体的衰老过程只起到有限的作用，实际上它们还可以增加其他病变的发生。

衰老细胞是预防癌症的一种方法

细胞老化是一种众所周知的细胞机制，它不仅在衰老的过程中发挥作用，还在癌症的发生、发展中发挥关键作用。衰老通常被定义为一种永久性的细胞周期停滞，在这种情况下，细胞保持代谢活性，并发生特征性的表型变化。衰老细胞呈现多核、体积大、梭形和空泡化特征。这种表型的出现被认为是由不同类型的损伤触发的，或是细胞分裂后端粒缩短的结果（复制性衰老，与细胞的实际年龄有关，由端粒的长度决定），或是对一系列应激刺激的反应（应激诱导衰老，SIPS）。癌基因的表达，如 Ras、细胞周期蛋白 E、E2F3 和 Raf 也可以在体外触发衰老，这突出了其肿瘤抑制特性。事实上，研究者经常在癌前病变阶段观察到体内衰老细胞的存在，随着疾病的进展它们逐渐消失。

鉴于此观点，衰老被认为是阻止细胞出现转化的两个主要过程之一，同时还有细胞凋亡。由于衰老可以阻止体内癌症的发展，因此它可以增强许多疗法的疗效，肿瘤中衰老细胞的存在可以被认为是疾病得到控制或不太严重的迹象。因此，患者体内衰老细胞的百分比可以作为癌症预后的评估指标。

衰老的其他功能

衰老的抗肿瘤作用是最广为人知和研究最多的，最近也有报道称它还有助于伤口愈合、纤维化和胚胎发育。作为正常伤口愈合和组织修复的一部分，衰老的成纤维细胞出现并聚集。小鼠肝脏中衰老的肌成纤维细胞能够控制纤维化的形成，而没有衰老效应物（如 p53 和 p16）的小鼠则会出现严重的纤维化

伤信号诱导，引起的衰老与 p53-p21 轴相关。

衰老的其他调节因子

有许多调节因子，主要通过影响 p53 和 Rb 通路来直接或间接影响衰老的发生。例如，PML 通过调节 p53 和 Rb 的活性，将抑制蛋白隔离在核体中，这在肿瘤抑制中具有重要作用。因此，缺乏 PML 的细胞在通过依赖 p53 的途径诱导衰老的发生中存在缺陷。另一方面，PML 使组蛋白去乙酰化增多，从而增加了 Rb 的功能。PPP1CA 是衰老的另一个效应子，对癌基因激活有反应作用。在缺乏 PPP1CA 的情况下，Ras 不能诱导衰老。SMURF2 是一种 E3 泛素连接酶，当它被激活时，可以独立于 p21 诱导成纤维细胞衰老。在增殖老化的过程中，SMURF2 的表达很高，并与端粒损耗和 p16 上调相关。

BTK 是一种非受体酪氨酸激酶，可以在遗传性免疫缺陷病 X 连锁无丙种球蛋白血症中发生突变。它在骨髓和淋巴细胞中表达，但在 T 细胞中不表达，是高度保守的激酶 Tec 家族成员，在 B 细胞受体（BCR）信号传导中起重要作用。在 B 细胞中，BTK 在抗原与 BCR 结合后被激活，这导致在其 551 位点处的酪氨酸被 SRC 家族激酶磷酸化，223 位点处的酪氨酸自磷酸化。虽然 BTK 主要位于细胞膜上，但它也可以在细胞核中找到。在不同的 B 细胞恶性肿瘤中，如慢性淋巴细胞白血病、T 细胞淋巴瘤和多发性骨髓瘤，都可以显示出病理性 BTK 上调。正因为如此，BTK 的几种小分子抑制剂已经被开发出来用于治疗这些疾病。衰老细胞中已经发现了 BTK 的诱导，并通过其磷酸化（通过将 BTK 磷酸化）作为 p53 活性的新调节剂参与 p53 途径。在没有 BTK 的情况下，p53 无法诱导衰老，表明 BTK 在这一衰老途径中的重要性。

氧化在衰老中的重要性

正如我们所讨论的，细胞内活性氧水平的增加在很多层面上与细胞衰老的途径有关。衰老细胞的 ROS 量比正常细胞的 ROS 量更高，致癌的 Ras、p21 和 p53 诱导的衰老也与细胞内 ROS 量的增加相关。也有报道称，亚致死剂量的 H_2O_2 或高氧引起的氧化应激可迫使成人成纤维细胞以衰老样方式停止生长。此外，由于受许多癌症疗法的影响，细胞可能会遭受氧化应激，这可能会增加组织中衰老细胞的存在。

活性氧是由与细胞代谢相关的正常氧化过程产生的。它们最初是通过将单线态 O_2 还原成超氧阴离子，然后再变成 H_2O_2，如果 H_2O_2 没有被清除的话，则会进一步生成高活性的羟基自由基，导致 DNA 损伤。炎症反应、某些病理过程和暴露于电离辐射中等可导致活性氧水平的升高。根据氧化应激的水平和 DNA 的诱导损伤程度，细胞会呈现出从暂时的停滞到死亡等不同的命运。例如，H_2O_2 暴露已被证明可根据浓度和细胞环境诱导凋亡或坏死，而低浓度氧化剂可迫使正常的成人成纤维细胞永久停滞在衰老状态。

当增殖细胞受到氧化应激时，细胞周期暂时停止在 G_1 期、S 期或 G_2 期。在这些检查点的停滞阻止了 DNA 损伤的情况下的 DNA 复制和有丝分裂，并为 DNA 损伤修复的出现提供了时间。氧化损伤后每个阶段停滞的细胞比例取决于细胞类型、生长条件、损伤类型和细胞中的检查点。G_1 检查点依赖于肿瘤抑制因子 p53 的激活，通过 p21 诱导抑制细胞周期蛋白 -CDK 复合物。由于 p53 功能在大多数肿瘤中丧失，所以肿瘤细胞中，与氧化剂相关的 G_1 检查点通常存在缺陷。G_2 检查点的停滞主要是由 Chk1 蛋白激酶的激活引起的，Chk1 蛋白激酶将有丝分裂细胞周期蛋白 B/Cdc2 复合物维持在非活性状态。与此一致的是，过氧化物如 H_2O_2 或叔丁基过氧化氢（tBH）已被证明诱导阻滞 p53 依赖的 G_1 检查点，这种阻滞效应可以通过使用抗氧化剂来减弱，同时也响应于 G_2 检查点。

研究者已经就 p53 功能详细研究了正常细胞对氧化应激的生化反应。氧化剂已被证明可以促进 p53 中 15 位点处丝氨酸的磷酸化，这种磷酸化可被抗氧化剂阻断，并能诱导 p53 水平的升高，同时伴有 p21 的升高。尽管研究者已经观察到，激活响应于氧化损伤的 p53 途径对于引起细胞周期停滞和细胞死亡很重要，但也有几项研究是关于 p53 功能不完全的细胞对氧化应激的反应的。已经有人提出，遗传毒性应激可以诱导 p53 缺失以及野生型含 p53 癌细胞的衰老，并且这种反应在通过化疗和放疗抑制肿瘤生长中起作用。然而，其他研究表明，没有功能性 p53 途径的癌细胞不会因使用各种化疗药物而衰老。

氧化应激通过 DNA 损伤信号诱导 p53 通路的出现是衰老出现的常见诱因，并可能在衰老中起重要作用。p53 的过度表达也被证明会引起 ROS 量的积累，据推测，这是通过 p53 影响前氧化剂的基因转录而介导的。相反，抗氧化基因如超氧化物歧化酶或过氧化氢酶的过度表达会延长果蝇的寿命。这也可以在维持低氧环境培养的细胞中观察到。所有这些发现都说明氧化损伤、衰老和老化之间有密切的关系。

衰老相关分泌表型

细胞衰老导致生长因子、趋化因子和细胞因子的分泌，以上这些因子都被称为与衰老相关的分泌表型。研究者已经发现，SASP 可能对细胞增殖和血管生成有积极作用，并在促进衰老和肿瘤发生中发挥作用。它还可以促进白细胞和肿瘤细胞的迁移，进而可能诱导肿瘤转移。因此，SASP 的存在可以解释衰老细胞积累的许多负面效应，包括促衰老的效应，因此可以将 SASP 作为再生疗法的靶点，我们将在后面进行更详细地讨论。

衰老细胞的常见标志物

为了防止或避免衰老细胞的积累，通过细胞活性这样一个限制性因素在体内对它们进行筛选。大多数衰老细胞都有几个共同的标志物，但这些标志物目前都不足以在体内或体外用于区分衰老细胞。这说明需要出现一个更好的标志物。

在细胞周期停滞期间，许多参与细胞分裂的基因被抑制，例如 PCNA、E2F 或细胞周期蛋白，这可以作为衰老的指征，尽管它不是特异性的。同样，在衰老的进程中，细胞内和 / 或分泌蛋白表达增加，如 p21、p16、macroH_2A、IL-6、磷酸化 p38 MAPK、PPP1A、SMURF2 或 PGM，这些蛋白已被用作衰老的替代标志物。

衰老细胞表现出不同的染色质修饰，这也有助于识别它们。在正常细胞中，DNA 染色显示完全一致的颜色轮廓，而衰老细胞通常呈点染状，称为衰老相关异染病灶（SAHF），这是由于染色质的强烈重塑和对核酸酶消化的较低敏感性而出现的。SAHF 的发展对于衰老的建立不是必需的，它的存在取决于细胞类型和触发刺激的存在。

除了这些因素之外，衰老细胞最显著的可测量特征是：在 pH 6.0 时存在特定的 β- 半乳糖苷酶酶活性，这与通常在 pH 4.0 的溶酶体中观察到的不同。这一标志物被称为与衰老相关 β- 半乳糖苷酶（SA-β-Gal），被认为是衰老细胞溶酶体结构扩大的结果，它在表型的建立或维持中的作用是未知的，虽然它目前是实验室检测衰老细胞的指征，但在一些条件下，如高细胞融合或用过氧化氢处理，也可以独立刺激 SA-β-Gal 活性，导致许多假阳性结果。

最近，一系列在衰老细胞中高表达的膜标志物被鉴定出来。这些突破有助于定义衰老细胞与微环境的相互作用，并有助于解释衰老细胞清除机制如何正常工作，以及如何随着时间而停止工作。此外，具有细胞外表位的特定细胞膜蛋白可用于在体外和体内快速检测衰老细胞。

一些膜标志物，如 EBP50 和 STX4，优先由 p53-p21 途径诱导，而另一些膜标志物，如 DEP1、NTAL 和 ARMCX3 依赖于 p16-Rb。因此，它们可以用来区分衰老的不同触发因素。许多新的标志物（如 DEP1、NTAL、ARMCX3、LANCL1、B2MG、PLD3 和 VPS26A）都有细胞外表位，这些表位可能有助于未来治疗方案的设计：将有毒性的载体特异性地转移到衰老细胞中，从而提供一种清除它们的机制。值得注意的是，其中许多蛋白质（包括 STX4、VAMP3、VPS26A 和 PLD3）在囊泡运输中起作用，这强调了蛋白质分泌在衰老表型中的重要性。

细胞衰老在与年龄相关的症状和疾病中的作用

人们普遍认为衰老细胞随着时间在体内不同组织中积累。此外，还有许多与年龄相关的疾病，其中一些疾病的发作和持续已被证明与衰老细胞的积累有关，如肺和肝纤维化、神经退行性疾病或关节炎等。再比如，有证据表明，动脉粥样硬化的发生与内皮和血管平滑肌衰老细胞的增加有关。心肌缺血和缺氧也会诱导细胞衰老。在这种情况下，衰老的成纤维细胞可能是心肌梗死后纤维化和胶原积累的原因。衰老细胞的积累也与眼部疾病有关，如青光眼和白内障。

此外，衰老已被证明与 2 型糖尿病有关，衰老可以在脂肪组织中增加 p53 依赖性的胰岛素抵抗。与非糖尿病个体相比，糖尿病患者内脏脂肪中的 SA-β-Gal 活性以及 p53 和 p21 水平更高。同样，老化的肌肉干细胞会随着年龄的增长而衰老，延缓衰老的能力增加了它们再生的潜力。在肾移植后，移植器官中细胞衰老的存在与不良预后相关。最后，骨关节炎患者的关节软骨中存在衰老软骨细胞的积聚。这些数据都表明，通过控制组织中衰老细胞的增加可以改善所有这些疾病。

SASP 如何定义衰老的生物学效应

人们对衰老细胞导致衰老相关症状的机制尚不完全清楚。一种可能的解释是，器官功能受损是由于衰老细胞无法发挥正常功能而引起的。然而，最近有人提出，SASP 对周围细胞旁分泌的影响可能与衰老细胞的负面效应关系更大，因为它能够触发慢性炎症反应并促进肿瘤转化。

衰老过程中观察到的一些基因表达变化与生长因子、趋化因子和细胞因子有关，这些因子在分泌时统称为 SASP。SASP 很可能进化出一种针对衰老细胞的免疫反应，旨在通过吞噬作用将其从组织中清除。然而，由于未知的原因，这种免疫反应出现的可能性似乎随着时间的推移而减弱。来自癌前衰老肝细胞的 SASP 吸引 CD4[+] 细胞，并被特异性 Th_1 清除，表明衰老监测是由适应性免疫清除介导的。

虽然 SASP 最早是在复制的衰老成纤维细胞中发现的，但现在人们知道不同的细胞类型有不同的分泌功能。炎性细胞因子的分泌触发了细胞增殖，还可以促进白细胞和肿瘤细胞的迁移，进而可能诱导肿瘤转移。抑制 SASP 可能是减少衰老细胞对组织生理影响的有效方法。

预防衰老的再生医学策略

最近研究者提出了一系列衰老的基本特征。这意味着消除其中的每一种都会改善衰老相关的症状。在这种情况下，细胞衰老的诱导是许多与衰老相关的刺激的终点。正如我们已经提到的，参与触发衰老的基因属于肿瘤抑制途径，这表明，至少在一定程度上来说，衰老是生物体天然抗肿瘤防御的结果。因此，这些基因的失活会增加患者年轻时死于癌症的风险。由于干扰体内衰老的诱导可能存在问题，一种更安全的再生医学方法是在衰老细胞形成后将其清除。

识别和清除衰老细胞

最近，研究者使用两个小鼠模型首次提供了衰老细胞的积累导致衰老有害效应的体内证据，在这两个模型中，衰老细胞在开始表达 p16 时被诱导凋亡。组织中衰老细胞的缺乏显著延缓了与年龄相关的变化，从而延长了生命和健康寿命。这些结果在快速衰老和正常小鼠中也适用，并证实衰老细胞可能是人类抗衰老和再生疗法的目标。此外，这支持了衰老细胞可以靶向改善年龄相关疾病如白内障、糖尿病和动脉粥样硬化的假设。

然而，在人体内进行衰老细胞清除具有挑战性。使用抗衰老药物，也称为 Senolytics（如西罗莫司、槲皮素、达沙替尼或纳维托克拉），可以延缓人体组织中衰老细胞的积累，但它们可能有助于恶性转化。一种替代方法是使用一些先前描述的衰老标志物，这是一种选择性地向衰老细胞递送凋亡药物的方法。另一种可能的方法是使用抗体 – 药物化合物，这种化合物在靶向治疗癌细胞方面已经被证明是有效的。ADC 是通过接头与毒性有效载荷结合的特异性单克隆抗体。一旦抗体识别出一个表位，例如，在质膜蛋白质的胞外区，它就与其结合并被内化。然后，毒素通过接头的切割在细胞内释放。应用针对衰老标志物的 ADC 是目前正在研究和设计的一种疗法，用于替代再生疗法。

其他潜在方法

蛋白质稳态（或蛋白稳态）的破坏也与衰老疾病有关，尤其是阿尔茨海默病和帕金森病或肌肉萎缩等疾病。这些疾病通常是蛋白质折叠机制受损的结果，蛋白稳态调节剂常通过修复或消除错误折叠的蛋白质起作用。它们有可能被当作药物来防止蛋白质损伤。

在不同动物模型（包括非人灵长类动物）中减少热量摄入（高达 60%）与诱导长寿和健康生活相关。事实上，在实验环境中，这是目前减缓衰老最有效的方法之一。然而，除非首先建立了合适的组织老化标志，否则很难设计一个试验来评估热量限制在人类中与衰老的相关性。通过热量限制延缓衰老表型被认为是由营养信号机制介导的，如生长激素、胰岛素受体、IGF-1 和 mTOR 途径，这些因素的减少已被证明会延长机体寿命。有趣的是，IGF-1 和生长激素水平在老年和早衰综合征患者中较低。

与此一致，西罗莫司（吸水链霉菌产生的一种药物）对 mTOR 的药理抑制可以延缓小鼠模型的衰老。然而，它也是一种强效免疫抑制剂，这使得它不太可能成为抗衰老药物。白藜芦醇是一种在葡萄和其他水果中发现的化合物，被提议作为西罗莫司的替代品。它对衰老的影响似乎比最初预期的更复杂，尽管它似乎是基于脱乙酰酶 Sirtuin 家族的激活，但其作用机制仍在研究中。白藜芦醇可能不会延长健康实验动物的寿命，但它对喂食高脂肪食物的小鼠有重要影响。

最后，正在深入研究的另一种有希望的抗衰老药物是二甲双胍，目前该药物常用于控制轻度糖尿病。由于二甲双胍可以影响合成代谢，所以它已被证明对人类的年龄相关疾病具有保护作用，并已被证明可以改善糖尿患者群的衰老（问题）。它对健康个体的影响仍在研究中。

总结

衰老可以被看作是组织停止正常工作后引起的一系列症状。找到恢复其功能的方法不仅可以预防相当多的疾病，甚至可以延长寿命。有几种方法可以实现组织再生以延缓衰老、延长生活质量。在这里，我们把重点放在防止衰老细胞积累的策略上，衰老细胞的积累被认为是机体衰老的主要触发因素之一。

抗衰老药物需要高度特异性，同时几乎没有副作用，因此它们由基本健康的人群长期服用。二甲双胍是第一个达到这一阶段作用的抗衰老药物，目前的临床试验将提供大量信息，并将为未来的测试途径奠定基础。

我们对衰老的分子和细胞生理学的了解使我们第一次提出了可能对生命和健康寿命产生生物学影响的策略。我们有可能在不久的将来看到一个或多个成功结果，以化学介导的延长生命和健康寿命为基础的再生医学方法将最终得以开发并应用。

参考文献

[1] Lopez-Otin C, Blasco MA, Partridge L, et al. The hallmarks of aging. Cell. 2013;153(6):1194-1217.

[2] Campisi J. From cells to organisms: can we learn about aging from cells in culture? Exp Gerontol. 2001;36(4-6):607-618.

[3] Riley PA. Free radicals in biology: oxidative stress and the effects of ionizing radiation. Int J Radiat Biol. 1994;65(1):27-33.

[4] Chen Q, Fischer A, Reagan JD, et al. Oxidative DNA damage and senescence of human diploid fibroblast cells. Proc Natl Acad Sci U S A. 1995;92(10):4337-4341.

[5] Liu D, Xu Y. p53, oxidative stress, and aging. Antioxid Redox Signal. 2011;15(6):1669-1678.

[6] Perez-Mancera PA, Y oung AR, Narita M. Inside and out: the activities of senescence in cancer. Nat Rev Cancer. 2014;14(8):547-558.

[7] Collado M, Serrano M. Senescence in tumours: evidence from mice and humans. Nat Rev Cancer. 2010;10(1):51-57.

[8] Kuilman T, Michaloglou C, Mooi WJ, et al. The essence of senescence. Genes Dev. 2010;24(22):2463-2479.

[9] Campisi J, d'Adda di Fagagna F. Cellular senes-cence: when bad things happen to good cells. Nat Rev Mol Cell Biol. 2007;8(9):729-740.

[10] Dankort D, Filenova E, Collado M, et al. A new mouse model to explore the initiation, progression, and therapy of BRAFV600E-induced lung tumors. Genes Dev. 2007;21(4):379-384.

[11] Sarkisian CJ, Keister BA, Stairs DB, et al. Dose-dependent oncogene- induced senescence in vivo and its evasion during mammary tumorigenesis. Nat Cell Biol. 2007;9(5):493-505.

[12] Majumder PK, Grisanzio C, O'Connell F, et al. A prostatic intraepithelial neoplasia−dependent p27 Kip1 checkpoint induces senescence and inhibits cell proliferation and cancer progression. Cancer Cell. 2008;14(2):146 − 155.

[13] Lowe SW, Cepero E, Evan G. Intrinsic tumour sup−pression. Nature. 2004;432(7015):307 − 315.

[14] Althubiti M, Lezina L, Carrera S, et al. Characterization of novel markers of senescence and their prognostic potential in cancer. Cell Death Dis. 2014;5:e1528.

[15] Krizhanovsky V, Y on M, Dickins RA, et al. Senescence of activated stellate cells limits liver fibrosis. Cell. 2008;134(4):657 − 667.

[16] Storer M, Mas A, Robert−Moreno A, et al. Senescence is a developmental mechanism that contrib−utes to embryonic growth and patterning. Cell. 2013;155(5):1119 − 1130.

[17] Jun JI, Lau LF. The matricellular protein CCN1 induces fibroblast senescence and restricts fibro−sis in cutaneous wound healing. Nat Cell Biol. 2010;12(7):676 − 685.

[18] Besancenot R, Chaligne R, Tonetti C, et al. A senescence−like cell−cycle arrest occurs during megakaryocytic maturation: implications for physiological and pathological megakaryocytic proliferation. PLoS Biol. 2010;8(9).

[19] Chuprin A, Gal H, Biron−Shental T, et al. Cell fusion induced by ERVWE1 or measles virus causes cellular senescence. Genes Dev. 2013;27(21):2356 − 2366.

[20] Campisi J. The role of cellular senescence in skin aging. J Investig Dermatol Symp Proc. 1998;3(1):1 − 5.

[21] Campisi J. Senescent cells, tumor suppression, and organismal aging: good citizens, bad neighbors. Cell. 2005;120(4):513 − 522.

[22] Herbig U, Ferreira M, Condel L, et al. Cellular senescence in aging primates. Science. 2006;311(5765):1257.

[23] Wang C, Jurk D, Maddick M, et al. DNA damage response and cellular senescence in tissues of aging mice. Aging Cell. 2009;8(3):311 − 323.

[24] Jeyapalan JC, Ferreira M, Sedivy JM, et al. Accumulation of senescent cells in mitotic tissue of aging primates. Mech Ageing Dev. 2007;128(1):36 − 44.

[25] Drummond−Barbosa D. Stem cells, their niches and the systemic environment: an aging network. Genetics. 2008; 180(4):1787 − 1797.

[26] Krtolica A, Parrinello S, Lockett S, et al. Senescent fibroblasts promote epithelial cell growth and tumorigenesis: a link between cancer and aging. Proc Natl Acad Sci U S A. 2001;98(21):12072 − 12077.

[27] Hayflick L, Moorehead P . The serial cultiva−tion of human diploid strains. Exp Cell Res. 1961;25:585 − 621.

[28] Salama R, Sadaie M, Hoare M, et al. Cellular senescence and its effector programs. Genes Dev. 2014;28(2):99 − 114.

[29] Serrano M, Lin AW, McCurrach ME, et al. Oncogenic ras provokes premature cell senescence associated with accumulation of p53 and p16INK4a. Cell. 1997;88(5):593 − 602.

[30] Jarrard DF, Sarkar S, Shi Y, et al. p16/pRb pathway alterations are required for bypassing senescence in human prostate epithelial cells. Cancer Res. 1999;59.

[31] Stein GH, Drullinger LF, Soulard A, et al. Differential roles for cyclin−dependent kinase inhibitors p21 and p16 in the mechanisms of senescence and differentiation in human fibroblasts. Mol Cell Biol. 1999;19(3):2109 − 2117.

[32] Macip S, Igarashi M, Berggren P, et al. Influence of induced reactive oxygen species in p53−mediated cell fate decisions. Mol Cell Biol. 2003;23(23):8576 − 8585.

[33] Macip S, Igarashi M, Fang L, et al. Inhibition of p21−mediated ROS accumulation can rescue p21−induced senescence. EMBO J. 2002;21(9):2180 − 2188.

[34] Abbas T, Dutta A. p21 in cancer: intricate networks and multiple activities. Nat Rev Cancer. 2009;9(6):400 − 414.

[35] Allsopp RC, V aziri H, Patterson C, et al. Telomere length predicts replicative capacity of human fibroblasts. Proc Natl Acad Sci U S A. 1992;89(21):10114 − 10118.

[36] Campisi J, Kim S, Lim CS, et al. Cellular senescence, cancer and aging: the telomere connection. Exp Gerontol. 2001; 36(10):1619 − 1637.

[37] Smith JR, Pereira−Smith OM. Replicative senescence: implications for in vivo aging and tumor suppression. Science. 1996;273(5271): 63 − 67.

[38] Hemann MT, Greider CW. G−strand overhangs on telomeres in telomerase−deficient mouse cells. Nucleic Acids Res. 1999;27(20):3964 − 3969.

[39] Harley CB, Futcher AB, Greider CW. Telomeres shorten during ageing of human fibroblasts. Nature. 1990;345(6274):458 − 460.

[40] d'Adda di Fagagna F, Reaper PM, Clay−Farrace L, et al. A DNA damage checkpoint response in telomere−initiated senescence. Nature. 2003;426(6963):194 − 198.

[41] Low KC, Tergaonkar V . Telomerase: central regulator of all of the hallmarks of cancer. Trends Biochem Sci. 2013;38(9):426 − 434.

[42] Lane DP . Cancer. p53, guardian of the genome. Nature. 1992;358(6381):15 − 16.

[43] V ousden KH, Lane DP . p53 in health and disease. Nat Rev Mol Cell Biol. 2007;8(4):275 − 283.

[44] Marouco D, Garabadgiu A V, Melino G, Barlev NA. Lysine−specific modifications of p53: a matter of life and death? Oncotarget.

2013;4(10):1556 - 1571.

[45] Dai C, Gu W. p53 post-translational modification: deregulated in tumorigenesis. Trends Mol Med. 2010;16(11):528 - 536.

[46] Barlev NA, Liu L, Chehab NH, et al. Acetylation of p53 activates transcription through recruitment of coactivators/histone acetyltransferases. Mol Cell. 2001;8(6):1243 - 1254.

[47] Chuikov S, Kurash JK, Wilson JR, Xiao B, Justin N, Ivanov GS, et al. Regulation of p53 activity through lysine methylation. Nature. 2004;432(7015):353 - 360.

[48] Ivanov GS, Ivanova T, Kurash J, et al. Methylation-acetylation inter-play activates p53 in response to DNA damage. Mol Cell Biol. 2007;27(19):6756 - 6769.

[49] Wade M, Li YC, Wahl GM. MDM2, MDMX and p53 in oncogenesis and cancer therapy. Nat Rev Cancer. 2013;13(2):83 - 96.

[50] Durocher D, Jackson SP . DNA-PK, A TM and A TR as sensors of DNA damage: variations on a theme? Curr Opin Cell Biol. 2001;13(2):225 - 231.

[51] Jazayeri A, Falck J, Lukas C, et al. A TM- and cell cycle-dependent regulation of A TR in response to DNA double-strand breaks. Nat Cell Biol. 2006;8(1):37 - 45.

[52] Murray-Zmijewski F, Slee EA, Lu X. A complex barcode underlies the heterogeneous response of p53 to stress. Nat Rev Mol Cell Biol. 2008;9(9):702 - 712.

[53] Brugarolas J, Chandrasekaran C, Gordon JI, et al. Radiation-induced cell cycle arrest compromised by p21 deficiency. Nature. 1995;377(6549):552 - 557.

[54] Salomoni P, Pandolfi PP. The role of PML in tumor suppression. Cell. 2002;108(2):165 - 170.

[55] Noda A, Ning Y, V enable SF, et al. Cloning of senescent cell-derived inhibitors of DNA synthesis using an expression screen. Exp Cell Res. 1994;211(1):90 - 98.

[56] Fang L, Igarashi M, Leung J, et al. p21Waf1/Cip1/Sdi1 induces permanent growth arrest with markers of replicative senescence in human tumor cells lacking functional p53. Oncogene. 1999;18(18):2789 - 2797.

[57] Sherr CJ, Roberts JM. Inhibitors of mamma-lian G1 cyclin-dependent kinases. Genes Dev. 1995;9(10):1149 - 1163.

[58] Waga S, Hannon GJ, Beach D, et al. The p21 inhibitor of cyclin-dependent kinases controls DNA replication by interaction with PCNA. Nature. 1994;369(6481):574 - 578.

[59] Shay JW, Pereirasmith OM, Wright WE. A role for both Rb and P53 in the regulation of human cellular senescence. Exp Cell Res. 1991;196(1):33 - 39.

[60] Sherr CJ, McCormick F. The RB and p53 pathways in cancer. Cancer Cell. 2002;2(2):103 - 112.

[61] de Stanchina E, Querido E, Narita M, et al. PML is a direct p53 target that modulates p53 effector functions. Mol Cell. 2004;13(4):523 - 535.

[62] Ferbeyre G, de Stanchina E, Querido E, et al. PML is induced by oncogenic ras and promotes premature senescence. Genes Dev. 2000;14(16):2015 - 2027.

[63] Castro ME, Ferrer I, Cascon A, et al. PPP1CA contributes to the senescence program induced by oncogenic Ras. Carcinogenesis. 2008;29(3):491 - 499.

[64] Zhang H, Cohen SN. Smurf2 up-regulation activates telomere-dependent senescence. Genes Dev. 2004;18(24):3028 - 3040.

[65] V etrie D, V orechovsky I, Sideras P, et al. The gene involved in X-linked agammaglobulinaemia is a member of the src family of protein-tyrosine kinases. Nature. 1993;361(6409):226 - 233.

[66] de Weers M, V erschuren MC, Kraakman ME, et al. The Bruton's tyrosine kinase gene is expressed throughout B cell differentiation, from early precursor B cell stages preceding immunoglobulin gene rearrangement up to mature B cell stages. Eur J Immunol. 1993;23(12):3109 - 3114.

[67] Bradshaw JM. The Src, Syk, and Tec family kinases: distinct types of molecular switches. Cell Signal. 2010;22(8):1175 - 1184.

[68] Rawlings DJ, Scharenberg AM, Park H, et al. Activation of BTK by a phosphorylation mechanism initiated by SRC family kinases. Science. 1996;271(5250):822 - 825.

[69] Gustafsson MO, Hussain A, Mohammad DK, et al. Regulation of nucleocytoplasmic shuttling of Bruton's tyrosine kinase (Btk) through a novel SH3- dependent interaction with ankyrin repeat domain 54 (ANKRD54). Mol Cell Biol. 2012;32(13):2440 - 2453.

[70] Herman SE, Gordon AL, Hertlein E, et al. Bruton tyrosine kinase represents a promising therapeutic target for treatment of chronic lymphocytic leukemia and is effectively targeted by PCI-32765. Blood. 2011;117(23):6287 - 6296.

[71] Chang BY, Francesco M, De Rooij MF, et al. Egress of CD19(+)CD5(+) cells into peripheral blood following treatment with the Bruton tyrosine kinase inhibitor ibrutinib in mantle cell lymphoma patients. Blood. 2013;122(14):2412 - 2424.

[72] Kuehl WM, Bergsagel PL. Molecular pathogenesis of multiple myeloma and its premalignant precursor. J Clin Invest. 2012;122(10):3456 - 3463.

[73] Aalipour A, Advani RH. Bruton's tyrosine kinase inhibitors and their clinical potential in the treatment of B-cell malignancies: focus on ibrutinib. Therap Adv Hematol. 2014;5(4):121 - 133.

[74] Althubiti M, Rada M, Samuel J, et al. BTK modulates p53 activity to enhance apoptotic and senescent responses. Cancer Res.

2016;76(18):5405 - 5414.

[75] Lee AC, Fenster BE, Ito H, et al. Ras proteins induce senescence by altering the intracellular levels of reactive oxygen species. J Biol Chem. 1999;274(12):7936 - 7940.

[76] Irani K, Xia Y, Zweier JL, et al. Mitogenic signaling mediated by oxidants in Ras-transformed fibroblasts. Science. 1997;275(5306):1649 - 1652.

[77] Gewirtz DA. A critical evaluation of the mechanisms of action proposed for the antitumor effects of the anthracycline antibiotics adriamycin and daunorubicin. Biochem Pharmacol. 1999;57(7):727 - 741.

[78] Renschler MF. The emerging role of reactive oxygen species in cancer therapy. Eur J Cancer. 2004;40(13):1934 - 1940.

[79] Orr WC, Sohal RS. Extension of life-span by overexpression of superoxide dismutase and catalase in Drosophila melanogaster. Science. 1994;263(5150):1128 - 1130.

[80] Nelms BE, Maser RS, MacKay JF, et al. In situ visualization of DNA double-strand break repair in human fibroblasts. Science. 1998;280(5363):590 - 592.

[81] Shiloh Y, Kastan MB. A TM: genome stability, neuronal development, and cancer cross paths. Adv Cancer Res. 2001;83:209 - 254.

[82] Finkel T, Holbrook NJ. Oxidants, oxida-tive stress and the bioloy of ageing. Nature. 2000;408(6809):239 - 247.

[83] Bai J, Cederbaum AI. Catalase protects HepG2 cells from apoptosis induced by DNA-damaging agents by accelerating the degradation of p53. J Biol Chem. 2003;278(7):4660 - 4667.

[84] Barzilai A, Yamamoto K. DNA damage responses to oxidative stress. DNA Repair. 2004;3(8 - 9): 1109 - 1115.

[85] Davies KJ. The broad spectrum of responses to oxidants in proliferating cells: a new paradigm for oxidative stress. IUBMB Life. 1999;48(1):41 - 47.

[86] Caldini R, Chevanne M, Mocali A, et al. Premature induction of aging in sublethally H2O2-treated young MRC5 fibroblasts correlates with increased glutathione peroxidase levels and resistance to DNA breakage. Mech Ageing Dev. 1998;105(12):137 - 150.

[87] Hampton MB, Orrenius S. Redox regulation of apoptotic cell death in the immune system. Toxicol Lett. 1998;102-103:355 - 358.

[88] Sun X, Majumder P, Shioya H, et al. Activation of the cytoplasmic c-Abl tyrosine kinase by reactive oxygen species. J Biol Chem. 2000;275(23):17237 - 17240.

[89] Chen QM, Bartholomew JC, Campisi J, et al. Molecular analysis of H2O2-induced senescent-like growth arrest in normal human fibroblasts: p53 and Rb control G1 arrest but not cell replication. Biochem J. 1998;332(Pt 1):43 - 50.

[90] von Zglinicki T, Saretzki G, Docke W, et al. Mild hyperoxia shortens telomeres and inhibits proliferation of fibroblasts: a model for senescence? Exp Cell Res. 1995;220(1):186 - 193.

[91] Chen Q, Ames BN. Senescence-like growth arrest induced by hydrogen peroxide in human diploid fibroblast F65 cells. Proc Natl Acad Sci U S A. 1994;91(10):4130 - 4134.

[92] Dumont P, Burton M, Chen QM, et al. Induction of replicative senescence biomarkers by sublethal oxidative stresses in normal human fibroblast. Free Radic Biol Med. 2000;28(3):361 - 373.

[93] de Magalhaes JP, Chainiaux F, de Longueville F, et al. Gene expression and regulation in H2O2-induced premature senescence of human foreskin fibroblasts expressing or not telomerase. Exp Gerontol. 2004;39(9):1379 - 1389.

[94] el-Deiry WS, Tokino T, V elculescu VE, et al. W AF1, a potential mediator of p53 tumor suppression. Cell. 1993;75(4):817 - 825.

[95] Kastan MB, Onyekwere O, Sidransky D, et al. Participation of p53 protein in the cellular response to DNA damage. Cancer Res. 1991;51(23 Pt 1):6304 - 6311.

[96] Greenblatt MS, Bennett WP, Hollstein M, et al. Mutations in the p53 tumor suppressor gene: clues to cancer etiology and molecular pathogenesis. Cancer Res. 1994;54(18):4855 - 4878.

[97] V ogelstein B. Cancer. A deadly inheritance [news; comment]. Nature. 1990;348(6303):681 - 682.

[98] Kaufmann WK, Levedakou EN, Grady HL, et al. Attenuation of G2 checkpoint function precedes human cell immortalization. Cancer Res. 1995;55(1):7 - 11.

[99] Zhou BB, Elledge SJ. The DNA damage response: putting checkpoints in perspective. Nature. 2000;408(6811):433 - 439.

[100] Di Leonardo A, Linke SP, Clarkin K, et al. DNA damage triggers a prolonged p53-dependent G1 arrest and long-term induction of Cip1 in normal human fibroblasts. Genes Dev. 1994;8(21):2540 - 2551.

[101] Clopton DA, Saltman P . Low-level oxidative stress causes cell-cycle specific arrest in cultured cells. Biochem Biophys Res Commun. 1995;210(1):189 - 196.

[102] Shackelford RE, Innes CL, Sieber SO, Heinloth AN, et al. The Ataxia telangiectasia gene product is required for oxidative stress- induced G1 and G2 checkpoint function in human fibroblasts. J Biol Chem. 2001;276(24):21951 - 21959.

[103] Hammond EM, Dorie MJ, Giaccia AJ. A TR/A TM targets are phosphorylated by A TR in response to hypoxia and A TM in response to reoxygenation. J Biol Chem. 2003;278(14):12207 - 12213.

[104] Hwang ES. Replicative senescence and senescence- like state induced in cancer- derived cells. Mech Ageing Dev.

2002;123(12):1681 - 1694.

[105] Roninson IB. Tumor cell senescence in cancer treat-ment. Cancer Res. 2003;63(11):2705 - 2715.

[106] te Poele RH, Okorokov AL, Jardine L, et al. DNA damage is able to induce senescence in tumor cells in vitro and in vivo. Cancer Res. 2002;62(6):1876 - 1883.

[107] Roberson RS, Kussick SJ, V allieres E, et al. Escape from therapy-induced accelerated cellular senescence in p53-null lung cancer cells and in human lung cancers. Cancer Res. 2005;65(7):2795 - 2803.

[108] Chiu CC, Li CH, Ung MW, et al. Etoposide (VP-16) elicits apoptosis fol-lowing prolonged G2-M cell arrest in p53-mutated human non-small cell lung cancer cells. Cancer Lett. 2005;223(2):249 - 258.

[109] Polyak K, Xia Y, Zweier JL, et al. A model for p53-induced apoptosis [see comments]. Nature. 1997;389(6648):300 - 305.

[110] Parrinello S, Samper E, Krtolica A, et al. Oxygen sensitivity severely limits the replicative lifespan of murine fibroblasts. Nat Cell Biol. 2003;5(8):741 - 747.

[111] Acosta JC, O'Loghlen A, Banito A, et al. Chemokine signaling via the CXCR2 receptor reinforces senescence. Cell. 2008; 133(6):1006 - 1018.

[112] Krtolica A, Parrinello S, Lockett S, et al. Senescent fibroblasts promote epithelial cell growth and tumorigenesis: a link between cancer and aging. P Natl Acad Sci U S A. 2001;98:12072 - 12077.

[113] Mantovani A. Chemokines in neoplastic progression. Semin Cancer Biol. 2004;14(3):147 - 148.

[114] van Deursen JM. The role of senescent cells in age-ing. Nature. 2014;509(7501):439 - 446.

[115] Kondoh H, Lleonart ME, Gil J, et al. Glycolytic enzymes can modulate cellular life span. Cancer Res. 2005;65(1):177 - 185.

[116] Wang W, Chen JX, Liao R, et al. Sequential activation of the MEK-extracellular signal-regulated kinase and MKK3/6-p38 mitogen- activated protein kinase pathways mediates onco-genic ras-induced premature senescence. Mol Cell Biol. 2002;22(10):3389 - 3403.

[117] Narita M, Narita M, Krizhanovsky V, et al. A novel role for high-mobility group a proteins in cellular senescence and hetero-chromatin formation. Cell. 2006;126(3):503 - 514.

[118] Narita M, Nunez S, Heard E, et al. Rb-mediated heterochromatin formation and silencing of E2F target genes during cel-lular senescence. Cell. 2003;113(6):703 - 716.

[119] Kosar M, Bartkova J, Hubackova S, et al, Bartek J. Senescence-associated heterochromatin foci are dispensable for cellular senescence, occur in a cell type- and insult-dependent manner and follow expression of p16(ink4a). Cell Cycle. 2011;10(3):457 - 468.

[120] Dimri GP, Lee XH, Basile G, et al. A biomarker that identifies senescent human-cells in culture and in aging skin in-vivo. Proc Natl Acad Sci U S A. 1995;92(20):9363 - 9367.

[121] Lee BY, Han JA, Im JS, et al. Senescence-associated betagalactosidase is lysosomal beta-galactosidase. Aging Cell. 2006;5(2):187 - 195.

[122] Yang NC, Hu ML. The limitations and validities of senescence associated-beta-galactosidase activity as an aging marker for human foreskin fibroblast Hs68 cells. Exp Gerontol. 2005;40(10):813 - 819.

[123] Baker DJ, Wijshake T, Tchkonia T, et al. Clearance of p16Ink4a-positive senescent cells delays ageing- associated disorders. Nature. 2011;479(7372):232 - 236.

[124] Kang TW, Yevsa T, Woller N, et al. Senescence surveil-lance of pre-malignant hepatocytes limits liver cancer development. Nature. 2011;479(7374):547 - 551.

[125] Althubiti M, Macip S. Detection of senescent cells by extracellular markers using a flow Cytometry-based approach. Methods Mol Biol. 2017;1534:147 - 153.

[126] Kean MJ, Williams KC, Skalski M, et al. V AMP3, syntaxin-13 and SNAP23 are involved in secretion of matrix metalloproteinases, degradation of the extracellular matrix and cell invasion. J Cell Sci. 2009;122(Pt 22):4089 - 4098.

[127] Chen Y A, Scheller RH. SNARE-mediated membrane fusion. Nat Rev Mol Cell Biol. 2001;2(2):98 - 106.

[128] Polgar J, Chung SH, Reed GL. V esicle-associated membrane protein 3 (V AMP-3) and V AMP-8 are present in human platelets and are required for granule secretion. Blood. 2002;100(3):1081 - 1083.

[129] Olson AL, Knight JB, Pessin JE. Syntaxin 4, V AMP2, and/or V AMP3/cellubrevin are functional target membrane and vesicle SNAP receptors for insulin-stimulated GLUT4 translocation in adipo-cytes. Mol Cell Biol. 1997;17(5):2425 - 2435.

[130] Bugarcic A, Zhe Y, Kerr MC, et al. Vps26A and Vps26B sub-units define distinct retromer complexes. Traffic. 2011; 12(12):1759 - 1773.

[131] Osisami M, Ali W, Frohman MA. A role for phospholipase D3 in myotube formation. PLoS One. 2012;7(3):e33341.

[132] Vijg J, Campisi J. Puzzles, promises and a cure for ageing. Nature. 2008;454(7208):1065 - 1071.

[133] Munoz-Espin D, Serrano M. Cellular senescence: from physiology to pathology. Nat Rev Mol Cell Biol. 2014;15(7):482 - 496.

[134] Wang JC, Bennett M. Aging and atherosclerosis: mechanisms, functional consequences, and potential therapeutics for cellular senescence. Circ Res. 2012;111(2):245 - 259.

[135] Zhu F, Li Y, Zhang J, et al. Senescent cardiac fibroblast is critical for cardiac fibrosis after myocardial infarction. PLoS One.

2013;8(9):e74535.

[136] Baker DJ, Childs BG, Durik M, et al. Naturally occurring p16(Ink4a)-positive cells shorten healthy lifespan. Nature. 2016;530(7589):184 - 189.

[137] Minamino T, Orimo M, Shimizu I, et al. A crucial role for adipose tissue p53 in the regulation of insulin resistance. Nat Med. 2009;15(9):1082 - 1087.

[138] Sousa-Victor P, Gutarra S, Garcia-Prat L, et al. Geriatric muscle stem cells switch reversible quiescence into senescence. Nature. 2014;506(7488):316 - 321.

[139] Naesens M. Replicative senescence in kidney aging, renal disease, and renal transplantation. Discov Med. 2011;11(56):65 - 75.

[140] Martin JA, Brown TD, Heiner AD, et al. Chondrocyte senescence, joint load-ing and osteoarthritis. Clin Orthop Relat Res. 2004;427(Suppl):S96 - S103.

[141] Cahu J. SASP: roadblock for tissue re-organization. Aging. 2013;5(9):641 - 642.

[142] Herranz N, Gallage S, Gil J. TORn about SASP regulation. Cell Cycle. 2015;14(24):3771 - 3772.

[143] Zhu Y, Armstrong JL, Tchkonia T, et al. Cellular senescence and the senescent secretory phenotype in age-related chronic diseases. Curr Opin Clin Nutr Metab Care. 2014;17(4):324 - 328.

[144] Alimbetov D, Davis T, Brook AJ, et al. Suppression of the senescence- associated secretory phenotype (SASP) in human fibroblasts using small molecule inhibi-tors of p38 MAP kinase and MK2. Biogerontology. 2016;17(2):305 - 315.

[145] Tchkonia T, Zhu Y, van Deursen J, et al. Cellular senescence and the senescent secretory phenotype: therapeutic opportunities. J Clin Invest. 2013;123(3):966 - 972.

[146] de Goeij BE, Lambert JM. New developments for antibody-drug conjugate-based therapeutic approaches. Curr Opin Immunol. 2016;40:14 - 23.

[147] Teicher BA. Antibody-drug conjugate targets. Curr Cancer Drug Targets. 2009;9(8):982 - 1004.

[148] Powers ET, Morimoto RI, Dillin A, et al. Biological and chemical approaches to dis-eases of proteostasis deficiency. Annu Rev Biochem. 2009;78:959 - 991.

[149] Colman RJ, Anderson RM, Johnson SC, et al. Caloric restriction delays disease onset and mortality in rhesus monkeys. Science. 2009;325(5937):201 - 204.

[150] Mattison JA, Roth GS, Beasley TM, et al. Impact of caloric restriction on health and survival in rhesus monkeys from the NIA study. Nature. 2012;489(7415):318 - 321.

[151] Schumacher B, van der Pluijm I, Moorhouse MJ, et al. Delayed and accelerated aging share common longevity assurance mechanisms. PLoS Genet. 2008;4(8):e1000161.

[152] Harrison DE, Strong R, Sharp ZD, et al. Rapamycin fed late in life extends lifespan in genetically heterogeneous mice. Nature. 2009;460(7253):392 - 395.

[153] Law BK. Rapamycin: an anti-cancer immunosuppressant? Crit Rev Oncol Hematol. 2005;56(1):47 - 60.

[154] Howitz KT, Bitterman KJ, Cohen HY, et al. Small molecule activators of sirtuins extend Saccharomyces cerevisiae lifespan. Nature. 2003;425(6954):191 - 196.

[155] Miller RA, Harrison DE, Astle CM, et al. Rapamycin, but not resveratrol or simvastatin, extends life span of genetically heterogeneous mice. J Gerontol A Biol Sci Med Sci. 2011;66(2):191 - 201.

[156] Bonkowski MS, Sinclair DA. Slowing ageing by design: the rise of NAD+ and sirtuin-activating com-pounds. Nat Rev Mol Cell Biol. 2016;17(11):679 - 690.

[157] Barzilai N, Crandall JP, Kritchevsky SB, et al. Metformin as a tool to target aging. Cell Metab. 2016;23(6):1060 - 1065.

第二部分：衰老的过程

2.1 美貌与衰老

Eva Guisantes

简介

衰老对人体的所有组织都会产生影响。然而，目前人们的研究主要集中在面部区域的衰老过程，以及应用内外科美容治疗以达到年轻化效果等方向。颜面部的老化过程并不是均匀发展的，是不同动态组分共同作用，从而导致人脸的老化。面部老化引起的变化包括骨骼、皮肤、软组织、支撑韧带和隔间复杂的相互作用。我们必须考虑以上所有多样的衰老现象，并进行适度的干预。

面部衰老是一个多因素的过程。内在衰老包括由细胞凋亡和其他遗传因素决定的过程引起的组织学和生理学变化。外在衰老是由于长期暴露于环境中而引起的，如吸烟、饮酒、紫外线辐射、脱水、营养不足、极端温度、创伤性损伤、化疗或放射治疗。面部老化的临床表现与各结构层（皮肤、脂肪、肌肉、骨骼）的变化有关。

想要让面部年轻化达到最佳效果，正确地进行面部分析是关键。毫无疑问，这项分析必须在充分了解基础解剖学和解剖学在面部老化中的临床意义后才能进行。

皮肤

皮肤的老化过程包括一系列变化，如表皮变薄、胶原丢失、真皮弹性降低，从而引起细纹、皮肤斑点以及干燥等。老化导致了真皮胶原基质的碎片化。日光性弹力组织变性，用于描述光老化真皮细胞外间质的组织学表现。日光性弹力组织变性指的是光老化真皮细胞外间质的组织学表现，即以聚集无定形的异常弹性蛋白物质为特征，周围环绕的是体积缩小且排列紊乱的波浪状胶原纤维。这种细胞外胶原蛋白的丧失导致细胞外基质结构完整性的丧失，以及机械张力的降低。由于成纤维细胞不能产生和组建新的胶原蛋白，因此刺激新胶原生成的治疗可以改善老化皮肤的外观。内在和外在的衰老因素都会影响皮

E. Guisantes (✉)
Department of Plastic Surgery, Hospital de Terrassa,
Barcelona, Spain

© Springer Nature Switzerland AG 2019
H. Pinto, J. Fontdevila (eds.), *Regenerative Medicine Procedures for Aesthetic Physicians*,
https://doi.org/10.1007/978-3-030-15458-5_4

肤为适应衰老而引起的皮下软组织缺失的能力。

紫外线的 A（UVA）、B（UVB）辐射可以通过直接和间接的方式引起皮肤损伤。UVB 几乎完全被表皮吸收，因此皮肤光损伤仅由 UVA 引起。UVA 直接诱导 DNA 变化，这个是直接损伤途径；还可以通过产生自由基，进而导致氧化应激增加和周围胶原蛋白的降解，间接引起细胞损伤。光损伤的真皮显示了慢性炎症组织学方面的改变。表皮在日光损伤下发生特征性的组织学变化，表现为表皮厚度增加，角质形成细胞更新减慢，黑色素细胞计数降低。然而，与此同时，在日光的作用下，人体的一些区域会出现黑色素的过量分泌和在角质形成细胞中的沉积，引起黑色素细胞的浓度增加，这被称为日光性斑痣。

皱纹的形态不是任意的，淋巴管可能是决定皮肤皱纹位置的主要解剖结构。在固定结构（血管或神经）上重复进行皮肤收缩可能导致表面构型发生一定的改变。

刺激新胶原产生的治疗方案包括使用激光，局部外用维 A 酸，深层化学刺激，注射透明质酸、胶原蛋白和羟基磷灰石钙等。刺激胶原蛋白的生成，可能通过直接引起纤维增生的机制或间接增加细胞外基质和拉伸作用的机制来刺激成纤维细胞。因此，这些治疗既可以弥补消失的胶原蛋白，又可以减缓现有胶原蛋白的损失。激光、局部应用维 A 酸和皮肤剥脱术对于晒斑或日光性斑痣的治疗效果尚可，而注射未交联的透明质酸则可改善皮肤的水合作用。

面部脂肪

面部脂肪组织被间隔高度分隔，隔膜将脂肪分为深、浅两部分，分隔在浅表肌肉筋膜系统（SMAS）、不同解剖单位的表情肌，以及与它们相连的浅层和深层的隔膜中。这种划分有助于面部运动期间肌肉在隔室之间滑动。血管和神经穿过隔膜，形成脂肪隔室之间的过渡区。许多支撑软组织的面部支持韧带起源于这些隔室之间的隔膜屏障内。此外，这些脂肪隔室在老化过程中会不断发生变化。在年轻人的脸上，这种转变是自然而平滑的，随着年龄的增长，这些转变变得更加明显，因此出现了皱纹。

面部脂肪可以分为两层（浅层和深层）：

浅层脂肪（图 2-1-1）

- **鼻唇沟脂肪**：它是脸颊最内侧的隔室，随着年龄的增长变化最小。
- **面颊表面脂肪**：
  - 面颊内侧脂肪：位于鼻唇沟外侧的脂肪。
  - 颊中部脂肪：位于腮腺的前部和浅部。它位于脸颊的内侧和外侧浅表隔室之间。
  - 颞侧面颊脂肪：它是面颊最外侧的区域，从颞区延伸到颈部。
- **前额间隔**：前额有 3 个间隔。
  - 额叶中央脂肪：位于前额的中线区域，其下缘是鼻背。
  - 前额中间隔（左、右两侧）：位于前额中央脂肪和两侧颞侧面颊脂肪之间。
- **眼眶脂肪室**：分为 3 个，分别位于下侧、上侧和侧面。鼻唇沟、内侧面颊和眶下脂肪垫统称为

图 2-1-1 面部浅层脂肪

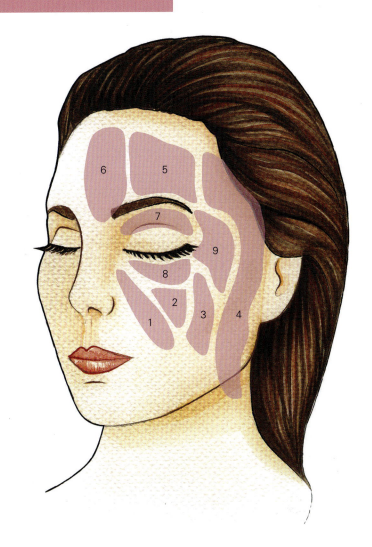

面部浅层脂肪

1– 鼻唇沟脂肪

2– 面颊内侧脂肪

3– 颊中部脂肪

4– 颞侧面颊脂肪

5– 颞中部脂肪

6– 前额脂肪

7– 眶上脂肪

8– 眶下脂肪

9– 眼眶外侧脂肪

"颧脂肪"。

- **下颌脂肪室**：上、下颌脂肪垫。

深层脂肪（图 2-1-2）

- **面颊中部深层脂肪层**（Deep medial cheek fat compartment，DMC）：它有两部分，一部分是内侧脂肪室，一部分是外侧脂肪室。内侧部分位于鼻唇间隔之前，它是受老化影响最严重的脂肪室之一。
- **眼轮匝肌下脂肪**（SOOF）：位于眼轮匝肌后方，分为内侧和外侧两部分。内侧眼轮匝肌下脂肪从虹膜的内侧边缘延伸到外侧眼角。外侧眼轮匝肌下脂肪从外眦延伸到颞脂肪室。眼轮匝肌下脂肪的下边界是泪沟。
- **眼轮匝肌后脂肪**（ROOF）：位于上睑眼轮匝肌后方。

图 2-1-2 面部深层脂肪

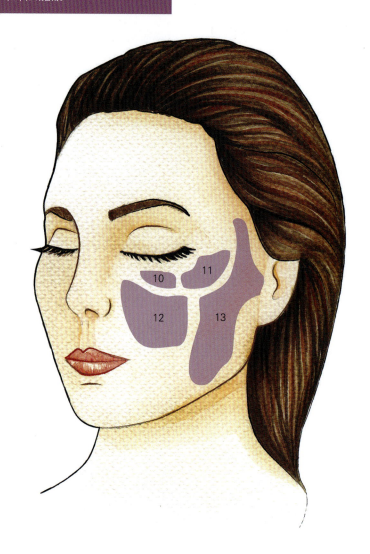

面部深层脂肪

10- 内侧眼轮匝肌下脂肪

11- 外侧眼轮匝肌下脂肪

12- 颊内侧脂肪室

13- 颊脂垫

- **眶内脂肪**：在下眼睑有 3 个脂肪垫，分为内部、中部和外部。上眼睑有 2 个脂肪垫，分为中部和内部。
- **颊脂垫**：包括颊脂垫及其向上延伸的部分，腋旁深间隙到颧骨下的皮下浅平面。

脂肪隔室的老化改变

经典的重力理论被认为是面部老化的原因。这一理论认为，面部软组织的垂直下降继发于韧带的弱化，导致面部老化出现下垂。该理论认为，面部表情肌的重复运动是该韧带弱化的原因。在展开了多项关于面部脂肪分区的研究后，面部衰老的理论取得了很大的进展。目前，被广泛接受的用于面部软组织老化的理论是体积变化理论。这个理论提出，面部形态的变化，特别是中面部，是由于某些脂肪垫的相对萎缩而不

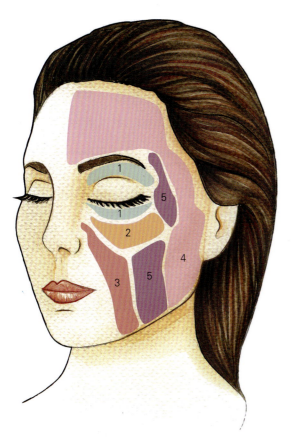

图 2-1-3　随着年龄的增长，面部的一些脂肪区域比其他区域更容易萎缩。图示为在面部老化中观察到的脂肪流失的顺序

是重力下降所致，部分间隔倾向于比其他间隔更早地萎缩（图 2-1-3）。这两种理论并不矛盾，面部老化可能反映了复杂的形态变化，涉及重力性上睑下垂和体积缩小的因素。目前已有研究表明，随着年龄的增长，浅层脂肪（特别是鼻唇脂肪的下部）相对肥大，深层脂肪（特别是颊内侧脂肪和颊脂垫）明显萎缩。体积变化理论认为，随着年龄的增长，深层脂肪的选择性萎缩导致支撑丧失和表层脂肪下降，从而导致面部衰老，呈现出下垂外观。根据上述理论，研究人员提出了"假性上睑下垂"的概念，也就是说，一个面部区域的体积损失可能导致邻近区域产生褶皱。颊部脂肪萎缩导致年轻时中面部凸起部分出现负向（图 2-1-4）。这种负向意味着颧骨的最大投影点在角膜的切线后面。深部眶周脂肪的萎缩导致泪沟畸形和出现鼻面颊沟。颞部脂肪室萎缩导致颞区塌陷。随着年龄的增长，鼻唇间隔的下部几乎不会发生萎缩。

但是，脂肪层不仅会发生自身的萎缩，中面部的脂肪层也会向下迁移和间隔内容量向下移（图

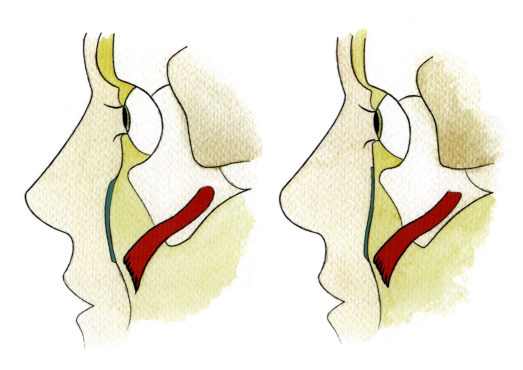

图 2-1-4　颊部脂肪萎缩导致青少年中面部凸面的丧失，导致（引起）面部下垂

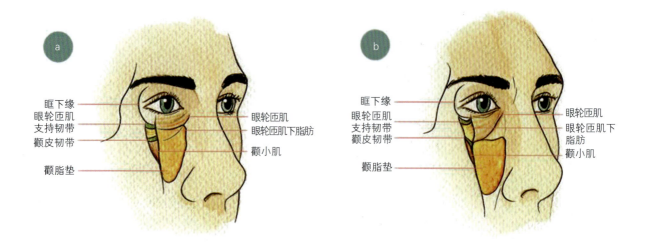

眶下缘
眼轮匝肌
支持韧带
颧皮韧带
颧脂垫

眼轮匝肌
眼轮匝肌下脂肪
颧小肌

眶下缘
眼轮匝肌
支持韧带
颧皮韧带
颧脂垫

眼轮匝肌
眼轮匝肌下脂肪
颧小肌

图 2-1-5　不仅面部脂肪会流失，中面部脂肪区域也表现出较差的迁移能力和区域内较差的体积移位能力。年轻面孔（a）和老年面孔（b）

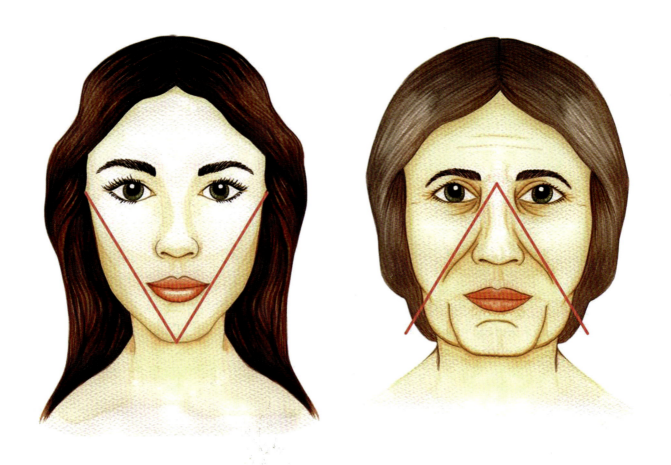

图 2-1-6　年轻的面部呈 V 形，面部中间 1/3 呈现完整而饱满的外观，面部下 1/3 体积较小。随着中面部脂肪区的下降，中部的 1/3 会减少

2-1-5）。年轻化的面部呈现 V 形，占据面部中间 1/3 的中面部形态饱满，面部下 1/3 体积较小。随着脂肪层的下降，面部中间的 1/3 体积减小，下 1/3 体积增大，这导致年轻化面部的 V 形发生倒置（图 2-1-6）。脂肪室向下迁移，使间隔之间的过渡变得更加明显。在年轻的脸上，这些隔室之间的过渡是平滑的，间隔之间的距离较短。在老化的脸上，间隔间的过渡变得明显，引起皱纹、鼻泪沟和鼻唇沟等，并且间隔间距会随之增宽。

研究人员还观察到，脸颊深部脂肪细胞的平均大小比在脸颊浅部的小。虽然人们对这种差异的原因尚不明确，但目前猜测是由于中面部这两个脂肪层重力环境的差异引起了这些脂肪细胞的形态学差异。浅层间隔与面部的表情肌相邻，而深层间隔则接触面部骨骼。骨骼对深层脂肪的持续压迫使深层脂肪较为固定，咀嚼肌在固定的深层脂肪上的空间滑动，因此，随着时间的推移，深层脂肪的萎缩更严重。相比之下，浅层脂肪与面部表情肌邻近，因此可能在代谢上更活跃。

面部年轻化的临床意义

我们现在已经意识到，面部的脂肪层间有着紧密的相互联系与相互作用，目前人们对面部年轻化的治疗思路随之发生了变化，从以提拉为目的的技术转变为以填充为目的的技术。相对于受重力理论影响的经典皮肤提拉和 SMAS 术式而言，目前的技术能够以更自然的方式使面部年轻化。面部脂肪区的解剖学知识使我们能够更精确、更直接地关注面部年轻化技术。因此，我们可以选择性地增加深凹陷区的体积，创造一个更自然的外观，而不是通过在非特定的颧骨区域进行表面多层脂肪或填充剂的注射来掩盖面部老化产生的皱纹。这种方式的填充量也比经典术式明显减少。通过注射颊内侧脂肪和 Ristow 间隙的空间，可以明显减轻鼻唇沟，恢复脸颊的饱满度。经眼睑上方注射均匀的 SOOF 和 DMC 可以改善脸颊交界处与泪沟之间严重的过渡沟。DMC 外侧体积的增加也会使前颊部更加饱满，颊前与颊侧的过渡更加平滑。填充面颊的浅中部和侧部，则可以改善轮廓。

脂肪室的下移和中面部脂肪的萎缩导致面部的 V 形发生倒置，因此，在填充面部下 1/3 时应更加保守克制，因为如果下 1/3 部位的体积过度增大，面部 V 形的倒置就会加重，影响面部的年轻化进程。用填充物或自体脂肪填充中面部的体积是恢复面部年轻化的最好方法之一。然而，为了同时治疗面部下 1/3 的下垂和双下颌，最好是进行整体提升治疗，而不仅仅是填充（线雕、面部提升手术）。

肌肉

面部表情肌的上方和下方都分布有脂肪，脂肪充当一个有效的机械滑动平面，随着时间的推移，面部肌肉的反复收缩改变了面部脂肪的分布，将深层脂肪从肌肉下方挤出。这种机制导致曲线轮廓变得不平滑，肌肉的静息张力增加。肌肉的动态作用导致深层脂肪减少而浅层脂肪增加。随着年龄的增长，面部表情肌逐渐变得僵硬，从年轻时的饱满的面部向老年时的僵硬平坦的面部转变。随着深层脂肪从肌肉后面被挤出，表层脂肪增加，这个饱满的轮廓变得僵直。年轻时表情肌的运动幅度较大，但随着年龄的增长，肌肉减少，脸部变得僵硬。面部表情肌收缩导致了表情皱纹的出现，如鱼尾纹、眉间皱纹和额部皱纹。这种永久性的挛缩会导致永久性的皮肤皱纹，从动态的面部皱纹转变为静态的面部皱纹。随着年龄的增长，肌肉张力发生变化，因此肉毒毒素在面部年轻化的治疗上卓有成效。年轻人的降肌，如降眉间肌、皱眉肌和眼轮匝肌的力量，通常低于额肌等提肌，而老年人的降肌的力量相对高于额肌等提肌。

面部韧带

面部韧带由胶原蛋白、蛋白多糖、壳聚糖和水组成。面部的主要韧带十分强健，从其深层的起源到浅表肌肉筋膜系统，都不会发生显著的原发性老化。大部分韧带变化发生于多个较细的支持韧带分支，从浅表肌肉筋膜系统穿过皮下层到真皮层，随着时间的推移，这些分支的强度更容易因重复运动而减弱。受衰老影响最大的是颧韧带、眶支持韧带和下颌支持韧带。

随着年龄的增长，骨骼的变化会影响韧带的起点和韧带与皮肤的粘连，进而改变韧带的位置，而其他相邻的结构也会随着韧带位置的变化而受到影响，因此这些结构的运行轨迹也会发生改变。对于用于固定承托脂肪的韧带（浅层或深层），其稳定性会随着年龄的增长而下降，还会出现沿运动轨迹的弯曲，使得脂肪层发生下垂，并导致泪沟、颧袋和双下颌的出现。

骨骼

面部老化不仅发生于软组织，而且也发生于软组织下层的骨骼结构。颅面骨重塑在面部老化过程中起到了重要作用。面部骨骼作为一种支架，为其上软组织的附着提供了一个框架。面部的特定区域会发生选择性骨吸收，最显著的是眼眶、上颌骨和下颌骨的骨吸收（图 2-1-7）。骨吸收会引起眶孔增大，更具体地说，眶缘上内侧和下外侧高度增加。眉间角度和上颌角度随着年龄的增长而减小，上颌骨后移，失去其在面部的投影（图 2-1-8）。梨状孔面积随着时间的推移而增加，导致鼻小柱、鼻侧翼和鼻翼基底向后移位。前鼻棘后退，导致鼻小柱回缩、鼻尖下降和明显的鼻延长。下颌升支的高度和下颌体的高度以及长度会缩小，但下颌角随年龄的增长而增加。这些变化在男性和女性中都会出现。尽管牙列的缺失会加速上颌骨和下颌骨的骨吸收，但面部骨骼的重塑与牙列的状态是无关的。

年龄相关的骨重建导致面部软组织的分布空间减小以及支持减少，尤其是脂肪层，骨重塑导致软组织折叠形成类似手风琴样的结构。面部骨骼的变

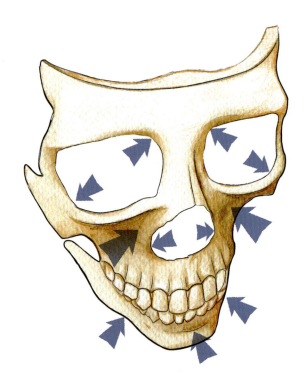

图 2-1-7 面部骨骼最主要的老化之一体现在眼眶、上颌骨和下颌骨的骨吸收上

图 2-1-8　年龄相关
性骨质改变（右）：眼
眶和梨状孔扩大，上颌
骨后移，下颌骨萎缩

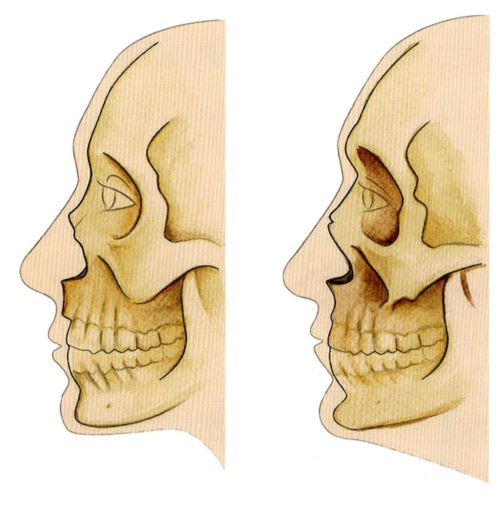

化不仅影响整体面部形状，而且影响韧带和隔膜的位置。由于眶隔维持原状的能力降低，因此眶下缘的扩张会引起眶中隔的前移和眶内脂肪垫的假性脱出。眼轮匝肌支持韧带失去水平位置，向下倾斜，导致眼眶的稳定性丧失，眼轮匝肌失去稳定性并引起 ROOF 和 SOOF 的下垂。内侧眶缘重塑导致内侧上睑脂肪脱出，这种脱出目前一般归因于眶隔强度减弱。眼眶上半部的变化导致软组织落入眼眶，引起眉毛下垂和眼睑下垂。上颌骨和犁骨的骨吸收、韧带松弛、上部皮肤松弛、肌肉生理改变和重力作用导致鼻唇沟以上皮下脂肪层失去稳定性，脂肪有下移的倾向。颧大肌和颊肌对形成鼻唇沟的皮肤具有强烈的粘连作用，并与 SMAS 的末端一起向下包裹鼻唇沟脂肪室。脂肪无法下移到鼻唇沟的深处而被迫上移，因此临床上可以看到位于鼻唇沟上方的脂肪隆起形成较深的鼻唇沟。随着年龄的增长，上颌骨的投影丧失，这加剧了泪沟畸形和颧骨隆起。下颌体积减小，导致颈阔肌和颈部软组织的松弛，下颌轮廓的缺失，以及下颌的外观变化（图 2-1-9）。面部骨骼支持不良（中面部发育不全、小颌畸形和回缩性眶上缘）的人易于过早表现出衰老的变化。

结论

　　为了正确恢复年轻的面部外观，了解面部形态随时间而发生的变化过程是至关重要的。这些变化在内在和外在因素的共同作用下，不同程度上影响面部骨骼、脂肪层、软组织、支持韧带和皮肤的老化。在骨骼和脂肪体积增加与软组织包膜重新定位之间平衡面部年轻化的方法，可以避免单独使用一种方法的局限性。我们可以通过注射或植入钙羟基磷灰石来改善骨吸收。脂肪组织体积的减少可以用填充物或脂肪移植到特定的软组织层来治疗。SMAS、支持韧带和眼睑结构的老化可以通过手术改善。肉毒毒素可以降低衰老过程中肌肉静息张力的增加。可以通过使用维A酸、激光换肤和皮肤剥脱术来进行嫩肤。想要让我们的面部重回青春，在治疗上必须采用个性化、循序渐进的方法。

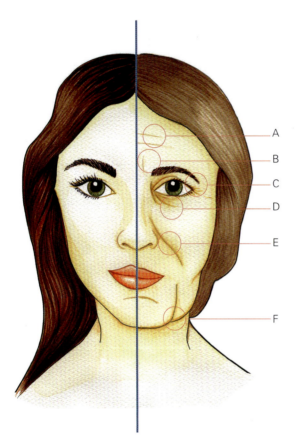

图 2-1-9　年轻人面容（左）和老年人面容（右）。（A）由于额肌收缩的影响而产生的额部水平皱纹。（B）由于眉间肌和皱眉肌收缩而产生的眉间皱纹。（C）由于眼轮匝肌收缩引起的眼周皱纹。由于眼轮匝肌收缩和眼轮匝肌支持韧带松弛，以及骨吸收引起的眼轮匝肌后脂肪下垂。（D）形成泪沟：随着眼眶和上颌骨吸收，眶保留韧带和颧韧带松弛，以及眼轮匝肌下脂肪层的下垂加重。（E）鼻唇沟由浅表鼻唇沟脂肪室和面部表情肌的牵拉形成。上颌骨和犁骨吸收加重了鼻唇沟的下垂外观。（F）颌骨畸形。下颌韧带将皮肤附着在骨头上，其后的浅层和深层脂肪附着较松散，可以向下移动，形成双下颌。下颌骨的吸收也促进了双下颌的产生

参考文献

[1] Farkas JP, Pessa JE, Hubbard B, et al. The science and theory behind facial aging. Plast Reconstr Surg Glob Open. 2013;1(1):e8 - e15.

[2] Varani J, Spearman D, Perone P, et al. Inhibition of type I procollagen synthesis by damaged collagen in photoaged skin and by collagenase-degraded collagen in vitro. Am J Pathol. 2001;158:931 - 942.

[3] Pessa JE, Nguyen H, John GB, et al. The anatomical basis for wrinkles. Aesthet Surg J. 2014;34(2):227 - 234.

[4] Fitzgerald R, Graivier MH, Kane M, et al. Update on facial aging. Aesthet Surg J. 2010;30(Suppl):11S - 24S.

[5] Rohrich RJ, Pessa JE. The fat compartments of the face: anatomy and clinical implications for cosmetic surgery. Plast Reconstr Surg. 2007;119(7):2219 - 2227.

[6] Schaverien MV, Pessa JE, Rohrich RJ. Vascularized membranes determine the anatomical boundaries of the subcutaneous fat compartments. Plast Reconstr Surg. 2009;123:695 - 700.

[7] Stuzin JM, Baker TJ, Gordon HL. The relationship of the superficial and deep facial fascias: relevance to rhytidectomy and aging. Plast Reconstr Surg. 1992;89:441 - 449; discussion 450 - 451.

[8] Donofrio LM. Fat distribution: a morphologic study of the aging face. Dermatol Surg. 2000;26:1107 - 1112.

[9] Lambros V. Observations on periorbital and midface aging. Plast Reconstr Surg. 2007;120:1367 - 1376. discussion 1377.

[10] Rohrich RJ, Pessa JE, Ristow B. The youthful cheek and the deep medial fat compartment. Plast Reconstr Surg. 2008;121:2107 - 2112.

[11] Rohrich RJ, Pessa JE. The retaining system of the face: histologic evaluation of the septal boundaries of the

subcutaneous fat compartments. Plast Reconstr Surg. 2008;121:1804 - 1809.

[12] Rohrich RJ, Arbique GM, Wong C, et al. The anatomy of suborbicularis fat: implications for periorbital rejuvenation. Plast Reconstr Surg. 2009;124:946 - 951.

[13] Rohrich RJ, Pessa JE. The anatomy and clinical implications of perioral submuscular fat. Plast Reconstr Surg. 2009;124:266 - 271.

[14] Wan D, Amirlak B, Rohrich R, et al. The clinical importance of the fat compartments in midfacial aging. Plast Reconstr Surg Glob Open. 2013;1:e92.

[15] Gierloff M, Stöhring C, Buder T, et al. Aging changes of the midfacial fat compartments: a computed tomographic study. Plast Reconstr Surg. 2012;129:263 - 273.

[16] Gosain AK, Klein MH, Sudhakar PV, et al. A volumetric analysis of soft-tissue changes in the aging midface using high resolution MRI: implications for facial rejuvenation. Plast Reconstr Surg. 2005;115:1143 - 1152; discussion 1153 - 1155

[17] Wan D, Amirlak B, Giessler P, et al. The differing adipocyte morphologies of deep versus superficial midfacial fat compartments: a cadaveric study. Plast Reconstr Surg. 2014;133(5):615e - 622e.

[18] Ramanadham SR, Rohrich RJ. Newer understanding of specific anatomic targets in the aging face as applied to injectables: superficial and deep facial fat compartments——an evolving target for site-specific facial augmentation. Plast Reconstr Surg. 2015;136(5 Suppl):49S - 55S.

[19] Le Louarn CL, Buthiau D, Buis J. Structural aging: the facial recurve concept. Aesthet Plast Surg. 2007;31:213 - 218.

[20] Cotofana S, Fratila AA, Schenck TL, et al. The anatomy of the aging face: a review. Facial Plast Surg. 2016;32(3):253 - 260.

[21] Wong CH, Mendelson B. Newer understanding of specific anatomic targets in the aging face as applied to injectables: aging changes in the craniofacial skeleton and facial ligaments. Plast Reconstr Surg. 2015;136(5 Suppl):44S - 48S.

[22] Brandt MG, Hassa A, Roth K, et al. Biomechanical properties of the facial retaining ligaments. Arch Facial Plast Surg. 2012;14:289 - 294.

[23] Shaw RB Jr, Katzel EB, Koltz PF, et al. Aging of the facial skeleton: aesthetic implications and rejuvenation strategies. Plast Reconstr Surg. 2011;127(1):374 - 383.

[24] Pessa JE. An algorithm of facial aging: verification of Lambros's theory by three-dimensional stereolithography, with reference to the pathogenesis of midfacial aging, scleral show, and the lateral suborbital trough deformity. Plast Reconstr Surg. 2000;106(2):479 - 488;discussion 489-490

[25] Mendelson B, Wong CH. Changes in the facial skeleton with aging: implications and clinical applications in facial rejuvenation. Aesthet Plast Surg. 2012;36(4):753 - 760.

[26] Kahn DM, Shaw RB Jr. Aging of the bony orbit: a three-dimensional computed tomographic study. Aesthet Surg J. 2008;28(3):258 - 264.

[27] Mendelson BC, Hartley W, Scott M, et al. Age-related changes of the orbit and midcheek and the implications for facial rejuvenation. Aesthet Plast Surg. 2007;31(5):419 - 423.

[28] Pessa JE, Zadoo VP, Yuan C, et al. Concertina effect and facial aging: nonlinear aspects of youthfulness and skeletal remodeling, and why, perhaps, infants have jowls. Plast Reconstr Surg. 1999;103:635 - 644.

2.2 减小损伤：美容医学与代谢

Jesus A. F. Tresguerres

与年龄有关的损害

按照目前最为人们广泛接受的理论之一——自由基衰老理论所说的那样，随着年龄的增长而出现的生理功能的衰退，至少部分是由氧化损伤细胞和分子导致的。这种氧化损伤是由具有高度反应性的活性氧（ROS）和活性氮（RNS）（等）物质诱导的。ROS 被认为是组织损伤的主要启动因子，它可以上调多种物质的酶活性、信号转录和基因表达，从而对蛋白质、脂质和 DNA 产生不利影响，引起不同组织中所有与年龄相关的改变。

众所周知，炎症和氧化应激是衰老过程的关键组成部分，但这些病理级联反应的发生时间以及哪些是其关键的分子组成部分，还有待进一步阐明。氧化应激是由自由基产生和中和速率之间的差异导致的，当抗氧化机制不堪重负时发生。增加的自由基可能反过来导致过量促炎细胞因子的激活，从而激活级联反应，引起进一步的炎症。因此，炎症和氧化应激可以被认为是双重负面因素，并且可以协同作用。

青年人体内细胞存在的酶抗氧化防御机制可以通过清除活性氧来减少氧化损伤，这种氧化损伤常导致细胞大分子的结构和功能发生不可逆损伤。随着年龄的增长，这些防御机制的丧失不仅使得人体内的氧化损伤日益严重，而且在对衰老过程和许多年龄相关疾病的发病机制中占据重要地位。

自由基和氧化应激

自由基是指在其外部轨道中含有一个或多个未配对电子的分子（"基"的解释），它们能够独立存在，尽管这种存在的持续时间非常短（通常为 $10^{-9} \sim 10^{-6}$ s）。未配对电子的存在使这些分子极具反应性，因为它们试图与其附近的其他分子相互作用以配对这些电子并达到电荷的稳定，在这个过程中产生的变化可以改变它们的结构和功能。

J. A. F. Tresguerres (✉)
Dept of Physiology, Faculty of Medicine, University
Complutense, Madrid, Spain
e-mail: guerres@ucm.es

© Springer Nature Switzerland AG 2019
H. Pinto, J. Fontdevila (eds.), *Regenerative Medicine Procedures for Aesthetic Physicians*,
https://doi.org/10.1007/978-3-030-15458-5_5

自由基可能在新陈代谢、突变的产生、衰老和死亡的过程中发挥基本作用，并与它们共同作用于物种的进化。

在自然界中，大多数自由基来源于氧，被称为活性氧（ROS）物质，而其他自由基则来源于氮［活性氮（RNS）］和硫等。

导致自由基产生的线粒体呼吸链仅消耗我们所获得的所有氧气中的 2% ~ 5%。在这个过程中，氧气接受一个单电子转化为超氧阴离子（O_2^-）。氧自由基通过歧化反应转化为过氧化氢和氧，不论超氧化物歧化酶（SOD）催化与否，这种歧化反应都可以发生。

虽然 O_2^- 的反应性是有限的，但它不仅能够通过促炎作用诱导组织损伤，还能引起内皮损伤，增加毛细血管通透性，刺激趋化因子的产生，增加中性粒细胞的募集，并刺激神经递质和激素的自催化破坏。

活性最强的活性氧是羟自由基（OH），主要通过 Fonton 反应产生，其中 H_2O_2 与还原的过渡金属离子相互作用，通常是 Fe^{2+} 和 Cu^+，它们是多种酶和蛋白质的辅基。OH 的半衰期约为 $10^{-9}s$，几乎能与任何可能位于其合成位置附近的生物分子发生反应，引起连锁效应，如脂质过氧化。一氧化氮是一个相对稳定的自由基，不能与大多数生物分子快速反应。然而，它很容易与过渡金属和其他自由基发生反应，包括氧、过氧自由基和 OH。与后两者的反应在 NO 的破坏能力中起着非常重要的作用。

NO 由一氧化氮合酶（NOS）产生。NOS 有 3 种类型：nNOS（Ⅰ型，NOS-1）在神经组织中发生基础性表达；iNOS（Ⅱ型，NOS-2）是可诱导性的，并在多种细胞和组织中表达，特别是在受促炎因子刺激的巨噬细胞中，血管内皮细胞在血管舒张中起着重要的作用；此外，还有一种线粒体一氧化氮合酶（Ⅲ型，mtNOS），在线粒体中，细胞色素 C 的释放受到脂质过氧化的刺激，可以诱导 Ca^{2+} 依赖性细胞凋亡。

血氧合酶

在细胞的滑面内质网中，表达并且锚定有 3 种不同亚型的血氧合酶。

诱导型异构体（HO-1）在正常条件下是无法检测到的，但可以通过几种产生氧化应激的刺激或通过激活转移因子（如 NF-κB 和 AP-1）检测到，这些转化因子由 NO 诱导。诱导型异构体（HO-1）调节肝组织对这些应激物的反应。诱导型异构体（HO-1）的表达和年龄有关，可能是由于随着年龄的增长，年龄相关的氧化应激增加，也可能与由年龄引起的 NF-κB 的活性增加有关。

ROS 和 RNS 的作用

生理水平上

自由基可能在某些生理过程中发挥作用，如遗传调控、细胞复制、分化和凋亡，在信号转导通路中可能发挥第二信使的作用。众所周知，活性反应组分是与病原体反应有关的因素之一（中性粒细胞的氧化"爆炸"）。

有害影响

由于新陈代谢依赖氧气，生物体总是暴露在一定数量的活性氧物质中，并通过多种机制来对抗这种氧活化。氧化应激发生时，促氧化剂和抗氧化剂之间的平衡向氧化剂方向"移动"。

DNA 损伤：活性物质，尤其是 OH 与 DNA 嘌呤和嘧啶的双键发生反应产生 8- 羟基脱氧鸟苷的衍生物，这种衍生物具有非常高的致突变活性，并经常作为 DNA 氧化损伤的标志物。

脂质的氧化损伤：脂质过氧化物。脂质的氧化损伤是一个过程，通过这个过程，脂质，特别是多不饱和脂肪酸（PUFA）在自由基的影响下，产生一个自发的连锁反应，氧化所有受影响的系统中（细胞膜、线粒体膜等）中的游离脂肪酸。

在此过程中，产生了几种特定分子如脂质过氧化物、羟基壬烯醛、丙二醛等副产品，通过多种测定方法可以确定其中一些为氧化应激的标志物。

在线粒体中，这些改变尤为明显，因为线粒体的功能完全依赖于完整的线粒体膜。

蛋白质氧化

氧化应激也会影响蛋白质，改变蛋白质的结构和功能。蛋白质的氨基化和表型修饰都是由活性反应组分引起的改变，这些活性反应组分包括羰基、过氧化氢和硝基。这些过程诱导蛋白质结构和功能的改变，进而影响细胞生理学。

自由基和活性物质的来源

活性物质的主要来源是线粒体电子传递链，它由一组酶组成，这些酶的协调活动能够将代谢底物的氧化与 ATP 的产生耦合起来，这一过程称为"氧化磷酸化"。线粒体所消耗的氧气中有近的 2% 没有完全还原，而是以 O_2 和 H_2O_2 的形式排出。

黄嘌呤氧化酶（XO）是活性物质的另一种重要来源，这种酶存在于胞质中，并在次黄嘌呤氧化成黄嘌呤的代谢过程中催化 O_2^- 和 H_2O_2 的产生。

许多种酶都会产生活性物质，例如：具有氧化还原酶活性的酶，如一氧化氮合酶；合成白三烯与前列腺素的酶，如环氧合酶；还有 P450 细胞色素酶等。中性粒细胞、吞噬细胞和微粒体活动也可以导致活性物质的产生。

内源性抗氧化剂 ROS 和 RNS

肌体已经发展了一系列的抗氧化防御机制，以保护自己免受自由基的影响，阻止自由基的形成，或中和以及修复自由基引起的损害。

这些抗氧化剂有如下几种：

超氧化物歧化酶（SOD）

这种酶来自广泛存在于自然界中的金属蛋白家族，能够催化 O_2^- 到 H_2O_2 的歧化。这类酶的重要性不言而喻，因为它们位于细胞防御氧化损伤的第一道防线，以抵御可能由超氧离子引起的氧化损伤，以及由超氧离子的存在衍生出的活性物质。

谷胱甘肽过氧化物酶（GPx）

细胞中，GPx 在解除过氧化氢和脂质过氧化物引起的细胞毒性时发挥重要的作用。GPx 还以还原谷胱甘肽（GSH）为电子供体，分别催化 H_2O_2 和有机氢过氧化物 H_2O，以及醇的还原反应。在这些反应中，氧化谷胱甘肽还原酶（GSSG）的还原是由谷胱甘肽还原酶（GRd）催化的。

过氧化氢酶

这种酶催化 H_2O_2 分解成 H_2O。它主要位于过氧化物酶体中，其组织分布与超氧化物歧化酶类似。

谷胱甘肽

它是一种存在于大多数植物或动物细胞中的硫醇三肽，是细胞中最丰富的抗氧化剂之一，直接与自由基或通过谷胱甘肽过氧化物酶发生反应。谷胱甘肽可能会减少一些细胞抗氧化剂，如维生素 E。

维生素 E

维生素 E 属于高亲脂性酚类化合物家族，在保护细胞膜脂质过氧化的过程中发挥重要作用。生物体不能合成这种分子，因此维生素 E 完全依赖于食物摄入。

维生素 C

维生素 C 是存在于细胞溶质室和细胞外液中的水溶性分子。虽然它可以直接与氧自由基和 OH 相互作用，但其主要功能是参与维生素 E 的循环。

其他抗氧化剂

类胡萝卜素是存在于许多植物（西红柿、胡萝卜、柑橘、菠菜、玉米）成分中的天然染料，能够

中和 O_2，还能抑制脂质过氧化。黄酮类化合物是存在于水果、蔬菜和饮料（茶、酒、啤酒）中的一组多酚类抗氧化剂，能与 O_2^-、OH 和过氧化自由基发生反应。

氧化应激和衰老

生物体的不同大分子中存在的氧化损伤量随着年龄的增长而增加，而且在整个生命过程中损伤的累积可能产生重要的功能性后果。有研究表明，衰老与 DNA 氧化损伤的增加有关，随着突变率的增加以及组织中亚硝基化或氧化蛋白质数量的增加，通过氧化来发挥蛋白水解作用的清除率降低，导致这种缺陷蛋白质的堆积。脂质的氧化损伤也随之增加。以上所有因素都可能导致与年龄有关的线粒体功能发生改变，进而导致 ATP 的产生减少和呼吸链的解偶联，这与自由基的进一步增加和恶性循环的终止有关。

衰老过程中的细胞凋亡

所有生物体都需要有一种程序性的细胞死亡形式，以便机体非常密切地控制和维持体内平衡的几个关键方面，如组织的大小、参与其组成的细胞数量或清除可能危及组织完整性的因素。细胞凋亡是 Carrie 在 1972 年首次提出的，也被称为程序性细胞死亡，实际上是细胞程序性自杀的一种生理方式。

细胞凋亡是在发育、胚胎发生等正常生理条件下出现的，细胞凋亡允许器官重构变形或进行正常的组织交换，作为一种防御机制，细胞凋亡也在细胞生命后期的衰老过程中发生。

目前，细胞凋亡的调控机制尚未完全阐明，但已证实有两类蛋白质（家族）参与其中：Caspase 家族和 Bcl-2 家族。

半胱氨酸蛋白酶（Caspases）是指半胱氨酸蛋白酶，在从线虫到人类的进化过程中，该酶具有高度保守性。半胱氨酸蛋白酶（Caspases）的激活是调节细胞凋亡的要点之一。

Bcl-2 家族由一系列在控制线粒体完整性中起重要作用的基因组成。该家族的一些成员，如 Bax、Bak 和 Bad 等是细胞凋亡的诱导剂。相反，其他成员如 Bcl-2 和 Ced-9 的表达却可以阻止细胞凋亡。众所周知，在任何情况下，Bcl-2 蛋白的主要作用是控制线粒体稳态：在某些条件下，线粒体外膜形成管道或孔，允许线粒体内容物流出，其中包括细胞色素 C，它除了在电子链转运中发挥基本作用外，还是细胞质中 Caspase-9 活化过程的重要组成部分。

氧化应激损伤的调节元件：生长激素

生长激素（GH）是最丰富的脑垂体前叶激素，占成年人脑垂体前叶湿重的 4% ～ 10%，每个腺体中含 5 ～ 10mg。

这种激素在循环中的水平在出生后的最初几周内下降，但在出生的 2 ～ 3 周后达到成人水平。在青春期，生长激素大幅增加。24h 内每隔 3 ～ 4h 就会自发分泌一次 GH，在女性中，她们的分泌频率更快但量更少。生长激素的最高分泌量出现在夜间睡眠的前 2h，即慢波睡眠时相。

生长激素（的）控制涉及 3 种下丘脑激素：生长抑素（SS）、生长激素释放激素（GHRH）和生长素释放肽（Ghrelin）。其中，生长素释放肽是在胃中合成的。在所有已知刺激作用下，SS 对 GH 都有直接抑制作用。

下丘脑生长激素释放激素（GHRH）与促生长细胞中的特异性受体结合，刺激生长激素（GH）的分泌、细胞增殖和生长激素（GH）相关基因的转录。生长激素（GH）的每一次分泌都由门静脉循环中释放的 GHRH 和生长抑素分泌的减少共同决定。生长激素（GH）的这种反馈性分泌模式对外周激素所产生的效应比其分泌量本身带来的影响更重要。

生长素释放肽是另一种含有 28 个氨基酸的肽，主要在胃黏膜中合成，但它也在下丘脑中产生，人们已经发现在体内和体外都能刺激生长激素的释放。

生长激素的作用

生长激素（GH）通过受体（GHR）作用于组织，该受体由位于 5 号染色体上的基因编码的跨膜蛋白组成。

生长激素是一种促蛋白质合成代谢的激素，通过加快氨基酸合成蛋白质的速率来促进细胞的生长繁殖。由于这些效应，生长激素在儿童和青少年时期诱导（加快）长骨和骨骼肌的生长速率。生长激素还刺激脂肪分解，即甘油三酯分解成脂肪酸和甘油，为葡萄糖的合成提供底物，因此对葡萄糖的利用有保护作用。生长激素（GH）还促进脂肪分解代谢。

成人生长激素缺乏症目前被认为是一种特殊的临床综合征，其特征是代谢和心血管症状的结合，女性比男性更明显。该综合征包括血脂异常、葡萄糖耐受不良、向心性肥胖和高血压等疾病的高发病率。生长激素缺乏症患者容易发生早期动脉粥样硬化，上述因素都显著增加了生长激素缺乏症患者的心血管病发病风险。生长激素缺乏的成年人表现出体重的下降和脂肪组织的增加，这意味着肌肉力量的下降。据报道，当我们应用 GH 补充治疗时，老年人的力量和运动能力也会得到改善。

生长激素的分泌量随年龄的增长生理性降低

衰老与代谢、身体成分和器官功能的一些变化和改变有关。老年人表现为骨密度下降、净体重和肌肉力量下降、脂肪组织增加、胰岛素抵抗和葡萄糖耐受不良等。成人生长激素缺乏症患者与老年人的身体变化高度相似，这提示我们，与年龄相关的身体损伤与 GH/IGF-1 轴随年龄出现的衰退可能是相关的。对于老年人，其生理状态下 GH 的水平较低。GHRH、GH 和 IGF-1 除了对细胞生长和新陈代谢有影响外，还对心血管系统有其他作用。

实验证据表明，生长激素补充治疗对老年动物是有益的。它可以改善老龄大鼠的脑微血管、冠状动脉血流量和心脏毛细血管密度。在人类中，生长激素治疗能够提高净体重和肌肉力量、减少体脂率、改善血浆脂质谱和增加骨密度。然而，GH 对老年人血管功能和结构的影响尚不清楚。

中枢神经系统也是生长激素（GH）作用的靶点。GH 的缺乏与睡眠障碍、记忆丧失、幸福感下降和其他认知障碍有关。GH 缺乏患者的记忆和认知表现可通过 GH 替代疗法得到改善。在动物模型中，GH 可以保护大脑和脊髓免受不同形式的神经退行性刺激，促进缺氧缺血损伤后神经元的存活。生长激素的这些神经保护作用表明，随着年龄的增长，激素水平下降可能会影响大脑，并可能导致与衰老相关的脑功能恶化。

生长激素对代谢的影响

人们已经证明，将生长激素用于成人能够改善与身体组成有关的几项指标，例如，减少腹部肥胖。腹部肥胖是预测心血管风险的重要因素。未经治疗的老年动物中会出现体重的下降，与之相比，经过 GH 治疗的老年大鼠去脂体重的增加与整体体重的增加是相关的，这证实了在老年动物体内，GH 的合成代谢效应强于脂解效应。

以往的研究表明，随着年龄的增长，GH 和 IGF-1 的产生减少，但是在本研究中，血浆中 IGF-1 水平的降低仅见于男性，而肝脏中的 IGF-1 含量在男性和女性中都会出现显著的降低。而补充服用 GH 能够显著增加肝脏中和血浆中 IGF-1 的水平。

血管效应

GH 缺乏的患者出现心血管改变和内皮功能障碍的风险更大，包括血管内皮依赖性舒张的减少。

衰老与血管壁的结构和功能变化有关。陈旧的血管壁中可以看到中膜厚度的增加，血管壁的细胞和细胞外组成成员发生变化。衰老也与受损的内皮依赖性血管舒张有关。在人体试验中也得到了类似的结果，通过动脉造影观测动物支气管动脉注入乙酰胆碱的反应。这种内皮功能障碍似乎与动物的老化是平行的，正如人们发现的乙酰胆碱最大松弛和身体组成参数之间的相关性所显示的那样。

由于氧化应激导致内皮 NO 的合成减少、降解增多，我们认为内皮 NO 利用率的降低是老化过程中出现内皮依赖性药物反应改变的重要机制（我们小组的研究已经证实了这一点）。此外，增加可以对抗内皮松弛的收缩因子也可能与这种内皮细胞功能的改变有关。在我们以前的研究中，给予老年大鼠 GH 可以提高血浆 IGF-1 的水平，同时改善内皮功能和血管结构。

GH 有益作用的机制涉及增加内皮 NO 的利用率，这已被我们的研究小组证实。这种 NO 利用率的增加可以对血管功能和结构产生积极的影响。这些数据证实了以前的研究，表明 GH 可以对老年动物的心血管系统发挥有益的作用。

生长激素对中枢神经系统的影响

海马体是大脑中与空间记忆和情景记忆有关的区域，它对与年龄相关的认知功能的下降有明显的诱导作用。虽然在多数大脑区域中，随着年龄的增长，不会出现大量的神经元损失，但据报道，在老年人和 24 个月的雄性大鼠海马齿状回 Hilus 区，神经元数量明显减少。

众所周知，GH 对成年人中枢神经系统具有重要的作用，可提高成人的理解能力、记忆力、注意力、警觉性和工作能力。一些神经递质在 GH 的应用（作用）下也会发生改变。GH 存在于中枢神经系统的不同层级中：血管中的神经元、神经胶质细胞和内皮细胞。在 GH 的刺激下，脑组织中产生 IGF-1，可能起到局部营养作用。有证据表明大脑中会出现新的神经元，尤其是在年轻的动物中，但其意义尚不明确。

我们团队对海马齿状回 Hilus 区神经元总数的估计显示，与使用赋形剂治疗的对照组大鼠相比，经 GH 治疗的 24 个月大的大鼠海马齿状回 Hilus 区神经元数量更多。GH 对幼年动物的脑和脊髓具有神经保护作用，可以防止单侧缺氧缺血性脑损伤后出现海马神经元的丢失。在两性中都可观察到 GH 的神经保护作用。GH 处理后，细胞凋亡受到明显抑制，伴随着核小体水平的降低和 Bcl-2 水平的增加。

GH 和 IGF-1 在调节自由基产生和抗氧化防御中的作用是有争议的。GH 和 IGF-1 对几种自由基诱导的组织损伤模型均有保护作用。我们实验室以前的数据证实了它们在肝脏、胰腺、心脏和大脑中的作用。这种效应可能是由 GH 直接引起或由 IGF-1 间接介导的。

然而，也有数据表明，GH 轴也可能对预期寿命和抗氧化防御产生负面影响。过度表达 GH 的转基因大鼠表现出预期寿命的减少，并且出现过度氧化应激损伤相关的早衰表型。相反，缺乏 GH、TSH 和催乳素的矮小大鼠比同一品种的正常个体活得更长。我们对这一明显存在争议的结果的解释是，当我们在老年动物中进行 GH 替代疗法时，我们所期望的是维持年轻成年动物体内 GH 的生理水平。无论是转基因动物还是肢端肥大症的患者，在生命早期就表现出很高的 GH 水平，因此会对整个机体产生负面影响，当这些动物年老后，补偿因年龄而损失的 GH 产生的弊端大于益处。

自从 Rudman D 及其同事的论文被认定成"经典参考文献"以来，人们已经提出利用 GH 对老年人进行替代治疗的方法，许多已经进行的研究证明了该治疗有积极的疗效。这些研究已经取得了积极的结果。对 60 岁以上的男性施用 GH 可使其 IGF-1 恢复到年轻人的正常水平，这可能是非常有益的。

在 GH 缺乏症的患者和老年人中，GH 替代疗法能够增加去脂体重并减少体脂。GH 替代治疗对老年人的血脂水平也有有益的影响，例如导致胆固醇的降低及 LDL/HLD 值的降低。我们小组在老年大鼠中证实了这些结果。GH 对皮肤也有影响，如前所述，GH 可以增加皮肤的硬度和厚度。GH 在治疗年龄相关的免疫衰老方面也有显著的效果。

褪黑素

褪黑素是松果体分泌的一种吲哚激素，是一种与生物节律密切相关的物质，几十年来一直用于诱导睡眠和治疗时差反应。褪黑素除了是一种时间相关的生物激素以外，还是一种无处不在的自由基直接清除剂和重要的间接抗氧化剂，褪黑素由松果体分泌。松果体通过分泌一种受环境光强弱程度调节的激素——褪黑素，来将环境光信号与人体内分泌 - 神经系统联系起来。

褪黑素由松果体中的色氨酸合成，然后分泌到血液循环中，（其分泌）呈现昼夜节律，在黑暗期间达到最大值。最近人们才发现，褪黑素作为（似乎是）一种重要的抗氧化剂，几乎在地球上生命出现的同时出现，是几乎可以使所有生物减轻氧化损伤的物质。

明亮的人造光能够降低褪黑素夜间分泌峰值的幅度。褪黑素除了可以直接清除氧自由基外，还能刺激一系列内源性抗氧化物酶，包括超氧化物歧化酶（SOD）、谷胱甘肽过氧化物酶（GPx）和谷胱甘肽还原酶（GRd），抑制一氧化氮合酶（NOS）的活性，从而使其不仅能有效地对抗自由基，而且能有效地对抗炎症、细胞凋亡和一些与年龄有关的疾病。

在人体中，褪黑素水平从 25 ~ 35 岁开始下降，在 40 ~ 60 岁时，褪黑素水平为年轻人的 35% ~ 50%，特别是会出现夜间高峰值的降低。

在降低褪黑素水平的同时，还会观察到自由基的增加和抗氧化酶（如 SOD、GRd 和 GPx 等）的减少，这些抗氧化酶在一定程度上受褪黑素自身调节。因此，与年龄相关的氧化损伤的原因之一可能是褪黑素的减少。

此外，褪黑素是一种亲脂亲水的小分子，它可以轻易地跨越生物屏障和膜，遍布细胞器，到达所有组织中产生自由基和活性物质的地方：线粒体。

褪黑素对调节昼夜节律和生理、神经内分泌功能的各个方面的节律性变化至关重要。此外，褪黑素在其他器官（骨髓、胃肠道）和免疫系统（特别是淋巴细胞）中也有较高水平的分布。褪黑素及其代谢产物具有强大的羟自由基和过氧自由基清除活性，它们提高了线粒体中电子传递链的效率，从而减少了电子泄漏和自由基的产生。褪黑素也减少 8- 羟基 -2′- 脱氧鸟苷的形成，这是一种 DNA 受损的标志物，褪黑素的该效应甚至超过了一些经典的抗氧化剂。随着年龄的增长，包括人类在内的各种动物的夜间褪黑素分泌减少。褪黑素是一种抗凋亡介质。所以补充褪黑素，可以通过诱导 Bcl-2 的表达，抑制 NO 诱导的细胞凋亡。在以前的文献中，我们发现褪黑素治疗降低了老年和阉割雌性大鼠肝脏线粒体中的 NO 水平并增加了细胞色素 C 的含量。此外，褪黑素治疗可以增强肝脏的抗氧化与解毒功能，从而降低细胞凋亡率。

与免疫系统失调有关的老化称为免疫衰老，其特征是 NK 细胞、粒细胞和巨噬细胞的功能活性下降。除了引起先天免疫的变化之外，衰老还与细胞免疫和体液免疫的变化有关。CD3 和 CD4 的减少以及 CD8 免疫细胞的升高发生在老年人中。免疫衰老导致 TLR（Toll 样受体）表达和功能的改变，导致促炎细胞因子和趋化因子的分泌增加。

免疫衰老

褪黑素具有逆转年龄相关性胸腺退化的能力，这进一步证实了褪黑素是一种潜在的治疗用药，可用于纠正与年龄相关的免疫缺陷状态，或者其他一些免疫功能不全情况，例如严重的压力导致的免疫力下降。褪黑素的免疫药理学活性已经在各种实验模型中得到证实。褪黑素通过影响免疫活性细胞中的细胞因子的产生来调节免疫系统。由于褪黑素能够刺激细胞内谷胱甘肽的产生，其免疫增强作用可能一定程度上是其对谷胱甘肽水平作用的结果。

褪黑素与 2 型糖尿病

2 型糖尿病出现在遗传易感性高且通常超重的 40 岁以上高危人群中。葡萄糖代谢障碍的第一个迹象是出现外周胰岛素抵抗。胰腺最初的反应是 B 细胞肥大导致的高胰岛素血症。因此在发病初期有可能维持正常的血糖水平，但在几个月或几年后，随着血浆胰岛素水平的降低，B 细胞耗竭或进入凋亡状态，出现高血糖。迄今为止使用的药物只能将糖尿病作为一种慢性疾病进行治疗，无法治愈。外周组织中引起胰岛素抵抗的因素与氧化应激和炎症有关，同样也存在于内分泌器官胰腺本身。褪黑素分别给予已经出现胰岛素抵抗和高胰岛素血症的实验动物（1～10mg/kg）和 HOMA 指数（评估糖尿患者胰岛素敏感性、胰岛素抵抗水平与胰岛 B 细胞功能的常用指标）增高的人（40～60mg）后，它可以通过减少肌肉和脂肪组织（如 TNF-α、NF-κB 和 IL1/2）中存在的炎症和氧化应激相关因子，使血浆胰岛素水平降低，并增加胰岛素的产生。给予实验动物褪黑素也能增加 SIRT1、FoxO 等生存基因以及 PCNA、Pdx、Sei1 等分化基因的表达，减少恢复正常功能的凋亡标志物。

在胰岛素抵抗的人身上也可以观察到这些效应，其中除了降低血浆胰岛素水平外，褪黑素还能增强 β 细胞产生胰岛素的能力，降低彻底耗竭这些细胞的风险，从而维持或恢复正常血糖。

雌激素

目前人们已经证明，雌激素可以从根本上发挥抗氧化作用，但在某些情况下，雌激素也有促氧化作用，在部分实验模型中还有抗炎作用。雌激素也显示出对过氧化膜损伤的保护作用，能够保护正在经历氧化应激的肝细胞，并且在一些涉及氧化损伤的肝损伤实验模型中，雌激素能够维持肝脏的完整性和功能。另外，雌激素在其他组织中也发挥保护作用，如中枢神经系统、心脏和骨骼肌。此外，目前已证实，与雄性大鼠相比，雌性大鼠的脑和肝脏中分离出的线粒体中抗氧化基因的表达更强，氧化损伤的情况更弱。所有这些研究结果都支持雌激素对不同病因的氧化损伤起保护作用的观点，我们的研究结果也与此一致，即雌激素对年龄诱导的肝脏氧化损伤有保护作用，对其他组织也有保护作用。

众所周知，更年期和卵巢切除术都会对不同的器官和系统产生不利影响，如心血管系统、血脂分布和骨代谢。另一方面，已知雌激素可以对血管功能产生积极的影响，在体外具有抗氧化特性并可以发挥神经保护作用。流行病学资料表明，男性慢性肝病的进展速度高于女性，提示雌激素可能对肝脏有保护作用。此外，男性和女性的肝组织都含有雌激素受体，并对雌激素产生反应。

一般来说，通过损伤指标发现，健全女性中的指标值要比卵巢切除女性中的更低。因此，雌激素对年龄相关的肝脏的氧化损伤和炎症有保护作用。此外，当用雌激素作用于去卵巢雌性大鼠时，它对所有被研究的功能都有明显的改善。

另一方面，雌激素也在不同的实验模型中发挥抗炎作用，如关节炎模型、葡萄膜炎模型、休克模型、淀粉样蛋白 b 诱导的炎症反应模型和角叉菜胶诱导的胸膜炎模型等。所有这些数据都与我们的实验中发现的结果一致，即雌激素治疗能够减少老年大鼠体外细胞中 NO 的释放。

目前，研究人员已经提出了几种参与雌激素相关保护作用的机制。雌激素可以维持内源性抗氧化剂的水平，如 GHS 和其他抗氧化酶。雌激素还能够抑制不同细胞培养物中基因调节因子 NF-κB 的活化，这与免疫和炎症反应有关。因为雌激素的一些保护作用并不是通过经典的雌孕激素相互作用来介导的，所以雌激素本身就是一种自由基清除剂和铁螯合剂。雌激素已经显示出调节与炎症有关的细胞因子和其他分子的表达。

临床和实验数据都显示了免疫反应中天然存在的两性差异。女性至少在生殖期间表现出比男性更强烈的细胞免疫反应和体液免疫反应。此外，数据表明，生理水平的雌激素可以刺激体液免疫应答和细胞免疫应答，而男性睾酮则相反。最近研究者对许多实验模型的研究表明，性激素可以调节免疫反应，尤其是 T 细胞反应，并随后释放各种细胞因子。此外，雌激素缺乏影响免疫功能的几个方面。我们在恒河猴中发现，在雌激素与雌激素结合后 NK 活性降低。事实上，目前的研究结果表明，完整的雌性大鼠表现出比卵巢切除大鼠更高的免疫参数值，其中如淋巴增生等部分数值下降（其中与某些功能相关的数值也出现了下降，如淋巴增生等）。

如果良好的免疫系统预示着长寿，雌激素使雌鼠免疫力更强也许可以在一定程度上解释雌性大鼠相对于雄性大鼠寿命更长的现象。许多研究已经探讨了雌激素在预防年龄相关性疾病中的细胞保护作用，但雌激素对衰老过程的影响机制尚未阐明。雌激素对氧化应激和线粒体 DNA 的损伤也有保护作用。这种对自由基介导的损伤的保护可以解释两性的不同寿命。雌激素在体外也可以作为抗氧化剂。卵巢切除术导致线粒体氧化应激增加，雌激素替代疗法可以完全消除此效应，另外在心脏和骨骼肌中也可以看到相同的效果。尽管没有关于性激素对免疫细胞影响的数据，但可以推测它们与雌激素有类似的作用机制。但是在生理水平下，这些性激素还不足以显示出直接的抗氧化作用。雌激素也能够增强机体的抗氧化防御能力。比如，雌激素增加锰超氧化物歧化酶和谷胱甘肽过氧化物酶这两种存在于线粒体中的主要抗氧化物的表达。

植物雌激素来源于植物，具有与雌激素类似的分子结构，也具有一些与雌激素类似的作用。异黄酮是一类植物雌激素，因为它们可能对健康有益，所以目前正在被广泛研究。异黄酮是在豆类、水果和蔬菜中发现的植物有机物，人们已经发现其对人体健康可能有积极的影响。这些化合物有望降低各种癌症和冠状动脉疾病的发病率。

异黄酮已被证明既是雌激素的激动剂又是其拮抗剂，其作用类似于选择性雌激素受体调节剂，但不完全相同。在存在较强的雌激素时，如雌二醇，研究者观察到细胞生长和雌激素诱导的蛋白质合成都会被拮抗。异黄酮双重活性的可能解释之一是其与雌激素受体的相互作用。异黄酮对受体 ERβ 有着更强的亲和力。ERβ 受体具有不同的转录活性。研究表明，日本妇女植物性食物来源的异黄酮分泌量远远高于北美妇女的，而且这种分泌量与更年期症状和乳腺癌的发病率呈负相关。在西方国家，异黄酮正在逐渐取代雌激素来对更年期症状进行替代治疗，如潮热等。异黄酮对几种组织表现出雌激素类似作用，并已经在包括免疫系统在内的几种组织中表现出了抗氧化活性。

商业大豆提取物 Phytosoya 已被证明可以防止葡萄糖诱导的人类低密度脂蛋白氧化。它也显示出可以在不同的细胞系中防止氧化诱导的 DNA 损伤。我们的研究小组已经证明，Phytosoya 能够改善组织中一些因衰老和卵巢切除而改变的氧化应激有关的参数，这些效应与雌激素相似（的类似）。综上所述，越来越多的人认为，植物雌激素可以作为一种更安全的激素替代疗法，主要用于对接受雌激素治疗有一定禁忌证的女性。

异黄酮的抗氧化活性可能与几种机制有关，如直接清除自由基、增强金属离子螯合剂活性、恢复 GSH 水平和调节抗氧化酶活性等。然而，为了研究异黄酮的这些抗氧化特性而进行的一些研究的结果存在一定的差异，其中一些研究未能证明异黄酮是否真正有抗氧化作用。我们有必要指出，这些研究之间很难进行比较，因为他们使用不同的实验设计和大豆提取物，另一方面，一些妇女缺乏酶活性水解提取物以获得活性苷元，因此，要阐明植物雌激素的抗氧化特性及其内在作用机制，我们还需要做更多的工作。

白藜芦醇

　　白藜芦醇是一种多酚类化合物，在葡萄和红葡萄酒中含量丰富，是目前人们广泛研究的分子，因为它对健康有潜在的益处，并且有延年益寿的能力。在动物模型中，从低等后生动物到脊椎动物，包括小型哺乳动物，白藜芦醇都具有延长寿命的显著特性。我们已经确定，一些基因在控制寿命方面可以发挥作用，包括与胰岛素样信号传导有关的基因和编码 Sir2/SIRT1 去乙酰化酶家族的基因。在老年人中，以细胞因子、凋亡细胞、免疫细胞浸润、淀粉样蛋白沉积和纤维化的出现为特征的强烈的炎症反应可能导致胰腺和其他组织功能减退或衰竭。核转录因子 $-\kappa B$（NF$-\kappa B$）活性的升高，肿瘤坏死因子 $-\alpha$（TNF$-\alpha$）、白细胞介素（ILs）、抵抗素（Resistin）、瘦素（Leptin）和游离脂肪酸等细胞因子水平的升高是导致纤维化的主要因素。NF$-\kappa B$ 是一个转录因子家族，负责调节免疫和炎症相关基因的表达。Sirtuins 是 NAD^+ 依赖的去乙酰化酶，与组蛋白和转录因子如 p53、FoxO 家族和 PGC-1 有关。Sirtuins 和 FoxO 因子可以去除 NF$-\kappa B$ 信号，从而延缓衰老过程。

　　白藜芦醇已被证明可在各种哺乳动物衰老模型中发挥抗炎作用。先前的研究已经证实，白藜芦醇可以在各种心肌损伤模型、高血压模型和 2 型糖尿病模型中发挥显著的心血管保护作用。

参考文献

[1] Harman D. Free radical theory of aging. MutatRes. 1992a;275:257 – 266.

[2] Sohal RS, Mockett RJ, Orr WC. Mechanisms of aging: an appraisal of the oxidative stress hypothesis. Free Radic Biol Med. 2002;33:575 – 586.

[3] Troen BR. The biology of aging. Mt Sinai J Med. 2003;70:3 – 22.

[4] Wang X, Martindale JL. The cellular response to oxidative stress: influences of mitogen–activated protein kinase signaling pathways on cell survival. Biochem J. 1998;333:291 – 300.

[5] Matsuo M, Kaneko T. The chemistry of reactive oxygen species and related free radicals. In: Radák Z, editor. Free radicals in exercise and aging: human kinetics; 2000. p. 1 – 33.

[6] Salvemini D, Ischiropoulos H, Cuzzocrea S. Roles of nitric oxide and superoxide in inflammation. Methods Mol Biol. 2003;225(p):291 – 303.

[7] Reiter RJ. Oxidative damage in the central nervous system: protection by melatonin. Prog Neurobiol. 1998;56(p):359 – 384.

[8] Drew B, Leeuwenburgh C. Aging and the role of reactive nitrogen species. AnnNYAcadSci. 2002;959:66 – 81.

[9] Bauer M, Bauer I. Heme oxygenase–1: redox regulation and role in the hepatic response to oxidative stress. Antioxid Redox Signal. 2002;4:749 – 758.

[10] Lavrovsky Y, Song CS, Chatterjee B, et al. Agedependent increase of heme oxygenase–1 gene expression in the liver mediated by NFkappaB: Mech. Ageing Dev. 2000;114(p):49 – 60.

[11] Hamilton ML, Van Remmen H, Drake JA, et al. Does oxidative damage to DNA increase with age? Proc Natl Acad Sci U S A. 2001;98:10469 – 10474.

[12] Oh–ishi S, Heinecke J, Ookawaran T, et al. Role of lipid of lipoprotein oxidation. In: Radák Z, editor. Free radicals in exercise and aging: human kinetics; 2000. p. 212 – 257.

[13] Mallol Mirón J, Giralt Batista M, et al. Concepto y valoración del estrés oxidativo. In: Salvador–Carulla L, Cano Sanchez A, Cabo–Soler JR, editors. Longevidad. Tratado integral sobre la salud en la segunda mitad de la vida. Madrid: Editorial Médica Panamericana; 2004. p. 86 – 95.

[14] Shigenaga MK, Ames BN. Assays for 8–hydroxy–2′–deoxyguanosine: a biomarker of in vivo oxidative DNA damage. Free Radic Biol Med. 1991;10:211 – 216.

[15] Radák Z, Goto S. Oxidative modification of proteins and DNA. In: Radák Z, editor. Free radicals in exercise and aging: human

kinetics; 2000. p. 178 - 209.

[16] Sastre J, Pallardo FV, Vina J. Mitochondrial oxidative stress plays a key role in aging and apoptosis. IUBMB Life. 2000;49:427 - 435.

[17] Quiles J, Ochoa J, Huertas J, et al. Aspectos mitocondriales del envejecimiento. Papel de la grasa, de la dieta y el estrés oxidativo. Endocrinol Nutr. 2004;51:107 - 120.

[18] Albarran MT, Lopez-Burillo S, Pablos MI, et al. Endogenous rhythms of melatonin, total antioxidant status and superoxide dismutase activity in several tissues of chick and their inhibition by light. J Pineal Res. 2001;30:227 - 233.

[19] Fridovich I. Superoxide anion radical, superoxide dismutase and related matters. J Biol Chem. 1997;272:18515 - 18517.

[20] Ji LL, Hollander J. Antioxidant defense: effects of aging and exercise. In: Radák Z, editor. Free radicals in exercise and aging: human kinetics, vol. 2000; 2003. p. 35 - 72.

[21] Stadtman ER. Protein oxidation and aging. Science. 1992;257:1220 - 1224.

[22] Bejma J, Ramires P, Ji LL. Free radical generation and oxidative stress with ageing and exercise: differential effects in the myocardium and liver. Acta Physiol Scand. 2000;169:343 - 351.

[23] Jeon TI, Lim BO, Yu BP, et al. Effect of dietary restriction on age-related increase of liver susceptibility to peroxidation in rats. Lipids. 2001;36:589 - 593.

[24] Van Remmen H, Richardson A. Oxidative damage to mitochondria and aging. ExpGerontol. 2001;36:957 - 968.

[25] Kerr J, Wyllie A, Currie A. Apoptosis - basic biological phenomenon with wide-ranging implications in tissue kinetics. Br J Cancer. 1972;26:239.

[26] Cohen R. Glucotoxicity and its mediators. Terapie. 1997;52:387 - 388.

[27] Arce V, Devesa J. Hormona de crecimiento. In: Tresguerres JAF, editor. Tratado de Endocrinología básica y clínica Síntesis. Madrid; 2000. p. 337 - 378.

[28] Kojima M, Hosoda H, Date Y, et al. Ghrelin is a GH releasing acylated peptide from the stomach. Nature. 1999;402:656 - 660.

[29] Tannenbaum GS. Somatostatin as a physiological regulator of pulsatile growth hormone secretion. Horm Research. 1988; 29:70 - 74.

[30] Vance ML. Growth-hormone-releasing hormone. Clin Chem. 1990;36:415 - 420.

[31] Devesa J, Lima L, Tresguerres JAF. Neuroendocrine control of GH secretion in humans. Trends Endocrinol Metab. 1992; 3:175 - 183.

[32] Date Y, Kojima M, Hosoda H, et al. Ghrelin, a novel growth hormone-releasing acylated peptide, is synthesized in a distinct endocrine cell type in the gastrointestinal tracts of rats and humans. Endocrinology. 2000;141(11):4255 - 4261.

[33] García BM, Devesa J. GH. Proteínas transportadoras. Receptores. Acciones biológicas de IGF-I. In: Tresguerres JAF, editor. Tratado de Endocrinología básica y clínica. Madrid: Síntesis; 2000. p. 379 - 418.

[34] Hew FL, Oneal D, Kamarudin N, et al. "Growth hormone deficiency and cardiovascular risk". In: Shalet S.M. (ed.). Growth hormone in adults. Baillieres Clin Endocrinol Metab. 1998;12(2):199 - 216.

[35] Rosen T, Bengtsson BA. Premature mortality due to cardiovascular disease in hypopituitarism. Lancet. 1990;336:285 - 288.

[36] Rosen T, Bosaeus Y, Tölli J, et al. Increased body fat mass and decreased extracellular fluid volume in adults with GH deficiency. Clin Endocrinol. 1993;38:63 - 71.

[37] McCallum RW, Sainsbury CA, Spiers A, et al. Growth hormone replacement reduces C-reactive protein and largeartery stiffness but does not alter endothelial function in patients with adult growth hormone deficiency. Clin Endocrinol (Oxf). 2005;62(4):473 - 479.

[38] Toogood A.A. and Shalet S.M (1998) "Ageing and growth hormone status". In: Shalet S.M. (ed.). Growth hormone in adults. Baillieres Clin Endocrinol Metab 12 (2): 281 - 296.

[39] Cuttica CM, Castoldi L, Gorrini GP, et al. Effects of six-month administration of rhGH to healthy elderly subjects. Aging. 1997;9:193 - 197.

[40] Juul A, Adult GH. Deficiency and effect of GH treatment on muscle strength, cardiac function and exercise performance. In: Juul A, Jorgensen JOL, editors. GH in adults. Cambridge: Cambridge Univ Press; 1996. p. 234 - 245.

[41] Savine R, Sönksen PH. Is the somatopause an indication for growth hormone replacement? J Endocrinol Investig. 1999;22:142 - 149.

[42] Toogood AA, O'Neill PA, Shalet SM. Beyond the somatopause: GH deficiency in adults over the age of 60 years. J Clin Endocrinol Metab. 1996;81:460 - 465.

[43] Ghigo E, Arvat E, Broglio F, et al. Natural and synthetic growth hormone secretagogues: endocrine and non-endocrine activities suggesting their potential usefulness as antiaging drug interactions. J Anti Aging Med. 2001;4:345 - 356.

[44] Sonntag WE, Lynch CD, Cooney PT, et al. Decreases in cerebral microvasculature with age are associated with the decline in growth hormone and insuline-like growth factor-1. Endocrinology. 1997;138(8):3515 - 3520.

[45] Khan AS, Lynch CD, Sane DC, et al. Growth hormone increases regional coronary blood flow and capillary density in aged rats. J Gerontol A Biol Sci Med. 2001;56(8):B364 - B371.

[46] Holloway L, Butterfield G, Hintz RL, et al. Effects of recombinant hGH on metabolic indices, body composition and bone turnover in healthy elderly women. J Clin Endocrinol Metab. 1994;79:470 - 479.

[47] Rudman D, Feller AG, Nagraj HS, et al. Effects of human growth hormone in men over 60 years old. NEnglJMed. 1990;323:1 - 6.

[48] Nyberg F. GH in the brain: characteristics of specific brain targets for the hormone and their functional significance. Front Neuroendocrinol. 2000;21:330 - 348.

[49] Gustafson K, Hagberg H, Bengtsson BA, et al. Possible protective role of growth hormone in hypoxia−ischemia in neonatal rats. Pediatr Res. 1999;45:318 - 323.

[50] Nyberg F, Sharma HS. Repeated topical application of growth hormone attenuates blood−spinal cord barrier permeability and edema formation following spinal cord injury: an experimental study in the rat using Evans blue, ([125])I−sodium and lanthanum tracers. Amino Acids. 2002;23:231 - 239.

[51] Scheepens A, Sirimanne ES, Breier BH, et al. Growth hormone as a neuronal rescue factor during recovery from CNS injury. Neuroscience. 2001;104:677 - 687.

[52] Shetty AK, Turner DA. Vulnerability of the dentate gyrus to aging and intracerebroventricular administration of kainic acid. Exp Neurol. 1999;158:491 - 503.

[53] Gallagher M, Bizon JL, Hoyt EC, et al. Effects of aging on the hippocampal formation in a naturally occurring animal model of mild cognitive impairment. Exp Gerontol. 2003;38:71 - 77.

[54] Rosenzweig ES, Barnes CA. Impact of aging on hippocampal function: plasticity, network dynamics, and cognition. Prog Neurobiol. 2003;69:143 - 179.

[55] Bengtsson BA, Eden S, Lonn L, et al. Treatment of adults with growth hormone (GH) deficiency with recombinant human GH. J Clin Endocrinol Metab. 1993;76:309 - 317.

[56] Despres JP, Lemieux I, Prud'homme D. Treatment of obesity: need to focus on high risk abdominally obese patients. Br Med J. 2001;322:716 - 720.

[57] Castillo C, Cruzado M, Ariznavarreta C, et al. Effect of recombinant human GH administration on body composition and vascular function and structure in old male Wistar rats. Biogerontology. 2005;6:303 - 312.

[58] Castillo C, Cruzado M, Ariznavarreta C, et al. Body composition and vascular effects of growth hormone administration in old female rats. Exp Gerontol. 2003;38(9):971 - 979.

[59] Castillo C, Cruzado M, Ariznavarreta C, et al. Effects of ovariectomy and GH administration on body composition and vascular function and structure in old female rats. Biogerontology. 2005;6:49 - 60.

[60] Evans LM, Davies JS, Goodfellow J, et al. Endothelial dysfunction in hypopituitary adults with growth hormone deficiency. Clin Endocrinol. 1999;50:457.

[61] Matz RL, Scott C, Stoclet C, et al. Age related endothelial dysfunction with respect to nitric oxide, endothelium−derived hyperpolarizing factor and cyclooxygenase products. Physiol Res. 2000;49:11 - 18.

[62] Maeso R, de las Heras N, Navarro−Cid J, et al. Alteraciones endoteliales en el envejecimiento. Nefrologia. 1999;19(suppl. 1):35 - 45.

[63] Andrawis N, Jones DS, Abernethy DR. Aging is associated with endothelial dysfunction in the human forearm vasculature. J Am Geriatr Soc. 2000;48(2):193 - 198.

[64] Forman K, Vara E, García C, et al. Cardiological aging in SAM model: effect of chronic treatment with growth hormone. Biogerontology. 2010;11:275 - 286.

[65] Paredes SD, Rancan L, Kireev R, et al. Melatonin counteracts at a transcriptional level the inflammatory and apoptotic response secondary to ischemic brain injury induced by middle cerebral artery blockade in aging rats. Bio Research Open Access. 2015;4:407 - 416.

[66] Castillo C, Salazar V, Ariznavarreta C, et al. Effect of melatonin administration on parameters related to oxidative damage in hepatocytes isolated from old Wistar rats. J Pineal Res. 2005;38:240 - 246.

[67] Burgess N, Maguire EA, O'Keefe J. The human hippocampus and spatial and episodic memory. Neuron. 2002;35:625 - 641.

[68] Morrison JH, Hof PR. Selective vulnerability of corticocortical and hippocampal circuits in aging and Alzheimer's disease. Prog Brain Res. 2002;136:467 - 486.

[69] Bohlen und Halbach O, Unsicker K. Morphological alterations in the amygdala and hippocampus of mice during ageing. Eur J Neurosci. 2002;16:2434 - 2440.

[70] Burman P, Broman JE, Hetta J, et al. Quality of life in adults with GH deficiency. Response to treatment with rhGH in a placebo controlled 21 months trial. J Clin Endocrinol Meta. 1995;80:3585 - 3590.

[71] Segovia G, Castellanos V, Ariznavarreta C, et al. Efecto de la hormona de crecimiento sobre las concentraciones de glutamato, GABA y glutamina en el hipotálamo de la rata. Endocrinol Nutr. 2001;48(supl 2):81.

[72] Lobil PE, García−Aragón J, Lincoln DT, et al. Localizatión and ontogeny of GH receptor gene expressión en the CNS. Dev Brain Res. 1993;74:225 - 233.

[73] López−Fernández J, Sánchez Franco F, Velasco B, et al. GH induces SS and IGF−I gene expressión in the cerebral hemispheres

of aging rats. Endocrinology. 1996;137:4384 – 4391.

[74] Torres AI, Pons S, Arévalo MA. The IGF I system in the rat cerebellum: developmental regulation and role in the neuronal survival and differentiation. J Neurosci Research. 1994;39:117 – 126.

[75] Trejo JL, Carro E, Torres AI. Circulating insulin–like growth factor I mediates exercise–induced increases in the number of new neurons in the adult hippocampus. J Neurosci. 2001;21:1628 – 1634.

[76] Kireev RA, Samuel Bitoun F, Sara Cuesta A, et al. Melatonin treatment protects liver of Zucker rats after ischemia/reperfusion by diminishing oxidative stress and apoptosis. Eur J Pharmacol. 2013;701:185 – 193.

[77] Kireev RA, Tresguerres ACF, Castillo C, et al. Effect of exogenous administration of melatonin and GH on prooxidant functions of the liver in aging male rats. J Pineal Research. 2007;42:64 – 70.

[78] Kireev RA, Tresguerres AF, Vara E, et al. Effect of chronic treatments with GH, melatonin, estrogens and phytoestrogens on oxidative stress parameters in liver from aged female rats. Biogerontology. 2007;8:469 – 482.

[79] Cuesta S, Kireev R, Forman K, et al. Growth hormone can improve insulin resistance and differentiation in pancreas of senescence accelerated prone male mice (SAMP8). Growth Hormon IGF Res. 2011;21(2):63 – 68.

[80] Cuesta S, Kireev R, Forman K, et al. Beneficial effect of melatonin treatment on inflammation, apoptosis and oxidative stress on the pancreas of senescence accelerated mice model. Mech Ageing Develop. 2011;132:573 – 582.

[81] Bartke A, Brown–Borg HM, Bode AM, et al. Does growth hormone prevents or accelerates aging? Exp Gerontol. 1998;33:375 – 384.

[82] Bartke A. Is growth hormone deficiency a beneficial adaptation to aging? Evidence from experimental animals: trends Endocrinol. Metab, v. 14, p. 340–344. Sculature. J Am Geriatr Soc. 2003;48(2):193 – 198.

[83] Corpas E, Harman SM, Blackman MR. Human GH and human aging. Endocr Rev. 1993;14:20 – 39.

[84] Salomon F, Cuneo RC, Hesp R, et al. The effects of treatment with recombinant human GH on body composition and metabolism in adults with GH deficiency. N Engl J Med. 1989;321:1797 – 1803.

[85] Thompson JL, Butterfield GE, Marcus R, et al. The effects of recombinant human insulin–like growth factor–I and growth hormone on body composition in elderly women. JClinEndocrinolMetab. 1995;80:1845 – 1852.

[86] Angelopoulos et al 1998.

[87] Castillo C, Salazar V, Ariznavarreta V, et al. Effect of rhGH on age related hepatocyte changes in old male and female rats. Endocrine. 2004;25:33 – 39.

[88] Kireev R, Cuesta S, Ibarrola C, et al. Age–related differences in hepatic ischemia/reperfusion: gene activation, liver injury and protective effect of melatonin. J Surg Res. 2012;178:922 – 934.

[89] Lonn L, Johansson G, Sjostrom L, et al. Body composition and tissue distributions in growth hormone deficient adults before and after growth hormone treatment. ObesRes. 1996;4:45 – 54.

[90] Tresguerres 2006. Phd Thesis Universidad Complutense 2006.

[91] Cardinali D, Brusco L, Cutrera R. Ritmos biológicos. In: Tresguerres JAF, Aguilar Benítez de Lugo E, Devesa Múgica J, Moreno Esteban B, editors. Tratado de endocrinología básica y clínica. Madrid: Editorial Síntesis; 2000. p. 163 – 189.

[92] Acuña–Castroviejo D, Escames Rosa G, León López J, et al. Melatonina, ritmos biológicos y estrés oxidativo. In: Salvador–Carulla L, Cano Sanchez A, Cabo–Soler JR, editors. Longevidad. Tratado integral sobre la salud en la segunda mitad de la vida. Madrid: Editorial Médica Panamericana; 2004. p. 216 – 224.

[93] Kennaway DJ, Lushington K, Dawson D, et al. Urinary 6–sulfatoxymelatonin excretion and aging: new results and a critical review of the literature: J. Pineal Res. 1999;27(p):210 – 220.

[94] Magri F, Sarra S, Cinchetti W, et al. Qualitative and quantitative changes of melatonin levels in physiological and pathological aging and in centenarians. J Pineal Res. 2004;36(p):256 – 261.

[95] Reiter RJ, Tan DX, Burkhardt S. Reactive oxygen and nitrogen species and cellular and organismal decline: amelioration with melatonin: Mech. Ageing Dev. 2002;123(p):1007 – 1019.

[96] Reiter RJ. Melatonin: clinical relevance. BestPractResClinEndocrinolMetab. 2003;17:273 – 285.

[97] Reiter RJ, Tan DX, Cabrera J, et al. Melatonin and tryptophan derivatives as free radical scavengers and antioxidants. AdvExpMedBiol. 1999b;467:379 – 387.

[98] Reiter RJ, Tan D, Kim SJ, et al. Augmentation of indices of oxidative damage in life–long melatonin–deficient rats: Mech. Ageing Dev. 1999a;110(p):157 – 173.

[99] Tan D, Chen L, Poeggeler B, et al. Melatonin: a potent, endogenous hydroxyl radical scavenger. EndocrJ. 1993;1:60 – 87.

[100] Tan DX, Manchester LC, Terron MP, et al. One molecule, many derivatives: a never–ending interaction of melatonin with reactive oxygen and nitrogen species. J Pineal Res. 2007;42:28 – 42.

[101] Reiter R, Tang L, Garcia JJ. Pharmacological actions of melatonin in oxygen radical pathophysiology. Life Sci. 1997;60:2255 – 2271.

[102] Ling X, Zhang LM, Lu SD, et al. Protective effect of melatonin on injuried cerebral neurons is associated with bcl–2 protein over–expression. Zhongguo Yao Li Xue Bao. 1999;20(p):409 – 414.

[103] de la Fuente M, Baeza I, Guayerbas N, et al. Changes with aging in several leukocyte functions of male and female rats. Biogerontology. 2004;5:389－400.

[104] BAEZA I, TRESGUERRES JAF, Ariznavarreta C, de la Fuente M. Effect of GH, melatonin, oestrogens and phytoestrogens on the oxidized glutathione (GSSG) / reduced glutathione(GSH) ratio and lipid peroxidation in aged ovariectomized rats. Biogerontology. 2010;11:687－701.

[105] Tresguerres JAF, Kireev R, Forman K, et al. Effect of chronic melatonin administration on several physiological parameters from old wistar rats and samp8 mice. Curr Aging Sci. 2012;5:242－253.

[106] Sugioka K, Shimosegawa Y, Nakano M. Estrogens as natural antioxidants of membrane phospholipid peroxidation. FEBS Lett. 1987;210(1):37－39.

[107] Nathan L, Chaudhuri G. Antioxidant and prooxidant actions of estrogens: potential physiological and clinical implications. Semin Reprod Endocrinol. 1998;16(4):309－314.

[108] Cuzzocrea S, Mazzon E, Sautebin L, et al. The protective role of endogenous estrogens in carrageenan-induced lung injury in the rat. Mol Med. 2001;7(7):478－487.

[109] Lacort M, Leal AM, Liza M, et al. Protective effect of estrogens and catecholestrogens against peroxidative membrane damage in vitro. Lipids. 1995;30(2):141－146.

[110] Liu Y, Shimizu I, Omoya T, et al. Protective effect of estradiol on hepatocytic oxidative damage. World J Gastroenterol. 2002;8(2):363－366.

[111] Leal AM, Begona Ruiz-Larrea M, Martinez R, et al. Cytoprotective actions of estrogens against tert-butyl hydroperoxide-induced toxicity in hepatocytes. Biochem Pharmacol. 1998;56(11):1463－1469.

[112] Green PS, Simpkins JW. Neuroprotective effects of estrogens: potential mechanisms of action. Int J Dev Neurosci. 2000;18(4－5):347－358.

[113] Dykens JA, Simpkins JW, Wang J, et al. Polycyclic phenols, estrogens and neuroprotection: a proposed mitochondrial mechanism. Exp Gerontol. 2003;38(1－2):101－107.

[114] Persky AM, Green PS, Stubley L, et al. Protective effect of estrogens against oxidative damage to heart and skeletal muscle in vivo and in vitro. Proc Soc Exp Biol Med. 2000;223(1):59－66.

[115] Borras C, Sastre J, Garcia-Sala D, et al. Mitochondria from females exhibit higher antioxidant gene expression and lower oxidative damage than males. Free Radic Biol Med. 2003;34(5):546－552.

[116] Compston JE. Sex steroids and bone. Physiol Rev. 2001;81(1):419－447.

[117] Mikkola TS, Clarkson TB. Estrogen replacement therapy, atherosclerosis, and vascular function. Cardiovasc Res. 2002;53(3):605－619.

[118] Nasr A, Breckwoldt M. Estrogen replacement therapy and cardiovascular protection: lipid mechanisms are the tip of an iceberg. Gynecol Endocrinol. 1998;12:43－59.

[119] Pinzani M, Romanelli RG, Magli S. Progression of fibrosis in chronic liver diseases: time to tally the score. J Hepatol. 2001;34(5):764－767.

[120] Grandien K, Berkenstam A, Gustafsson JA. The estrogen receptor gene: promoter organization and expression. Int J Biochem Cell Biol. 1997;29(12):1343－1369.

[121] Badger AM, Blake SM, Dodds RA, et al. Idoxifene, a novel selective estrogen receptor modulator, is effective in a rat model of adjuvant-induced arthritis. J Pharmacol Exp Ther. 1999;291(3):1380－1386.

[122] Miyamoto N, Mandai M, Suzuma I, et al. Estrogen protects against cellular infiltration by reducing the expressions of E-selectin and IL-6 in endotoxin-induced uveitis. J Immunol. 1999;163(1):374－379.

[123] Angele MK, Schwacha MG, Ayala A, et al. Effect of gender and sex hormones on immune responses following shock. Shock. 2000;14(2):81－90.

[124] Thomas T, Bryant M, Clark L, et al. Estrogen and raloxifene activities on amyloidbeta-induced inflammatory reaction. Microvasc Res. 2001;61(1):28－39.

[125] Pfeilschifter J, Koditz R, Pfohl M, et al. Changes in proinflammatory cytokine activity after menopause. Endocr Rev. 2002;23(1):90－119.

[126] Omoya T, Shimizu I, Zhou Y, et al. Effects of idoxifene and estradiol on NF-kappaB activation in cultured rat hepatocytes undergoing oxidative stress. Liver. 2001;21(3):183－191.

[127] Grossman C. Possible underlying mechanisms of sexual dimorphism in the immune response, fact and hypothesis. J Steroid Biochem. 1989;34:241－251.

[128] Gaillard RC, Spinedi E. Sex- and stress-steroids interactions and the immune system: evidence for a neuroendocrine-immunological sexual dimorphism. Domestic Anim Endocrinol. 1998;15:345－352.

[129] Verthelyi D. Sex hormones as immunomodulators in health and disease. Int Immunopharmacol. 2001;1:983－993.

[130] Olsen NJ, Kovacs WJ. Gonadal steroids and immunity. Endocrin Rev. 1996;17:369－384.

[131] Keller ET, Zhang J, Yao Z, et al. The impact of chronic estrogen deprivation on immunologic parameters in the ovariectomized

rhesus monkey (*Macaca mulatta*) model of menopause. J Reprod Immunol. 2001;50:41‐55.

[132] Wayne SJ, Rhyne RL, Garry PJ, et al. Cellmediated immunity as a predictor of morbidity and mortality in subjects over 60. J Gerontol. 1990;45:45‐48.

[133] Asdell SA, Doornenbal H, Joshi SR, et al. The effects of sex steroid hormones upon longevity in rats. J. Reprod Fertil. 1967;14:113‐120.

[134] Borras C, Sastre J, Garcia‐Sala D, et al. Mitochondria from females exhibit higher antioxidant gene expression and lower oxidative damage than males. Free RadicBiolMed. 2003;34:546‐552.

[135] Ruiz‐Larrea MB, Leal AM, Martin C, et al. Antioxidant action of estrogens in rat hepatocytes. Rev Esp Fisiol. 1997;53(2):225‐229.

[136] Adlercreutz CH, Goldin BR, Gorbach SL, et al. Soybean phytoestrogen intake and cancer risk. J Nutr. 1995;125(3 Suppl):757S‐770S.

[137] Kris‐Etherton PM, Hecker KD, Bonanome A, et al. Bioactive compounds in foods: their role in the prevention of.

[138] Clarkson TB, Anthony MS. Phytoestrogens and coronary heart disease. Bailliere Clin Endocrinol Metab. 1998;12(4):589‐604.

[139] Borras C, Gambini J, Gomez Cabrera C, et al. Genistein, a soy isoflavone, up‐regulates expression of antioxidant genes: involvement of estrogen receptors, ERK1/2, and NFkappaB. FASEB J. 2006;20(12):2136‐2138.

[140] McCarty MF. Isoflavones made simple ‐ genistein's agonist activity for the beta‐type estrogen receptor mediates their health benefits. Med Hypotheses. 2006;66(6):1093‐1114.

[141] Adlercreutz H. Phytoestrogens. State of the art. Environ, Fox and P Harmacol. 1999;7:201‐207.

[142] Adlercreutz H. Phytoestrogens and cancer. Lancet Oncol. 2002;3:364‐373.

[143] Brzezinski A, Adlercreutz H, Shaoul R, et al. Shortterm effects of phytoestrogen‐rich diet on postmenopausal women. Am J Clin Nutr. 1994;60:333‐340.

[144] Vedavanam K, Srijayanta S, O'Reilly J, et al. Antioxidant action and potential antidiabetic properties of an isoflavonoid‐containing soyabean phytochemical extract (SPE). Phytother Res. 1999;13(7):601‐608.

[145] Sierens J, Hartley JA, Campbell MJ, et al. Effect of phytoestrogen and antioxidant supplementation on oxidative DNA damage assessed using the comet assay. Mutat Res. 2001;485(2):169‐176.

[146] Mizutani K, Ikeda K, Nishikata T, et al. Phytoestrogens attenuate oxidative DNA damage in vascular smooth muscle cells from strokeprone spontaneously hypertensive rats. J Hypertens. 2000;18(12):1833‐1840.

[147] Arora A, Nair MG, Strasburg GM. Antioxidant activities of isoflavones and their biological metabolites in a liposomal system. Arch Biochem Biophys. 1998;356(2):133‐141.

[148] Rohrdanz E, Ohler S, Tran‐Thi QH, et al. The phytoestrogen daidzein affects the antioxidant enzyme system of rat hepatoma H4IIE cells. J Nutr. 2002;132(3):370‐375.

[149] Mitchell JH, Gardner PT, McPhail DB, et al. Antioxidant efficacy of phytoestrogens in chemical and biological model systems. Arch Biochem Biophys. 1998, 360(1):142‐148.

[150] Hodgson JM, Puddey IB, Croft KD, et al. Isoflavonoids do not inhibit in vivo lipid peroxidation in subjects with high‐normal blood pressure. Atherosclerosis. 1999;145(1):167‐172.

[151] Baur JA, Pearson KJ, Price NL, et al. Resveratrol improves health and survival of mice on a high‐calorie diet. Nature. 2006;444(7117):337‐334.

[152] Wood JG, Rogina B, Lavu S, et al. Sirtuin activators mimic caloric restriction and delay ageing in metazoans. Nature. 2004;5:43(21).

[153] Valenzano DR, Cellerino A. Resveratrol and the pharmacology of aging: a new vertebrate model to validate an old molecule. Cell Cycle. 2006;5(10):1027‐1032.

[154] Guarente L, Kenyon C. Genetic pathways that regulate ageing in model organisms. Nature. 2000;408(6809):255‐262.

[155] Frojdo S, Cozzone D, Vidal H, et al. Resveratrol is a class IA phosphoinositide 3‐kinase inhibitor. Biochem J. 2007;406(3):511‐518.

[156] Donath MY, Storling J, Berchtold LA, et al. Cytokines and beta‐cell biology: from concept to clinical translation. Endocr Rev. 2008;29(3):334‐350.

[157] Kobayashi H, Ouchi N, Kihara S, et al. Selective suppression of endothelial cell apoptosis by the high molecular weight form of adiponectin. Circ Res. 2004;94(4):e27‐e31.

[158] Kharroubi I, Rasschaert J, Eizirik DL, et al. Expression of adiponectin receptors in pancreatic beta cells. Biochem Biophys Res Commun. 2003;312(4):1118‐1122.

[159] Chinetti G, Zawadski C, Fruchart JC, et al. Expression of adiponectin receptors in human macrophages and regulation by agonists of the nuclear receptors PPARalpha, PPARgamma, and LXR. Biochem Biophys Res Commun. 2004;314(1):151‐158.

[160] Maeda MN, Takahashi M, Funahashi T, et al. PPARgamma ligands increase expression and plasma concentrations of adiponectin, an adipose‐derived protein. Diabetes. 2001;50(9):2094‐2099.

[161] Pearson KJ, Baur JA, Lewis KN, et al. Resveratrol delays agerelated deterioration and mimics transcriptional aspects of dietary

restriction without extending life span. Cell Metab. 2008;8(2):157－168.

[162] Hattori R, Otani H, Maulik N, et al. Pharmacological preconditioning with resveratrol: role of nitric oxide. Am J Physiol Heart Circ Physiol. 2002;282(6):H1988－H1995.

[163] Gurusamy N, Ray D, Lekli I, et al. Red wine antioxidant resveratrol-modified cardiac stem cells regenerate infarcted myocardium. J Cell Mol Med. 2010;14(9):2235－2239.

[164] Juric D, Wojciechowski P, Das DK, et al. Prevention of concentric hypertrophy and diastolic impairment in aortic-banded rats treated with resveratrol. Am J Physiol Heart Circ Physiol. 2007;292(5):H2138－H2143.

[165] Csiszar A, Labinskyy N, Olson S, et al. Resveratrol prevents monocrotalineinduced pulmonary hypertension in rats. Hypertension. 2009;54(3):668－675.

[166] Csiszar A, Labinskyy N, Pinto JT, et al. Resveratrol induces mitochondrial biogenesis in endothelial cells. Am J Physiol Heart Circ Physiol. 2009;297(1):H13－H20.

[167] Zhang H, Zhang J, Ungvari Z, et al. Resveratrol improves endothelial function: role of TNF{alpha} and vascular oxidative stress. Arterioscler Thromb Vasc Biol. 2009;29(8):1164－1171.

[168] Zhang H, Morgan B, Potter BJ, et al. Resveratrol improves left ventricular diastolic relaxation in type 2 diabetes by inhibiting oxidative/nitrosative stress: in vivo demonstration with magnetic resonance imaging. Am J Physiol Heart Circ Physiol. 2010;299(4):H985－H994.

[169] Ungvari Z, Labinskyy N, Mukhopadhyay P, et al. Resveratrol attenuates mitochondrial oxidative stress in coronary arterial endothelial cells. Am J Physiol Heart Circ Physiol. 2009;297(5):H1876－H1881.

2.3 脂肪获取：关于细胞活力的最新科学证据

Jesus Benito-Ruiz

简介

人们已知的第一篇关于脂肪组织转运的参考文献的通信作者是 Neuber，他将 1cm 的脂肪组织碎片从前臂移植到面部。Lexer 在 1910 年首次使用脂肪组织治疗面部和颧骨萎缩并增大颧骨，Bruning 在 1919 年首次报道了脂肪针管注射操作。Peer 在 1950 年指出，移植后的脂肪每年可以保留 40% ~ 50%。引入吸脂术后，研究人员对脂肪移植相关研究的兴趣增加了。

1987 年，Bircoll 首次将脂肪组织用作丰胸材料，但是随着脂肪坏死和严重的并发症的屡次发生，对这种手术的批评声不绝于耳。为此，美国整形美容外科协会的一个专家小组发表声明，反对这种做法。Coleman 发明的标准化的无创手术，使脂肪组织移植结果良好并可再生，以 lipoetstructura™ 命名。其手术流程包括无创性脂肪收集（用 3mm 钝性套管和 10mm 注射器），在 1286g 压力下（用 Coleman 离心机 3000r/min）离心 3min，分离来自血液成分的脂肪细胞和破碎的细胞，并通过 2 ~ 3mm 的钝口套管将其多次转移进组织内，每次 1mL。Bircoll 和 Coleman 指出了脂肪微移植的重要性，认为微移植是整个脂肪移植过程中最重要的部分。1993 年，Carpaneda 和 Ribeiro 比较了各种脂肪块的生存能力，发现直径小于 3mm 的脂肪块存活率更高。大于 3.5mm 的移植物中心部分坏死。最近 Eto 等的研究也证实了这一观察结果，他们的研究表明移植物中的脂肪细胞在第一天开始出现死亡，只有少数在组织边缘 300μm 范围内的脂肪细胞仍然存活。

尽管 Coleman 做出了开创性的工作，而且他对脂肪移植方法的标准化也做出了巨大的贡献，但脂肪填充术的主要缺陷依然存在。脂肪移植的主要缺陷之一是脂肪保留范围的不可控性，移植的脂肪 1 年内的保留率在 20% ~ 80%。这种不可预测性促使研究人员开始寻找最佳的脂肪采集方式，以确保最佳的细胞生存能力和保留性。研究主要集中在脂肪制备的 3 个阶段：采集、加工和注射。但是，目前还没有足够的科学证据来建立标准化的操作程序。自 2011 年以来，关于此方面仅有 5 个临床试验和 32 个前瞻性比较研究。

术后脂肪的保留量可能取决于在脂肪的收集过程中脂肪颗粒的大小。进行吸脂术时，通过套管的不

J. Benito-Ruiz (✉)

Antiaging Group Barcelona, Barcelona, Spain

e-mail: drbenito@antiaginggroupbarcelona.com

© Springer Nature Switzerland AG 2019

H. Pinto, J. Fontdevila (eds.), *Regenerative Medicine Procedures for Aesthetic Physicians*,

https://doi.org/10.1007/978-3-030-15458-5_6

长，3 孔，直径 3mm）抽出的脂肪与 Luer-Lock Terumo™ 10mL 注射器（柱塞设置在 2mL）或 60mL Luer-Lock Terumo™ 注射器（柱塞设置在 60mL）时抽出脂肪。真空压力是用真空计在这些栓塞部位进行测定的。用 MTT 法检测脂肪细胞的活性。他们观察到，尽管细胞对负压和正压都有很强的抵抗力，但是随着真空压力的增加，细胞的生存能力下降。

Chen 等比较了两种不同的抽吸压力对脂肪基质血管成分（Stromal Vascular Fraction，SVF）中细胞产量和脂肪源性干细胞功能的影响。取 10 例患者的腹部标本，以 (-30 ± 5) kPa 或 (-55 ± 5) kPa 为标本。较低压力下的细胞产率比较高压力下的细胞产率高出 1 倍，同时细胞生长速度加快，基质中可提取出的成纤维细胞生长因子和血管内皮生长因子也相应地增加。

然而，Charles-de-Sá 等认为，用不同的注射器（10mL、20mL、60mL）在不同的压力（350mmHg 和 700mmHg）下操作获得的样本，与使用直径为 3mm 的 2 孔钝头套管获得的样本进行比较发现，在脂肪细胞计数、内皮细胞百分率、活细胞和晚期或近期凋亡率方面没有明显的差异。他们的结论是，使用 10mL、20mL 和 60mL 的注射器以及 −350mmHg 和 −700mmHg 的压力来获取脂肪组织的负压量并不影响脂肪细胞和脂肪源性干细胞的完整性和存活率。

套管

Coleman 设计了一系列套管，旨在获得不受损伤的脂肪及其安全浸润（减少血管内注射的可能性）。Özsoy 等比较了 4mm、3mm 和 2mm 套管，发现用 4mm 套管收集的样品细胞活性更高。Erdim 等也报道了类似的结果，他们发现大套管（6mm）比 4mm 和 2mm 的小吸脂套管收集的样品具有更大的生存能力，同时他们并没有发现 14G、16G 和 20G 套管之间的浸润有任何不同。Kirkham 等用 5mm 和 3mm 的负压套管（25mmHg）从腹部收集脂肪组织，并将样品移植于裸鼠体内。术后 6 周对移植物进行分析，结果表明 5mm 套管组的移植效果较好。

然而，有证据表明微套管（2mm 多孔）可以更好地促进组织再生和微移植。Trivisonno 等观察到在使用远端侧有 5 个圆形孔的 2mm 套管取得的样本中，基质细胞和血管细胞的数量高于远端侧有 3mm 和单一吸引孔的（套管获得的）样本。Alharbi 等观察到，在微套管（2mm 多孔）获得的样本中，胶原弹性蛋白基质中分离出的细胞有更好的生存能力和迁移能力。

吸脂技术飞速发展，新的技术已经可以清除不需要的脂肪。这些装置的物理特性决定了它们从组织中分离脂肪细胞的能力。因此，我们应该对这些设备进行反复测试，以了解它们是否适合收集脂肪以进行移植。目前最流行的是超声辅助脂肪抽吸术（UAL）、动力辅助吸脂术（PAL）和水辅助吸脂术（WAL）。

人们已经针对 UAL 进行了几项研究，通过使用甘油 −3− 磷酸脱氢酶［NAD (P)⁺］酶分析法研究细胞的损伤情况，结果显示常规（吸引辅助）吸脂法和 UAL 吸脂法对细胞的损伤没有差异。其他研究也显示，将手持注射器、传统吸脂术和 UAL 相比，获得的脂肪没有任何差异。

使用动力辅助吸脂术也可以安全地获取脂肪，且与手工抽吸没有区别。Barzelay 等研究了整体切除和动力辅助吸脂术（PAL）所获得的样本之间的差异。他们没有发现样品之间在有核细胞的数量和活力方面没有任何差异。

类似的情况也发生在水辅助吸脂术上。Meyer 等报道了通过使用 WAL 获得了大量的脂肪源性干细胞，可与其他获取方法相媲美。

最近的一项技术使用 1470nm 径向激光破坏胶原蛋白，或可避免细胞损伤，其脂肪细胞的活性为 95.7%。

结论

尽管考虑到文献研究的异质性，我们仍然可以得出以下结论：

- 供区的选择不是脂肪存活的重要因素。
- 利多卡因对细胞有毒害作用，因此浸润利多卡因后的脂肪组织应该被清洗。
- 吸入压力应在 0.5at 左右。
- 尽管使用更大的套管获得的细胞有更好的活力，但吸脂套管的直径并不是影响细胞活力的主要因素。
- 不同的脂肪收集技术（WAL、PAL、UAL）对结果影响甚微。

参考文献

[1] Butterwick KJ. Autologous fat transfer: evolving concepts and techniques. Surg Skin Proc Dermatol. 2014:464.

[2] Peer LA. Loss of weight and volume in human fat grafts. Plast Reconstr Surg. 1950;5:217－230.

[3] Illouz YG. The fat cell graft: a new technique to fill depressions. Plast Reconstr Surg. 1986;78:122－123.

[4] Fournier PF. Facial recontouring with fat grafting. Dermatol Clin. 1990;8:523－537.

[5] Bircoll M. Cosmetic breast augmentation utilizing autologous fat and liposuction techniques. Plast Reconstr Surg. 1987;79:267－271.

[6] Coleman SR. Structural fat grafts: the ideal filler? Clin Plast Surg. 2001;28:111－119.

[7] Carpaneda CA, Ribeiro MT. Study of the histologic alterations and viability of the adipose graft in humans. Aesth Plast Surg. 1993;17:43－47.

[8] Eto H, Kato H, Suga H, et al. The fate of adipocytes after nonvascularized fat grafting: evidence of early death and replacement of adipocytes. Plast Reconstr Surg. 2012;129:1081－1092.

[9] Niechajev I, Sevcuk O. Long term results of fat transplantation: clinical and histologic results. Plast Reconstr Surg. 1994;94:496－506.

[10] Gallego S, Ramirez F, Echeverri A. Magnetic resonance imaging assessment of gluteal fat grafts. Aesth Plast Surg. 2006;30:460－468.

[11] Gir P, et al. Fat grafting: evidence-based review on autologous fat harvesting, processing, reinjection, and storage. Plast Reconstr Surg. 2012;130:249－258.

[12] Moore JH, Kolaczynski JW, Morales LM, et al. Viability of fat obtained by syringe suction lipectomy: effects of local anesthesia with lidocaine. Aesth Plast Surg. 1995;19:335－339.

[13] Lalikos JF, Li YQ, Roth TP, et al. Biochemical assessment of cellular damage after adipocyte harvest. J Surg Res. 1997;70:95－100.

[14] Pu LL, Cui X, Fink BF, et al. The viability of fatty tissues within adipose aspirates after conventional liposuction: a comprehensive study. Ann Plast Surg. 2005;54:288－292.

[15] Eto H, Suga H, Matsumoto D, et al. Characterization of structure and cellular components of aspirated and excised adipose tissue. Plast Reconstr Surg. 2009;124:1087－1097.

[16] Fraser JK, Wulur I, Alfonso Z, et al. Differences in stem and progenitor cell yield in different subcutaneous adipose tissue depots.

Cytotherapy. 2007;9:459 – 467.

[17] Rohrich RJ, Sorokin ES, Brown SA. In search of improved fat transfer viability: a quantitative analysis of the role of centrifugation and harvest site. Plast Reconstr Surg. 2004;113:391 – 539.

[18] Li K, et al. Selection of donor site for fat grafting and cell isolation. Aesth Plast Surg. 2013;37:153 – 158.

[19] Small K, Choi M, Petruolo O, et al. Is there and ideal donor site of fat for breast reconstruction? Aesth. Surg. J. 2014;34:545 – 550.

[20] Di Taranto G, Cicione C, Visconti G, et al. Qualitative and quantitative differences of adipose–derived stromal cells from superficial and deep subcutaneous lipoaspirates: a matter of fat. Cytotherapy. 2015;17(8):1076 – 1089.

[21] Maike K, Maximilian Z, Karina G, et al. Local anesthetics have a major impact on viability of preadipocytes and their differentiation into adipocytes. Plast Reconstr Surg. 2010;126:1500 – 1505.

[22] Kim IH, Yang JD, Lee DG, et al. Evaluation of centrifugation technique and effect of epinephrine on fat cell viability in autologous fat injection. Aesth Surg J. 2009;29:35 – 39.

[23] Agostini T, Lazzeri D, Pini A, et al. Wet and dry techniques for structural fat graft harvesting: histomorphometric and cell viability assessments of lipoaspirated samples. Plast Reconstr Surg. 2012;130:331e – 339e.

[24] Ould–Ali D. Mechanical factors influencing fat cell transplants quality. Dallas: IFATS; 2010.

[25] Cheriyan T, Kao HK, Qiao X, et al. Low harvest pressure enhances autologous fat graft viability. Plast Reconstr Surg. 2014; 133:1365 – 1368.

[26] Cucchiani R, Corrales L. The effects of fat harvesting and preparation, air exposure, obesity, and stem cell enrichment on adipocyte viability prior to graft transplantation. Aesth Surg J. 2016;36:1164 – 1173.

[27] Chen YW, Wang JR, Liao X, et al. Effect of suction pressures on cell yield and functionality of the adipose–derived stromal vascular fraction. J Plast Reconstr Surg. 2017;70(2):257 – 266.

[28] Charles–de–Sá L, de Amorim NFG, Dantas D, et al. Influence of negative pressure on the viability of adipocytes and mesenchymal stem cell, considering the device method used to harvest fat tissue. Aesth Surg J. 2015;35:334 – 344.

[29] Özsoy Z, Kul Z, Bilir A. The role of cannula diameter in improved adipocyte viability: a quantitative analysis. Aesth Surg J. 2006;26(3):287 – 289.

[30] Erdim M, Tezel E, Numanoglu A, et al. The effects of the size of liposuction cannula on adipocyte survival and the optimum temperature for fat graft storage: an experimental study. J Plast Reconstr Aesthet Surg. 2009;62:1210 – 1214.

[31] Kirkham JC, Lee JH, Medina MA III, et al. The impact of liposuction cannula size on adipocyte viability. Ann Plast Surg. 2012;69:479 – 481.

[32] Trivisonno A, Di Rocco G, Cannistra C, et al. Harvest of superficial layers of fat with a microcannula and isolation of adipose tissue – derived stromal and vascular cells. Aesth Surg J. 2014;34:601 – 613.

[33] Alharbi Z, Oplander C, Almakadi S, et al. Conventional vs. micro–fat harvesting: how fat harvesting technique affects tissue–engineering approaches using adipose tissue–derived stem/stromal cells. J Plast Reconstr Aesthet Surg. 2013;66:1271 – 1278.

[34] Rohrich RJ, Morales DE, Krueger JE, et al. Comparative lipoplasty analysis of in vivo–treated adipose tissue. Plast Reconstr Surg. 2000;105:2152 – 2158.

[35] Schafer ME, Hicok KC, Mills DC, et al. Acute adipocyte viability after third–generation ultrasound–assisted liposuction. Aesthet Surg J. 2013;33:698 – 704.

[36] Smith P, Adams WP Jr, Lipschitz AH, et al. Autologous human fat grafting: effect of harvesting and preparation techniques on adipocyte graft survival. Plast Reconstr Surg. 2006;117:1836.

[37] Keck M, Kober J, Riedl O, et al. Power assisted liposuction to obtain adipose–derived stem cells: impact on viability and differentiation to adipocytes in comparison to manual aspiration. J Plast Reconstr Aesthet Surg. 2014;67:e1 – e8.

[38] Lee JH, Kirkham JC, McCormack MC, et al. The effect of pressure and shear on autologous fat grafting. Plast Reconstr Surg. 2013;131:1125 – 1136.

[39] Fisher C, Grahovac TL, Schafer ME, et al. Comparison of harvest and processing techniques for fat grafting and adipose stem cell isolation. Plast Reconstr Surg. 2013;132:351 – 361.

[40] Barzelay A, Levy R, Kohn E, et al. Power–assisted liposuction versus tissue resection for the isolation of adipose tissue – derived mesenchymal stem cells: phenotype, senescence, and multipotency at advanced passages. Aesth Surg J. 2015;35:NP230 – NP240.

[41] Yin S, Luan J, Fu S, Wang Q, et al. Does water–jet force make a difference in fat grafting? In vitro and in vivo evidence of improved lipoaspirate viability and fat graft survival. Plast Reconstr Surg. 2015;135:127 – 138.

[42] Meyer J, Salamon A, Herzmann N, et al. Isolation and differentiation potential of human mesenchymal stem cells from adipose tissue harvested by water jetassisted liposuction. Aesth Surg J. 2015;35:1030 – 1039.

[43] Levenberg A, Scheinowitz M, Sharabani–Yosef O. Higher cell viability and enhanced sample quality following laser–assisted liposuction versus mechanical liposuction. JCDSA. 2015;5(03):238.

第三部分：

方法——减小衰老临床影响的策略

3.1　移植物加工和富集策略

Jordi Descarrega，Juan Cruz

自体脂肪移植物是一种理想的填充物，因为它相当便宜，可以根据需要轻松获取，具有良好的生物相容性，且不存在过敏或排斥等风险。在过去的几十年里，脂肪移植在美容领域和疾病的治疗方面取得了很大的进展，如乳房重建手术、病理性瘢痕修复、病理声带修复、改善面部脂肪萎缩等。

自体脂肪移植早在一个多世纪前就出现了。然而，随着抽脂手术越来越常见，人们对移植自体脂肪组织的关注也越来越多。在 20 世纪 80 年代和 20 世纪 90 年代，由于人们缺乏对脂肪移植技术的共识，导致移植脂肪的长期存活能力有显著的差异。Coleman 博士为建立一种特定和可靠的脂肪移植方法做出了重要的贡献。然而，他对脂肪移植过程的主要贡献不是技术本身，而是为确保结果的精准性，强调每一个操作的准确性和脂肪移植过程中使用正确仪器的重要性，这种严格的操作使该技术具有可重复性、产生的结果具有可靠性、研究具有可比性和可理解性。

据报道，移植脂肪的存活率为 40% ~ 80%，且移植后的情况多有不同，而各种各样的深入处理方法在平衡这种不一致性中发挥了重要的作用。在过去的几十年里，许多研究都集中在这个问题上。尽管自体脂肪移植已经取得了很大的进展，但关于脂肪移植加工的金标准技术仍没有达到明确的共识。当涉及比较不同的加工和富集策略时，很少有基于临床结果而发现的强有力的证据。脂肪移植物的富集策略尤其缺乏共识和证据。在对相关文献进行分析时，研究者发现这些研究都强调了脂肪移植物的生物学或组织学变量与患者的体内相关结果之间的差异。

脂肪移植物的加工过程

加工过程包括围绕脂肪移植物进行的、从获取到再注射的所有技术或操作。每一步处理所追求的是在最佳条件下以最高的移植物存活率获取供体区域的脂肪组织。为了实现这一目标，必须消除脂肪组织中的污染物，如细胞碎片、浸润溶液、游离油脂和造血细胞，以及其他无活性的成分。消除污染物后可以减少脂肪移植物的假容量，避免出现促炎反应（图 3-1-1）。

J. Descarrega (✉) · J. Cruz

Plastic Surgery Department, Hospital Clinic de

Barcelona, Barcelona, Spain

e-mail: jdescarrega@clinic.cat

© Springer Nature Switzerland AG 2019

H. Pinto, J. Fontdevila (eds.), *Regenerative Medicine Procedures for Aesthetic Physicians*,

https://doi.org/10.1007/978-3-030-15458-5_7

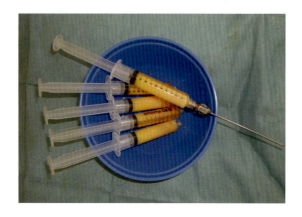

图 3-1-1　根据 Coleman 技术处理后准备移植的脂肪组织

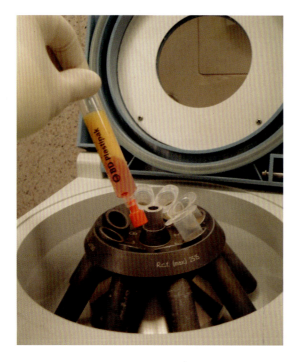

图 3-1-2　离心后，分离为 3 层：下层是水，中层是脂肪组织，上层是来自受损脂肪细胞的油

许多研究比较了不同的加工处理方法。然而，其中一些研究过于关注每种处理技术操作后的细胞活力，而对去除污染物和它们产生的无效容积并没有给予足够的关注。我们认为，理想的处理技术是在实现移植物最大存活率的同时，尽可能地减少污染物和无效容积，以此来保证脂肪移植物的体内存活情况。

脂肪移植物的处理技术

参考文献中提到了许多不同的处理技术，并对前面所述的操作进行了一些微调。其中一些技术具有明显的操作误差，且不容易复现完全相同的操作。此外，一些研究者提倡施行将不同技术进行结合的多模式方法。因此，人们难以就某一技术达到共识。

我们将从以下 5 个方面介绍不同的技术，并对相关证据及其优缺点进行分析。

离心法

离心技术可能是脂肪移植加工中应用最广泛的技术，被认为是金标准。离心法的最初流行是因为它是 Coleman 脂肪移植技术中的加工方法，且这种技术已被证明可获得可靠的临床结果。此外，离心是一种精确的操作，在该方法中，因操作者引起的误差很小，使其比其他经典技术更具可重复性。

根据 Coleman 脂肪移植技术，取抽吸获得的组织 10mL 于注射器中，以 $1200 \times g$（12cm 转子约 3000r/min）离心 3min，分离为 3 层：下层是水，中层是脂肪组织，上层是来自受损脂肪细胞的油。只保留中间层，并准备足够的量将其注射到每个受体区域（图 3-1-2）。

一些研究证明，离心力与细胞损坏情况之间是有关系的。但在理想离心力和离心时间之间并未发现明确关系。一般不建议使用超过 $1200 \times g$ 的离心力。一些研究人员提倡进行软离心，并将离心时间缩短到 1min 或 2min，因为它可以保留更多脂肪来源的间充质干细胞，并对脂肪细胞造成较小的损伤。也有人认为，其他技术，如洗涤或过滤，可能优于标准力的离心。因此，以较低离心力和离心时间进行的标准 Coleman 离心可能在未来几年受到越来越多的欢迎。对于那些需要用 $1200 \times g$ 的力离心 3min 的脂肪组织来说，在通过软离心获得脂肪组织时必须注意避免随之产生过度矫正的情况，一旦过度矫正，制备的脂肪移植物中无效容积会更大。

倾析法

倾析法是指通过密度的差异，将获取的脂肪组织分成两层：下层是水，上层是要进行保存和移植的脂肪组织。对于倾析过程持续到充分分离应该等待多长的时间目前还没有达成一致，要通过视觉判断组分的倾析过程。因此，它被认为是一种不太精确的方法（**图 3-1-3**）。

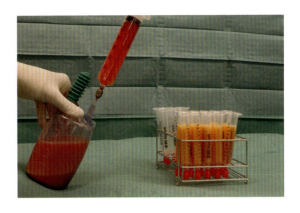

图 3-1-3 通过倾析法获得的两层（图左侧）。然后，采用多模态处理技术，将上层脂肪组织层离心

在脂肪移植的过程中，倾析不应该被视作一个独立的操作步骤。虽然它可以作为多模态处理技术中的第一步操作，但有足够的证据说明这种操作的劣势。简单的倾析会使移植物中包含大量的污染物，通过脂肪组织产生的促炎反应来损害脂肪组织。研究已证明，与其他技术相比，倾析应被视为从脂肪抽吸物中分离水性成分的一种粗略分离方法；作为一种独立的操作步骤来进行，会降低移植物的存活率并引起严重的囊性变。

作为多模态处理的第一步操作，倾析应被视为从脂肪抽吸物中分离水性成分的一种粗略方法。因此，倾析只是一种能有效减少需处理组织数量的初步操作。

过滤法

过滤法是指通过机械分离法从脂肪抽吸物中分离出脂肪组织。它需要一个滤网或一个过滤器，滤出污染物而保留脂肪组织。过滤的方法各种各样，如使用棉纱进行简单过滤、棉纱滚动过滤、金属滤网浓缩过滤，或用棉纱或金属滤网洗涤等。此外，根据滤网表面或过滤所需的时间，一次可以过滤的组织数量还未明确。因此，这种过滤方法被认为是一种费力的方法，会受到很大的影响。当需要大量的组织时，这不是一种合适的方法。过去，使用滤网的合理性还未得到验证，来自滤网的废物（如纱布）也有可能污染所获得的脂肪移植物。

人们对过滤法获得的脂肪移植物的长期存活情况尚不明确，因此难以将过滤法与其他方法进行比较。然而，已经有报道称，将过滤法（在特定的标准棉纱上滚动）与标准离心法相比较时，过滤法分离出的脂肪间充质干细胞的活细胞数量与之相当或更高。

一些新的商用技术，如嫁接移植系统，是基于过滤技术开展的。通过这些新系统的应用，消除了过滤法的可变性，使之可以用于更多组织的处理中。

洗涤法

洗涤法包括用生理溶液清洗吸脂物。对于哪种溶液更合适，以及需要的清洗时间，目前还没有达成共识。就目前的洗涤溶液而言，理论上来说，乳酸林格溶液对脂肪移植物造成的酸性破坏可能比生理盐水溶液要小。然而，没有足够的数据说明乳酸林格溶液要比 0.9% 生理盐水更适合作为理想的洗涤溶液。值得一提的是，在多模态处理技术中可以在其他操作（如离心）前进行洗涤。

研究已证明，洗涤能有效分离污染物，保持脂肪细胞的活力。事实上，有一项研究表明，与在动物模型中进行的离心相比，洗涤能够更好地获取移植物并保留其组织活力。强烈建议将洗涤作为多模态处理技术的第一步来进行，特别是当获得的脂肪抽吸物中包含血液时。

新的专有系统

近年来，一些新兴的商业脂肪移植加工技术已有所发展，这些技术多是半自动的，且精确，具有可重复性，可以处理更多的组织。然而，它们的价格高昂，仅进行少量脂肪移植时不适于应用。这些新方法通常是与以前的一些经典处理技术结合进行的，据称它们是封闭的系统，外部污染的可能性更低。虽然这一特性是非常有利的，但这并没有被证明是一个主要的优势，当在一定的无菌条件下工作时，人们不必为使用标准的"开放"系统进行操作而担心。

这些方法对于几乎没有脂肪移植经验的外科医生来说可能是一个极好的选择，因为系统严格而恒定的操作减少了经验因素的影响。

一些有名的操作系统有：嫁接移植（Puregraft, Cytori Therapeutics,Inc., Bridgewater, NJ），Revolve®（LifeCell Corp., Bridgewater, NJ），组织式过滤器（Shippert Medical Technologies, Inc., Centennial, CO），或 LipiVage®（Genesis Biosystems, Inc., Laguna Hills, CA）。

嫁接移植系统可能是最受欢迎的新兴商业技术。它是一种闭膜的半自动过滤系统，通过专有的膜技术结合洗涤和过滤进行操作。这种技术很精确，减少了可变的人为因素的干扰，利于进行结果的预测。膜被装在一个有 3 种不同通道的无菌袋中：第一种通道用于添加抽吸过滤后的脂肪组织；第二种通道用于添加洗涤溶液；第三种通道用于分离污染物和部分无效容积。研究人员一致认为，嫁接移植技术获得的脂肪移植物的存活情况可以与标准的离心方法相媲美。更重要的是，一些研究表明这种新方法比经典技术具有更高的移植物保留率（图 3-1-4）。

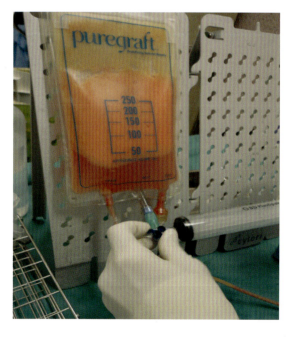

图 3-1-4 嫁接移植系统通过专有的膜技术结合洗涤和过滤进行操作

其他设备，如 Tissu-Trans Filtron®、Revolve®、Lipivage®、Aquavage®（MD Resources, Livermore, CA）和 Lipo Collector 3®（Human Med AG, Schwerin, Germany），都是将处理装置连接到抽吸系统上，努力实现内联过程，这可以使整个操作变得自动化，同时减少对脂肪组织的操作。与嫁接移植系统相类似的是，Tissu-Trans Filtron®、Revolve®

和 Lipivage® 都是在膜的基础上进行过滤操作的。在第一种技术中，膜是包含在一个无菌篮中的（5个不同体积的容器，140～2000mL），无菌篮与抽吸系统相连接，可以对不同数量的脂肪组织进行处理。Revolve® 系统由一个 200μm 的网状过滤器和一个螺旋桨组成，可以在无菌罐中进行洗涤和过滤。与其他传统方法相比，它可以在更短的时间内处理更多量的脂肪。Lipivage® 的过滤装置在一个无菌的手持注射器中，因此该系统在需要小容量脂肪组织时显得更有利。虽然在吸入过程中，柱塞一直保持着缩回状态，但注射器内的真空度仍然很低，这可以减少对脂肪组织的创伤。尽管还需要更多的研究来进行证实，但就现有情况而言，通过 TissuTrans Filtron®、Revolve® 和 Lipivage® 系统获得的脂肪移植物似乎与对照法获得的相差无几。Aquavage® 和 Lipo Collector 3® 是基于倾析进行的操作，可以在同一容器中轻松地将液体和脂肪组织粗略分离，从而获得脂肪提取物。Lipo Collector 3® 会在吸脂物达到容器中的特定水平时开始自动分离底层的废弃液。与前面描述的其他设备类似，这一系统可使用不同容量的容器。对于这些基于密度差进行简单分离的新专有系统而言，其局限性与前面介绍过的倾析法类似。

最重要的是，外科医生一定要熟悉其使用的方法。新的专有系统已经证实，没有一种脂肪移植处理方法是完全独特可靠的，与标准离心法相比，通过高科技膜或网格进行的过滤方法可能会获得到相同甚至更好的结果。在接下来的几年里，可能会出现新的、经过严格评估的技术。因此，建议每位外科医生在一种方法上都可以进行足够操作时间和足够次数的练习，以保证自己有足够的能力来评估可能获得的结果。相对而言，对于同一个外科医生，处理技术的不断改变可能会导致不可预测的结果（表3-1-1）。

表3-1-1　5种不同处理方法的汇总比较

技术	技术的描述	产品的优势	缺点	主要的证据
离心法	– 根据 Coleman 的技术：$1200 \times g$ 离心 3min – 被认为是金标准	– 精确的操作	– 不同研究者推荐的离心力和时间不同	强离心后细胞损伤（$1200 \times g$ 以上）
倾析法	– 按不同密度进行的简单分离	– 简单的操作 – 是进行其他方法的初始步骤	– 不精确的操作	– 不应该作为一个独立的方法来使用 – 移植物存活率低
过滤法	– 通过滤网进行的机械分离 – 经常与洗涤方法联合应用	– 便宜的操作	– 不精确的操作 – 劳动密集型 – 纱布上可能产生的废物 – 不适合用于处理大量的组织	– 相当于在分析细胞结果时的离心量 – 在比较脂肪生存率方面，没有决定性数据的体内实验
洗涤法	– 用生理盐水溶液清洗 – 经常联合过滤法使用	– 简单而便宜的操作 – 多模态处理技术的第一步	– 不精确的操作	– 在比较体内脂肪存活率方面，没有决定性的数据
新的专有系统	– 嫁接移植：洗涤＋过滤器 – 旋转：洗涤＋轻轻摇 – 组织式过滤器：离子过滤法 – 使用寿命：内联式设备过滤的方法	– 封闭的系统 – 半自动和精确的系统 – 理想的适用大量使用脂肪组织	– 价格很高 – 使用不足	– 生物学和组织学的结果良好 – 研究成果很少

脂肪移植物的富集

富集是一个包括所有操作的概念，不同于常规的处理方法，其目的是提高脂肪移植物的存活率。

一些成熟操作包括干细胞富集、PRP 富集、受体区域基于真空的外部组织扩张系统等，以及对其他具有促血管生成能力、抗凋亡能力和抗氧化能力物质的经验性富集。然而，这些策略能否提高脂肪移植物的存活率还有待达成进一步的共识。

脂肪移植物的富集技术

近年来，一些研究人员专注于提高移植组织中脂肪源性干细胞（ADSCs）的数量。这种想法是基于 ADSCs 的一些特性提出的，比如 ADSCs 的很强的繁殖能力、促血管生成能力、抗凋亡性和抗氧化性等固有特性，这些特性可以帮助提高脂肪移植物的存活率。脂肪源性的间充质干细胞存在于基质血管成分（SVF）中；因此，干细胞富集的第一步是分离抽吸脂肪组织中的 SVF。SVF 不仅包含间充质祖细胞，还包含其他细胞群，如前脂肪细胞、内皮细胞、周细胞、T 细胞和巨噬细胞等。

目前已有几种不同的从脂肪抽吸物中分离 SVF 的商业方法。然而，就标准方案而言，研究人员仍未达成一致。现有参考文献中进行比较的一些方法包括手动处理 MultiStation（PNC International，Gyeonggi-do，Republic of Korea），半自动化 Cha-Station（CHA Biotech，Kang-namgu，Republic of Korea），封闭式手动自体脂肪分离技术 MaxStem（Medi-Khan，West Hollywood，CA），以及封闭式全自动细胞 Celution® 800/CRS 系统（Cytori）。与其他方法相比，就生物学结果而言，Celution® 系统获取的脂肪干祖细胞数量是最多的。然而，目前还没有研究比较用不同 SVF 分离方法所得自体脂肪移植的存活情况。

Celution® 系统是从脂肪抽吸物中分离 ADSCs 的一种可靠且具重复性的方法。它通过蛋白水解酶的消化实现了 ADSCs 的分离和浓缩，即使用优化的专用酶试剂从吸入的脂肪组织中分离细胞。从抽脂到分离 ADSCs 的整个过程大约持续 1.5h（图 3-1-5）。

富含 ADSCs 的脂肪移植物已被证明可以保证移植物的存活，迄今还无相关副作用的报道。一些研究在将富集 ADSCs 的脂肪移植物与常规加工脂肪组织的存活率对比发现，富集法使移植物的存活率较高。更重要的是，据报道，富集法获得的移植

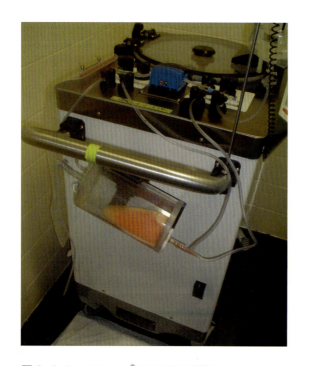

图 3-1-5　Celution® 800/CRS 系统

物质量要优于富含脂肪的移植物。研究已发现，富集法获得的移植物中毛细血管浓度更高，这可能是因为 ADSCs 具有促进血管生成的能力。然而，与常规处理法获得的移植物相比，富集法获得的脂肪存活比例仍有可能因研究人员的不同而发生变化。此外，其他研究在比较 ADSCs 富集法和常规处理法获得的脂肪移植物的存活率时并没有发现明显的统计学差异。同样，在分析该富集法的缺点时，SVF 分离法的成本仍然是一个主要问题。

总之，仍未有足够的证据表明 ADSCs 的富集在脂肪移植中的作用能够发挥作用。然而，有研究带来了很有希望的结果，可能会使这一操作在未来成为一个重要的临床工具。

另一种脂肪移植物的富集策略是富血小板血浆（PRP），即富含生长因子的血浆（PRGF），也称为血浆富集生长因子，目的是制备可用的脂肪组织。PRP 含有大量促进细胞再生和修复的生长因子。基于这一能力，PRP 被认为可以促进脂肪移植物的存活。

富含血小板的血浆中自体血小板的浓度是基线血小板计数的 3～5 倍。这种类型的细胞包含有 9 种主要的生长因子，这些生长因子在伤口愈合过程中都是很重要的。PRP 还包含其他重要的物质，可作为细胞支架，是细胞黏附所必需的（表 3-1-2）。

为获得添加到脂肪移植物中的 PRP，需要采少量的外周静脉血。PRP 约占所获得血液量的 10%。血液是在含有枸橼酸钠的试管中获得的，枸橼酸钠是一种抗凝物质。离心后，在上层获得 90% 的血小板。特别是上层的下部含有较多的血小板，是 PRP 或 PRGF。

体外动物模型相关的研究表明，PRP 可以促进脂肪源性干细胞的血管生成和增殖。然而，尚无临床研究方面的确切数据。截至目前，还未有相关副作用的报道。因此，PRP 富集法获取脂肪移植物的操作是安全的。一些研究显示，PRP 富集法获取的脂肪移植物有更高的存活率，且也有研究显示，与常规法获取的脂肪移植物相比没有明显的统计学差异。因此，目前仍无法说明 PRP 富集法获得的脂肪移植物与传统技术相比有明显的改善，仍需要更多的临床研究来确定 PRP 富集在脂肪移植中的作用。

在围术期使用基于真空的外部组织扩张系统（如 Brava 组织扩张系统）也应被认为是一种富集方法，尽管这种方法并不是用于脂肪移植物，而是用于受体区域。目前已知，这种方法可以在手术过程中扩大容纳脂肪组织的支架，因此可以接纳更大量的脂肪移植物，因为它扩大了容纳脂肪组织的支架。然而，尚不清楚该方法能否提高移植脂肪的存活率。尽管负压可以刺激受体区域的血管化，促进脂肪组织更好地定植，但没有报道显示其在移植物存活方面的优越性。其他必须考虑的缺点是该操作可能给患者带来不便，且设备的价格较为高昂，另

表 3-1-2 PRP 中包含的 9 种生长因子和其他物质

生长因子	转化生长因子	TGF-β1
		TGF-β2
	血小板衍生生长因子	PDGF-AA
		PDGF-AB
		PDGF-BB
	血管内皮生长因子	VEGF A
		VEGF C
	胰岛素样生长因子	IGF- I
	表皮生长因子	EGF
其他物质		纤维连接蛋白
		维生素凝素
		纤维蛋白原
		骨钙素
		骨凝素

外，不正确的负压操作可能造成皮肤损伤。

其他的富集策略也是在体外或动物模型中进行了描述和测试。其中大多数是在实验中添加到脂肪移植物中的物质。其中一些是胰岛素、受体阻滞剂、生长培养基和 N- 乙酰半胱氨酸。经测试，将脂肪组织暴露在高压氧下可以促血管生成、脂肪再生，另外在抗凋亡及抗氧化方面也有一定的理论基础，可以提高移植物的存活率。

研究已证明胰岛素体外细胞培养可以促进前脂肪细胞向成熟脂肪细胞的增殖和分化。在富含胰岛素的脂肪组织中，脂肪会呈现出过度肥大的状态，这可能是胰岛素诱导乙酰辅酶 A 羧化酶所引起的。胰岛素除了具有成脂活性外，还能促进血管内皮细胞的增殖，促进微血管的形成，促进移植脂肪组织的血运重建。然而，胰岛素富集对临床上脂肪移植物存活率的长期影响仍存在争议。

选择性 β-1 阻滞剂可以抑制脂肪细胞膜中的腺苷酸环化酶，从而阻止脂肪分解，并阻断可增强成脂活性的 cAMP。在大鼠模型中，就脂肪移植物的存活率获得了可观的结果。然而，与胰岛素富集类似，目前仍没有临床证据支持这种富集方法可以普遍使用。

N- 乙酰半胱氨酸是一种无害且广泛应用的抗氧化剂。最近在大鼠模型中，将它作为一种肿胀液的添加剂进行了测试，显示脂肪源性干细胞的增殖有所增加，并提高了移植物在第 3 个月的存活率。这些发现为在临床实践中向肿胀液添加这种物质提供了理论依据。

总之，上述任何一种富集方法都没有得到临床的验证。因此，这些策略不应在患者中常规进行，除非在签订有效协议的情况下进行临床试验。当然，需要更多的临床分析来获取支持这些策略的有力证据。

参考文献

[1] Gutowski KA. Current applications and safety of autologous fat grafts: a report of the ASPS fat graft task force. Plast Reconstr Surg. 2009;124:272‒280.

[2] Pu LL, Coleman SR, Cui X, Ferguson RE, Vasconez HC. Autologous fat grafts harvested and refined by the Coleman technique: a comparative study. Plast Reconstr Surg. 2008;122:932‒937.

[3] Coleman SR. Structural fat grafts: the ideal filler? Clin Plast Surg. 2001;28:111‒119.

[4] Gir P, Brown SA, Oni G, Kashefi N, Mojallal A, Rohrich RJ. Fat grafting: evidence-based review on autologous fat harvesting, processing, reinjection, and storage. Plast Reconstr Surg. 2012;130:249‒258.

[5] Cleveland EC, Albano NJ, Hazen A. Roll, spin, wash, or filter? Processing of lipoaspirate for autologous fat grafting: an updated, evidence-based review of the lit‒erature. Plast Reconstr Surg. 2015;136:706‒713.

[6] Coleman SR. Structural fat grafting: more than a per‒ manent filler. Plast Reconstr Surg. 2006;118:108‒120.

[7] Hoareau L, Bencharif K, Girard AC, Gence L, Delarue P, Hulard O, Festy F, Roche R. Effect of centrifugation and washing on adipose graft viability: a new method to improve graft efficiency. J Plast Reconstr Aesthet Surg. 2013;66:712‒719.

[8] Allen RJ, Canizares O, Scharf C, Nguyen PD, Thanik V, Saadeh PB, Coleman SR, Hazen A. Grading lipoaspirate: is there an optimal density for fat graft‒ ing? Plast Reconstr Surg. 2013;131:38‒45.

[9] Condé-Green A, Wu I, Graham I, Chae JJ, Drachenberg CB, Singh DP, Holton L, Slezak S, Elisseeff J. Comparison of 3 techniques of fat grafting and cell-supplemented lipotransfer in athymic rats: a pilot study. Aesthet Surg J. 2013;33:713‒721.

[10] Salinas HM, Broelsch GF, Fernandes JR, McCormack MC, Meppelink AM, Randolph MA, Colwell AS, Austen WG. Comparative analysis of process‒ ing methods in fat grafting. Plast Reconstr Surg. 2014;134:675‒683.

[11] Fisher C, Grahovac TL, Schafer ME, Shippert RD, Marra KG, Rubin JP. Comparison of harvest and pro‒ cessing techniques for fat grafting and adipose stem cell isolation. Plast Reconstr Surg. 2013;132:351‒361.

[12] Pfaff M, Wu W, Zellner E, Steinbacher DM. Processing technique for lipofilling influences adipose-derived stem cell concentration and cell viability in lipoaspi‒ rate. Aesthet Plast Surg. 2014;38:224‒229.

[13] Condé–Green A, de Amorim NF, Pitanguy I. Influence of decantation, washing and centrifugation on adipo– cyte and mesenchymal stem cell content of aspirated adipose tissue: a comparative study. J Plast Reconstr Aesthet Surg. 2010;63:1375 – 1381.

[14] Smith P, Adams WP, Lipschitz AH, Chau B, Sorokin E, Rohrich RJ, Brown SA. Autologous human fat grafting: effect of harvesting and preparation tech– niques on adipocyte graft survival. Plast Reconstr Surg. 2006;117:1836 – 1844.

[15] Ansorge H, Garza JR, McCormack MC, Leamy P, Roesch S, Barere A, Connor J. Autologous fat pro– cessing via the Revolve system: quality and quantity of fat retention evaluated in an animal model. Aesthet Surg J. 2014;34:438 – 447.

[16] Zhu M, Cohen SR, Hicok KC, Shanahan RK, Strem BM, Yu JC, Arm DM, Fraser JK. Comparison of three different fat graft preparation methods: gravity separation, centrifugation, and simultaneous washing with filtration in a closed system. Plast Reconstr Surg. 2013;131:873 – 880.

[17] Suga H, Eto H, Aoi N, Kato H, Araki J, Doi K, Higashino T, Yoshimura K. Adipose tissue remodel– ing under ischemia: death of adipocytes and activa– tion of stem/progenitor cells. Plast Reconstr Surg. 2010;126:1911 – 1923.

[18] Aronowitz JA, Ellenhorn JD. Adipose stromal vas– cular fraction isolation: a head–to–head comparison of four commercial cell separation systems. Plast Reconstr Surg. 2013;132:932e – 939e.

[19] Kølle SF, Fischer–Nielsen A, Mathiasen AB, Elberg JJ, Oliveri RS, Glovinski PV, Kastrup J, Kirchhoff M,Rasmussen BS, Talman ML, Thomsen C, Dickmeiss E, Drzewiecki KT. Enrichment of autologous fat grafts with ex–vivo expanded adipose tissue–derived stem cells for graft survival: a randomised placebo– controlled trial. Lancet. 2013;382:1113 – 1120.

[20] Zhu M, Zhou Z, Chen Y, Schreiber R, Ransom JT, Fraser JK, Hedrick MH, Pinkernell K, Kuo HC. Supplementation of fat grafts with adipose– derived regenerative cells improves long–term graft retention. Ann Plast Surg. 2010;64:222 – 228.

[21] Mizuno H, Hyakusoku H. Fat grafting to the breast and adipose–derived stem cells: recent scientific consen– sus and controversy. Aesthet Surg J. 2010;30:381 – 387.

[22] Piccinno MS, Veronesi E, Loschi P, Pignatti M, Murgia A, Grisendi G, Castelli I, Bernabei D, Candini O, Conte P, Paolucci P, Horwitz EM, De Santis G, Iughetti L, Dominici M. Adipose stromal/ stem cells assist fat transplantation reducing necro– sis and increasing graft performance. Apoptosis. 2013;18:1274 – 1289.

[23] Peltoniemi HH, Salmi A, Miettinen S, Mannerström B, Saariniemi K, Mikkonen R, Kuokkanen H, HeroldC. Stem cell enrichment does not warrant a higher graft survival in lipofilling of the breast: a prospective comparative study. J Plast Reconstr Aesthetic Surg. 2013;66:1494 – 1503.

[24] Liao HT, Marra KG, Rubin JP. Application of platelet– rich plasma and platelet–rich fibrin in fat grafting: basic science and literature review. Tissue Eng Part B Rev. 2014;20:267 – 276.

[25] Gentile P, Di Pasquali C, Bocchini I, Floris M, Eleonora T, Fiaschetti V, Floris R, Cervelli V. Breast reconstruction with autologous fat graft mixed with platelet–rich plasma. Surg Innov. 2013;20:370 – 376.

[26] Salgarello M, Visconti G, Rusciani A. Breast fat graft– ing with platelet–rich plasma: a comparative clinical study and current state of the art. Plast Reconstr Surg. 2011;127:2176 – 2185.

[27] Modarressi A. platelet rich plasma (PRP) improves fat grafting outcomes. World J Plast Surg. 2013;2:6 – 13.

[28] Fontdevila J, Guisantes E, Martínez E, Prades E, Berenguer J. Double–blind clinical trial to compare autologous fat grafts versus autologous fat grafts with PDGF: no effect of PDGF. Plast Reconstr Surg. 2014;134:219 – 230.

[29] Jin R, Zhang L, Zhang YG. Does platelet–rich plasma enhance the survival of grafted fat? An update review. Int J Clin Exp Med. 2013;6:252 – 258.

[30] Khouri RK, Eisenmann–Klein M, Cardoso E, Cooley BC, Kacher D, Gombos E, Baker TJ. Brava and autol– ogous fat transfer is a safe and effective breast aug– mentation alternative: results of a 6–year, 81–patient, prospective multicenter study. Plast Reconstr Surg. 2012;129:1173 – 1187.

3.2 脂肪移植的演变：从结构脂肪移植到微颗粒脂肪、锐针皮内脂肪（SNIF）、纳米脂肪、乳剂、SNIE、FAMI 和 SEFFI

José M. Serra-Mestre，José M. Serra-Renom

近年来，民众对脂肪移植的普遍接受使之产生了众多新的临床应用。特别是在面部，除了其标准作用，即矫正面部脂肪隔室的容量损失外，脂肪移植作为一种可能的组织再生剂和改善皮肤质量的手段，已经引起了人们的极大兴趣。

脂肪移植的扩展应用及其在眼睑等皮肤较薄的面部区域的应用，引起了人们对脂肪处理新方法的开发和研究兴趣。如今，在不影响细胞活力的情况下，正在获取和注射越来越小和越来越薄的移植物。

传统上，脂肪移植物作为一种填充物已经取得了很好的效果。然而，在进行精细轮廓修饰时，透明质酸一直是首选，而脂肪移植物还没有被广泛接受。在实践中，我们最初只通过套管进行脂肪注射，并且只在有明显褶皱和长期较深的中央皱纹区域进行注射，但即使手术成功了，皱纹仍然会再次出现。在这些情况下，过度填充的尝试也并没有取得令人满意的结果，还会再次出现面部细纹。现如今，锐针注射技术的发展使外科医生不仅可以更加精确地注射，而且能够在更浅的平面上进行注射，从而将脂肪移植物当作精细填充物。

由于我们对需注射的移植物组分的理解有所提高，所以提出了新型的移植物，其目的不是增加填充部位的容量，而是提高皮肤质量。

目前脂肪注射相关的技术有了明显的提升，在本章中，我们将介绍获取、准备和注射这些移植物的方法，并概述了它们的主要适应证。

脂肪移植物：产品类型和准备方法

微颗粒脂肪

与 Coleman 的结构脂肪移植和使用 2～3mm 直径抽吸套管的类似装置不同的是，脂肪是通过 2.4mm 的微孔采集器套管获得的，该套管带有倒钩和斜面为 1mm 的端口（Tulip Medical Products，San Diego，California，USA），通过这套装置可以低压抽脂（0.5atm，1atm ≈ 1.01×10^5 Pa）获得脂肪。

J. M. Serra-Mestre (✉) · J. M. Serra-Renom
Aesthetic, Plastic and Reconstructive Surgery
Department, Hospital Quirón Barcelona, Universitat
Internacional de Catalunya, Barcelona, Spain

© Springer Nature Switzerland AG 2019
H. Pinto, J. Fontdevila (eds.), *Regenerative Medicine Procedures for Aesthetic Physicians*,
https://doi.org/10.1007/978-3-030-15458-5_8

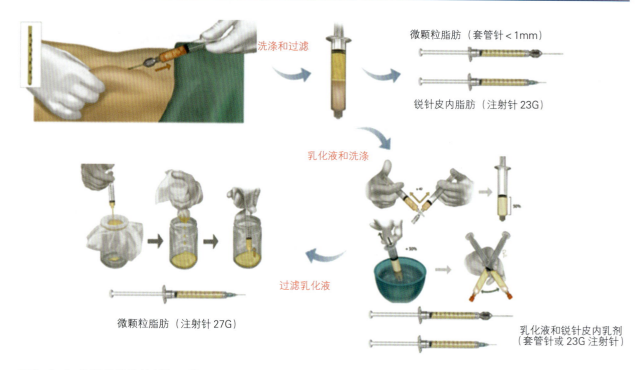

洗涤和过滤

微颗粒脂肪（套管针＜1mm）

锐针皮内脂肪（注射针23G）

乳化液和洗涤

过滤乳化液

微颗粒脂肪（注射针27G）

乳化液和锐针皮内乳剂
（套管针或23G注射针）

图 3-2-1　脂肪移植物的制备：微颗粒脂肪、锐针皮内脂肪（SNIF）、锐针皮内乳剂（SNIE）、纳米脂肪

一旦获取了脂肪，就需要将脂肪从血液、碎片、水、肿胀液的成分和油中分离出来，这一操作主要是在吸入过程中由脂肪酸的分解引起的。为此，可以使用离心法、倾析法或洗涤法。在进行套管针注射的情况下，这 3 种方法中的任何一种都是可以采用的。但是，如果要通过针头注射部分脂肪的话，建议不要采用离心法，因为这样获得的脂肪很紧实，容易阻塞针头。

相较于结构性脂肪移植，微颗粒脂肪是通过 0.7～0.9mm 的套管针（直径总是小于 1mm）注射到皮下平面的（图 3-2-1）。

锐针皮内脂肪（SNIF）

针头注射的操作已经开展了很多年，一些研究者也已经介绍了它的使用。然而，Tonnard 的团队率先创造了锐针皮内脂肪（SNIF）这个词，说的是通过针头来注射微颗粒脂肪的操作。

使用 SNIF 时，外科医生可以通过 23G 尖针在皮下浅层平面或真皮深层平面处进行操作。这种技术可以最大限度地减少细纹和皱纹的出现，并提高精度。

乳剂和锐针皮内乳剂（SNIE）

在获得微颗粒脂肪后，通过将脂肪在两个由 Luer-Lock 连接器连接的 10mL 注射器之间推送 30 次，形成机械乳剂。随着乳剂的产生，它会呈现出浅黄色。将其倒出并用生理盐水清洗，然后转移到 1mL

的注射器中进行注射。

最近一项关于往返式的脂肪抽吸操作过程的研究发现，即便是打乱了操作顺序，也不会改变脂肪抽吸物的组织活力或其微观结构，不会影响基质血管成分（SVF）。

注射可以通过套管针进行，但在有细纹的情况下也可以用 27G 针（SNIE）进行，将脂肪注射到浅层。

纳米脂肪移植技术

Tonnard 等最近介绍了纳米脂肪移植技术。该技术不是为了增加容量，而是为了注射 SVF 细胞。尽管相关的证据非常有限，但 Tonnard 等发现，微颗粒脂肪移植物的机械乳剂通过尼龙膜过滤后，能够保留大量的基质血管成分，这些成分具有与干细胞相当的增殖和分化能力，并且其中不含有任何活的脂肪细胞。

与普遍接受的获取 SVF 细胞的方法（如使用胶原酶或其他消化酶分离等）不同的是，机械乳剂可以将脂肪通过两个注射器推送 30 次，再通过非吸收性的尼龙膜过滤乳剂以分离来自结缔组织的残余细胞。

在皮肤浅层真皮平面上用 27G 针注射纳米脂肪可以提高皮肤的质量。注射结束后，皮肤的颜色会变得更亮白一些。

表面强化液态脂肪注射（SEFFI）

表面强化液态脂肪是通过使用直径为 2mm、侧端口大小为 0.5 ~ 0.8mm 的套管进行抽脂获得的。冲洗并在 2000r/min 的速度下离心 1min 后，用富血小板血浆（PRP）强化脂肪。将浓缩的 PRP 与脂肪混合，最终浓度为总脂肪的 10%。

表面强化液态脂肪通常是通过 20 ~ 23G 针在浅层进行注射的，这可以用于眶周区域和口唇等部位的注射。

自体脂肪移植物的肌肉注射（FAMI）

FAMI 与上述技术的不同之处主要在于脂肪组织注射到体内的沉积部位是在肌肉内和骨膜下，通过在肌肉附着点到其起点逆向注射 1 ~ 3mL 的脂肪。若是在面部表情肌处进行移植的话，可以改善移植物的存活率，从而提高其可预测性和对称性。

FAMI 是由注射器抽吸获得的，并通过离心提纯，再由特定的弯曲套管注射到面部表情肌中。

临床应用：面部年轻化的方法

这些脂肪移植技术最经典的适应证之一是恢复特定部位的容积，对面部年轻化手术（如眼睑成形术、面部提升和除皱术）进行补充。

　　几乎所有老年患者面部矢量都呈现负向，颧骨区域的体积有所减少。为了恢复这一区域的立体感和轮廓，我们通过两个点注射微颗粒脂肪移植物，一个在颧弓近 1/3 处，另一个是在鼻唇沟高度的位置，通过该两点的注射将脂肪室分为"颧深部""颧深内侧"和"颧深上外侧"。还可以通过在更浅的区域进行注射直到达到所需的体积和轮廓（图 3-2-2）。

　　后来，为了获得更自然的眉 – 眼 – 颊的过渡，我们常在进行眼睑成形术时对眶周边缘进行容量修复以作为补充，试图为眼眶创建一个支持框架。在上眼睑上方，眉间区域和眶缘的上内侧角注射脂肪，然后从瞳孔中线增强眉尾，以避免损伤眶上神经血管束。微颗粒脂肪需要在眼眶边缘上方非常小心地进行注射，从而来增加容量。

　　在边缘的外侧部分，我们注射不同量的微颗粒脂肪，并试图使用 SNIE 改善静态情况下的眶周皱纹。在下眼睑，泪沟通过套管注射 SNIE。微颗粒脂肪也被注射在眉 – 眼 – 颊过渡区域。这些区域经常出现移植不规则分布的现象，因此需要非常小心地使用合适的量，并确保移植物的均匀分布。

　　在下面部的部位，鼻唇沟和嘴角沟纹都可以通过深层注射精细脂肪而得到改善。如果中央皱纹持续存在，我们会在真皮下平面上垂直于皱纹进行 SNIE 注射，每个注射点间隔 1cm。在这一区域也用于进行容量恢复，如鼻整形时增强下颌或下颌缘的光滑，采用精细脂肪移植，以恢复丢失的容量。

　　在衰老且质量较差的皮肤中，我们还可以在整个面部区域使用 SNIE 或纳米脂肪进行中胚层治疗。纳米脂肪对有黑眼圈的患者也有用。当在眶周围区域注射纳米脂肪时，外科医生应该提前告知患者，淤

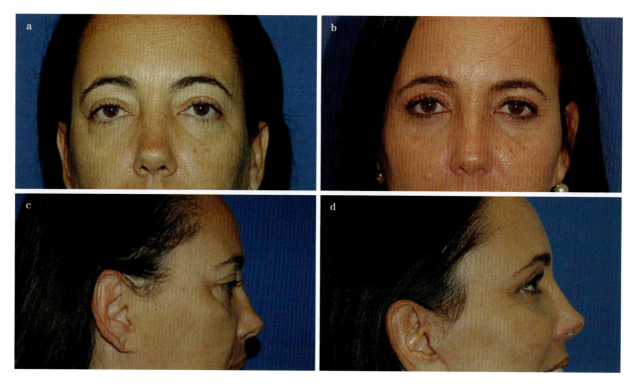

图 3-2-2　微创拉皮、眼睑成形术和脂肪填充的临床案例。在颧骨、眉毛和颞区进行精细脂肪移植。在下眼睑、泪沟、鱼尾纹和眼眶外缘使用 SNIE 进行矫正。同时采用乳液和 PRP 的中胚层疗法以改善皮肤质量。（a）术前正面视图；（b）最终结果，正面视图；（c）术前侧面视图；（d）最终结果，侧面视图

青可能会持续 3~4 周。

治疗后，需要用酒精清洗该区域，并在 2h 内使用抗生素药膏并进行冷敷。干预后的第 1 天、第 1 个月的每周检查患者，然后第 3 个月、第 6 个月和第 12 个月进行一次检查。在第 6 个月时，评估是否需要进行进一步的治疗。

总结

随着处理和注射脂肪的新方法的出现，减小了移植物的大小，使之可以通过注射来使用，已经产生了一系列有关脂肪移植物的新应用，尤其是在面部所有区域。联合深层和浅表注射自体脂肪移植物是对经典手术操作的有效补充，可以获得最自然的结果。当进行深层注射时，可以在很大程度上解决容量缺陷，也可以用于更精细的重构。

需要进一步的研究来评估这些脂肪移植处理的新方法对临床实践的影响，并比较它们与传统填充物的疗效。

声明：作者确认这项工作没有得到财政支持，申报有关的内容没有经济利益。

参考文献

[1] Rohrich RJ, Pessa JE, Ristow B. The youthful cheek and the deep medial fat compartment. Plast Reconstr Surg. 2008;121(6):2107‑2112.

[2] Serra‑Renom JM, Serra‑Mestre JM. Periorbital reju‑ venation to improve the negative vector with blepha‑ roplasty and fat grafting in the malar area. Ophthal Plast Reconstr Surg. 2011;27(6):442‑446.

[3] Rohrich RJ, Ghavami A, Constantine FC, et al. Lift‑ and‑fill face lift: integrating the fat compartments. Plast Reconstr Surg. 2014;133(6):756e‑767e.

[4] Wang W, Xie Y, Huang RL, et al. Facial contour‑ ing by targeted restoration of facial fat compart‑ ment volume: the midface. Plast Reconstr Surg. 2017;139(3):563‑572.

[5] Park BS, Jang KA, Sung JH, et al. Adipose‑derived stem cells and their secretory factors as a prom‑ ising therapy for skin aging. Dermatol Surg. 2008;34(10):1323‑1326.

[6] Tonnard P, Verpaele A, Peeters G, et al. Nanofat graft‑ ing: basic research and clinical applications. Plast Reconstr Surg. 2013;132(4):1017‑1026.

[7] Bernardini FP, Gennai A, Izzo L, et al. Superficial enhanced fluid fat injection (SEFFI) to correct vol‑ ume defects and skin aging of the face and periocular region. Aesthet Surg J. 2015;35(5):504‑515.

[8] Trepsat F. Midface reshaping with micro‑fat grafting. Ann Chir Plast Esthet. 2009;54(5):435‑443.

[9] Nguyen PS, Desouches C, Gay AM, et al. Development of micro‑injection as an innovative autologous fat graft technique: the use of adipose tissue as dermal filler. J Plast Reconstr Aesthet Surg. 2012;65(12):1692‑1699.

[10] Lindenblatt N, van Hulle A, Verpaele AM, et al. The role of microfat grafting in facial contouring. Aesthet Surg J. 2015;35(7):763‑771.

[11] Marten TJ, Elyassnia D. Fat grafting in facial rejuve‑ nation. Clin Plast Surg. 2015;42(2):219‑252.

[12] Vila Rovira R, Serra Renom JM. Microliposucción y Microinyección de grasa en la region facial. In: Vila Rovira R, Serra Renom JM, editors. Liposucción en cirugía Plástica y Estética. Barcelona: Salvat; 2007. p. 153‑163.

[13] Zeltzer AA, Tonnard PL, Verpaele AM. Sharp‑needle intradermal fat grafting (SNIF). Aesthet Surg J. 2012;32(5):554‑561.

[14] Gennai A, Zambelli A, Repaci E, et al. Skin rejuvena‑ tion and volume enhancement with the micro super‑ ficial enhanced fluid fat injection (M‑SEFFI) for skin aging of the periocular and perioral regions. Aesthet Surg J. 2017;37(1):14‑23.

[15] Coleman SR. Facial recontouring with lipostructure. Clin Plast Surg. 1997;24:347‑367.

[16] Serra‑Renom JM, Serra‑Mestre JM. Atlas of mini‑ mally invasive facelift: facial rejuvenation with volumetric lipofilling. Cham:

相同。面部手术最常用的套管长度是 7～9cm，9～15cm 适用于体形塑造。套管的尖端也有不同的大小和形状，用于个体化治疗（图 3-3-1）。套管的近端有一个旋钮，连接到 Luer-Lock 注射器。

Coleman 开发了 3 种不同类型的钝尖插管：

- Ⅰ型套管完全开口在尖端，其唇缘远端孔上方延伸 180°。
- Ⅱ型与Ⅰ型相似，但它没有完全加盖，其唇缘仅在远端孔上延伸 130°～150°。
- Ⅲ型的末端是平的，允许在特定情况下解剖组织。它更容易推进穿过瘢痕或纤维化组织。

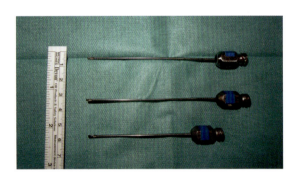

图 3-3-1　Coleman 开发的 17G 注射套管，Ⅰ型完全盖（上），Ⅱ型部分盖，Ⅲ型是平端

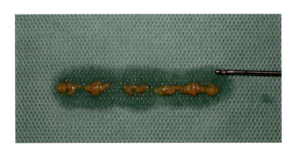

图 3-3-2　通过注射套管输送微小脂肪移植物，以最大限度地增加移植物与周围组织的接触，提高其存活率

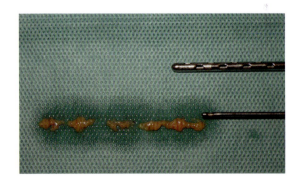

图 3-3-3　抽脂管的大小应与注射管的大小非常相似，可以提供一个平滑的脂肪输送通道，避免在注射时发生堵塞

Coleman 介绍了"微滴"的原理（图 3-3-2）。由于被血管化组织包围的"微小"脂肪移植物是通过血管进行重建的，因此提高了移植物的存活率。Mashiko 和 Yoshimura 建议将脂肪移植颗粒的直径缩小至 2mm。Khouri 提出了"微带"的概念，它作为一个小的脂肪单位，可以在临时移植到皮下平面时存活下来。根据这个理论，如果我们为气缸的底面积设置一个 $0.1cm^2$ 的相对保守的限制，那么 10cm 长的注射器所输送的最大脂肪容量应该是 1mL。Khouri 等通过数学模型说明半径大于 0.16cm 的脂肪移植后会形成一个中央坏死区。Del Vecchio 和 Rohrich 强调了将脂肪移植到动脉供应范围的 2mm 以内以保证其存活的重要性，超出该范围，移植脂肪会发生坏死。我们相信遵循微滴原则对保证脂肪移植的存活率和良好临床结果是至关重要的。在我们看来，保证微滴原理的一个必要条件是移植的脂肪组织必须很容易地通过注射套管而不堵塞，以避免出现"巨大"脂肪小叶的沉积。因此，我们同意 Del Vecchio 和 Rohrich 的观点，即注射管的孔径很重要，应该与抽吸管的孔径相匹配（图 3-3-3）。

虽然抗剪应力已被证明在注射期间是有害的，建议以 0.5～1mL/s 的流速来注射脂肪移植物，以此可以优化脂肪的活力，但使用 14G、16G 和 20G 针头进行注射后并没有显著差异。Coleman 描述的技术使用的是 17G 套管（外径 1.20mm），但不能在皮下水平直接进行再注射，也不能在延展性不好的组织中进行再注射，如纤维化真皮。在 Coleman 手术中使用的最小的转移套管是一个 22G 的钝性套管，它在再注射过程中经常发生堵塞。Nguyen

等在用直径 1mm 的多孔套管收集脂肪后，用 20G、23G 和 25G 套管进行微颗粒脂肪注射。在我们临床实践中常使用 17G 套管，因为这种套管的口径对各种受体组织都很适用，如乳房、臀部，甚至面部。在眶周进行脂肪移植时，特别是修复上、下眼睑泪沟畸形时，建议使用更细的套管以避免并发症的发生。

Smith 认为，使用套管进行注射对脂肪的伤害比使用针要小。但对于一些研究人员来说，钝头套管不易在组织内进行操作，而且必须用高压来推动套管才能到达目标点。另一方面，越尖锐的套管穿透血管引起血管损伤和血肿的风险就越高，例如视网膜动脉损伤或栓塞导致失明、卒中和皮肤坏死。Yazar 等发现，将一个尖头套管进行一定程度的钝化可以使之很轻松地通过组织，避免发生上述并发症。根据既往的经验，钝头套管是我们的首选。它们是安全的，穿透血管和造成血管损伤的风险都很低。术后出现严重的血肿是非常罕见的，即使在处理高度血管化的区域（如面部）也很少发生。的确，钝头套管操作起来是有困难的，特别是在辐照过的组织或瘢痕组织中。但若用另一只手帮助将套管及其尖端进行固定的话，就可以轻松克服这一问题，避免尖端带来不良的后果。

当用脂肪移植来治疗瘢痕及纤维组织时，在进行移植前应对这些组织进行松解。为了在不形成空洞的情况下释放和拉伸瘢痕，我们使用了一种叫作 Rigotti 术的技术（以它的创始人 Gino Rigotti 命名）。Rigotti 术或三维韧带松解术，包括用针或套管使瘢痕组织呈网状。瘢痕网格化后使脂肪散开。释放后进行移植的脂肪可以作为填充物和间隔物，填充在"网"的间隙中，避免组织的塌陷，也避免加重瘢痕。

注射器

临床实践中我们一般使用两种类型的注射器。面部脂肪移植时使用 1mL 的注射器，身体部分则使用 10mL 的注射器（**图 3-3-4**）。

图 3-3-4　面部注射时使用 1mL 注射器，身体部分使用 10mL 注射器

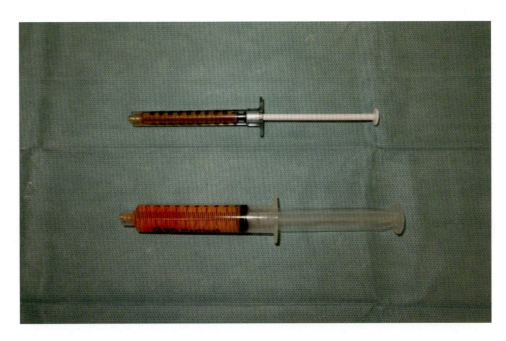

面部的脂肪移植需要非常精确，因此应该极其严格地控制脂肪的输送量。为此，1mL 注射器提供了最好的控制方式，可以精确控制所需容量的确切值。当对身体其他部位进行脂肪移植时，我们仍然要保证精确性，但这些部位需要的脂肪量相对较大，因此首选 10mL 的注射器。然而，对于那些开始从事脂肪移植技术的人，在熟练掌握这项技术之前都最好先使用小容量的注射器（3mL 或 5mL 的）。

所有注射器的远端必须连接有一个 Luer-Lock 接头，以便将注射器连接到不同类型的套管上。这种紧密连接非常方便，可以避免泄漏和突然的爆管。

注射技术

注射切口

用 16G 的针在之前选定的皮肤处做一个小切口。这些切口非常小，不需要缝合，愈合后也不会很明显。

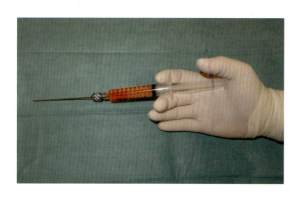

图 3-3-5　用手掌握住柱塞的末端可以更好地控制注射速度和你想要注入的容量，同时还可以更好地控制注射你想要注入的方向和平面

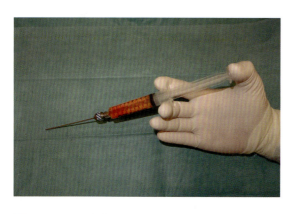

图 3-3-6　用拇指握住柱塞的末端，会降低对注射速度的控制

注射器的持握方式

注射器的持握有多种不同的方式。如果用拇指按压柱塞的末端，便难以很好地控制脂肪的注射速度。但如果用手掌按压柱塞，对注射速度的控制会明显提高（图 3-3-5、图 3-3-6）；不仅可以控制速度，还可以更好地控制注射方向，使之朝着目标区域和平面注射。

套管的移动

目前已有两种成熟的脂肪移植方法：映射技术和反向抽脂技术。反向抽脂是指在注射脂肪时来回不断地抽动套管。一般来说，在柔韧的无瘢痕组织中，反向抽脂技术可以获得更好的治疗效果。映射技术是在轴向拔出套管时逆向注射脂肪。这种技术更适合在瘢痕、辐射区和移植物中应用，可以提供更精确的脂肪铺垫。

在进行脂肪移植时，重要的是在指定点将脂肪以扇形模式注射进去，并利用多个注射点的长径向通道，以网状光栅的模式安置脂肪。这可以避免在某一地方或一条线上注射过量的脂肪。

注射的平面

向目标区域注射脂肪时，我们应牢记以下原则：成功应用脂肪组织的关键是使移植物与受体血管化组织之间的接触面积最大化。为了增大这一接触面积，应尽可能减小移植物的容积，同时保持原本的脂肪结构。根据这一原则，脂肪应尽可能通过多个通道进行注射以形成一层，同时要注意避免注射速度过快。每次注射都会建立一个新的隧道，以三维的方式形成多个层次。通常是将脂肪移植物放置在真皮下层的，但所有可用的血管化组织都应该被移植来保证足够的容积。如果发生团状注射，可以通过按压法使之变得平整，但这可能会引起脂肪坏死，所以最好还是避免团状注射的发生。

注射的速度

注射的速度和对注射器施加的压力是很重要的问题。初学期或在处理敏感部位（眶周、假体周等）时，应缓慢推进和退出注射套管。当有一定的经验后，可以保证更快、更稳定地完成这些操作。根据 Marten 的说法，操作越快、连续性越好，发生血管内损伤的可能性才会较小，脂肪才可能以更均匀的方式浸润在组织中。施加给活塞的压力应当轻柔稳定，以保证脂肪的均匀注射。如果推注时的压力过高，可能会堵塞套管。在这种情况下，最好取出并检查套管。高压推注还会使脂肪以团块的形式被注入体内。

辅助手动注射

手动注射是外科医生在进行脂肪移植时最常用的注射技术。如前所述，为了最大限度地提高移植物的存活率，需要以微滴的形式快速且均匀地注射脂肪以保证移植物的存活。

市场上有几种设备可以确保这一操作的正确执行，并可以使其更便捷。

- Lipografter ™ 是一种无菌的一次性试剂盒，用于获取和转移自体脂肪。利用这种试剂盒，可以对脂肪进行最小化的操作，它被授予专利的原因是其可以在封闭的系统中无创性地完成对组织瓣的收集、处理和再注射。完成以上操作后，使用 1mL 的注射器来输送移植物。
- Celbrush ™ 是一种可精确输送微滴的不锈钢装置。简单的滑动拇指即可完成对注射器的精确操控，确保每次滑动都只注射少量脂肪。10mL Celbrush ™ 的设计确保操作员每滑动一次拇指就能完成大约 0.50mL 脂肪组织的注射（图 3-3-7）。该系统的另一个优点是可以最大限度地减少堵塞和过度填充。

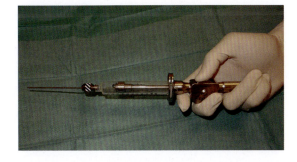

图 3-3-7　用于精确输送微液滴的不锈钢装置。简单滑动拇指就可以实现对注射器的精确控制，确保每次滑动都只输送少量脂肪

移植量

什么时候停止注射是所有初学者进行移植操作时都会问的问题。在推进套管的过程中，感受阻力是很重要的。这表明新建立的通道被未接触的组织包围，并且注射进去的脂肪将最大限度地暴露于血管化的组织中。如果每一次推进套管时都觉得阻力很小，那最好是先停下来。有时，特别是对初学者来说，很难把握应该什么时候停止注射。必须避免过度注射，特别是在进行面部操作时。正如 Khouri 提到的，必须避免注射后形成的高压使操作区域变得苍白和僵硬。我们建议在（完全或部分）矫正轮廓畸形后就停止注射，这样可以保持注射区组织的柔软和弹性。

各种并发症

两种最严重的并发症是血管内注射和过度移植。幸运的是，这 2 种并发症非常罕见。使用钝头套管进行低压注射，并不断地移动套管，且使用肾上腺素以实现血管收缩等，都可以避免造成血管的损伤。

相反，随着从业者对脂肪移植技术越来越熟悉和自信，大剂量的注射使得过度移植正成为一个日益严重的问题。这种现象在接受过表面注射的年轻患者中更常见。更糟糕的是，体重增加会使所有脂肪移植物都被增大，这会导致面部轮廓的明显变形。过度移植需要通过微塑吸脂术来治疗，且改善结果是有限的，同时还有再次形成瘢痕的风险。因此，即使是经验很丰富的外科医生，也建议其在面部使用少量适中的移植物，并尽可能避免过度填充。

参考文献

[1] Coleman SR. Facial recontouring with lipostructure. Clin Plast Surg. 1997;24:447–547.

[2] Del Vecchio D, Rohrich RJ. A classification of clini– cal fat grafting: different problems, different solutions. Plast Recon Surg. 2012;130:511–522.

[3] Chung MT, Paik KJ, Atashroo DA, Hyun JS, McArdie A, Senarath–Yapa K, et al. Studies in fat grafting: part I.Effects of injection technique on in vitro fat viabil– ity and in vivo volume retention. Plast Reconstr Surg. 2014;134(1):29–38.

[4] Fontdevila J, Serra–Renom JM, Raigosa M, Berenguer J, Guisantes E. Assessing the long term viability of facial fat grafts: an objective measure using computed tomography. Aesthet Surg J. 2008;28:380–386.

[5] Coleman SR. Long term survival of fat transplants: controlled demonstrations. Aesthet Plast Surg. 1995;19:421–425.

[6] Coleman SR, Mazzola RF. Fat injection from filling to regeneration. St Louis: Quality Medical Publishing; 2009.

[7] Carpaneda CA, Ribeiro MT. Study of the histo– logic alterations and viability of the adipose graft in humans. Aesthet Plast Surg. 1993;17(1):43–47.

[8] How does fat survive and remodel after grafting? Mashiko T, Yoshimura K. Clin Plast Surg 2015; 42(2): 181–190.

[9] Khouri RK, Rigotti G, Cardoso E, Khouri RK Jr, Biggs TM. Megavolume autologous fat transfer: part I. Theory and principles. Plast Reconstr Surg. 2014;133(3):550–557.

[10] Khouri RK, Khouri RR, Lujan–Hernanadez JR, Khouri KR, Lancerotto L, Orgill DP. Diffusion and perfusion: the key to fat grafting. Plast Reconstr Surg Global Open. 2014:1–9.

[11] Atashroo D, Raphel J, Chung MT, Paik KJ, Parisi– Amoon A, McArdie A, et al. Studies in fat grafting: part II. Effects of injection mechanics on material proper– ties of fat. Plast Reconstr Surg. 2014;134(1):39–46.

[12] Lee JH, Kirkham JC, McCormack MC, Nicholls AM, Randolph MA, Austen WG. The effect of pressure and shear on autologous fat grafting. Plast Reconstr Surg. 2013;131:1125–1136.

[13] Ozsoy Z, Kul Z, Bilir A. The role of cannula diameter in improved adipocyte viability: a quantitative analy– sis. Aesthet Surg J. 2006;26:287–289.

[14] Kirkham JC, Lee JH, Medina MA 3rd, McCormack MC, Randolph MA, Austen WG. The impact of lipo- suction cannula size on adipocyte viability. Ann Plast Surg. 2012;69:479 - 481.

[15] Nguyen PSA, Desouches C, Gay AM, Hautier A, Magalon G. Development of micro-injection as an innovative autologous fat graft technique: the use of adipose tissue as dermal filler. J Plast Reconstr Surg. 2012;65:1692 - 169.

[16] Marten TJ, Elyassnia D. Fat grafting in facial rejuve- nation. Clin Plast Surg. 2015;42(2):219 - 252.

[17] Smith P, Adams WP, Lipschitz AH, Chau B, Sorokin E, Rohrich RJ, et al. Autologous human fat graft- ing: effect of harvesting and preparation techniques on adipocyte graft survival. Plast Reconstr Surg. 2006;117:1836 - 1844.

[18] Yazar M, Yazar SK, Sevim KZ, Irmak F, Tekesin MS, Kozanoglue E, et al. How were lipofilling cannulae designed and are they as safe as we believe? Ind J Plast Surg. 2015;48(2):139 - 143.

[19] Coleman SR. Avoidance of arterial occlusion from injection of soft tissue fillers. Aesthet Surg J. 2002;22:555 - 557.

[20] Rigotti G, Marchi A, Galie M, Baroni G, Benati D, Krampera M, et al. Clinical treatment of radiotherapy tissue damage by lipoaspirate transplant: a healing process mediated by adipose-derived adult stem cells. Plast Reconstr Surg. 2007; 119:1409 - 1424.

[21] Kakagia D, Pallua N. Autologous fat grafting: in search of the optimal technique. Surg Innov. 2014;21(3):327 - 336.

[22] Thorne CH. Grabb and Smith's plastic surgery. 7th ed. Philadelphia: Lippincott Williams & Wilkins; 2014.

[23] Lipocosm. Lipografter [Internet]. Miami: Miami Web Company, 2010. [cited 2017 Mar 27].

[24] Cytori. Celbrush® [Internet]. [place, publisher, date unknown], 2015. [cited 2017 Mar 27].

第四部分：

美容医生应用再生医学手术的最新
进展：脂肪转移、脂肪填充

4.1 重建手术中的脂肪填充：适应证、预后和并发症

Joan Fontdevila

脂肪填充技术在美容手术和疾病治疗手术中有不同的应用。由于脂肪移植是一种有效、可靠的技术，且已被很多专业人士广泛应用在不同的领域和疾病中，因此其适应证在不断地拓宽。脂肪移植可以通过两种不同的方式进行：一种是增加体积，如在乳房重建中恢复乳房的体积；另一种是再生，如在回缩乳腺肿瘤切除术形成的瘢痕中进行瘢痕改善。

脂肪作为一种微整形的填充材料具有无限的潜能，仅取决于供体区域中充足脂肪组织的可用性，以及制定合适的手术策略，以确保组织吸收的最大化和重吸收、坏死引起的损伤最小化。这种填充作用通常应用于皮肤和骨骼下结构的空隙中，以及一些适合进行普通脂肪移植的解剖空间，如声带或阴道周围的空间。

脂肪移植物作为一种再生剂可对任何瘢痕进行纤维化，提升组织的弹性，增加移植物血管化，逆转衰老和毒素对组织的损伤。

如果有技术可以为移植物的缺血应激和营养缺乏提供解决方案，且使得移植物以最佳状态整合到移植区域中，那么未来适应证的范围可以得到拓展。此外，再生细胞的获取、生长因子和生物支架方面的改进和新技术的诞生有助于实现上述目标。我们根据病理类型划分了治疗的适应证。在某些适应证中，我们建议使用增加体积的方式，但正如前文关于注射技术中所阐述的那样，这是最依赖经验的一种技术。然而，在确定移植体积之前，移植区域还需要检查很多项目，如皮肤厚度、患者年龄、皮肤的松弛度、不对称性、以前是否使用过永久性或可吸收材料进行治疗等。我们的建议是，对以前进行过治疗的患者要谨慎，避免过度矫正，并通过咨询有经验的外科医师来决定在不同情况下移植物体积的大小。

脂肪填充是一种相对简单的技术，操作正确的情况下很少出现并发症。外科医师的首要准则是不造成损伤，所以每次脂肪填充过程的第一个步骤即为脂肪采集，这一步骤必须精确地进行，才可以避免出现相应的后遗症。近年来脂肪移植技术越来越受欢迎，同时其临床并发症很少出现。

J. Fontdevila (✉)

Plastic Surgery Department, Hospital Clinic, Barcelona, Spain

Surgical Specialties Department, University of Barcelona, Barcelona, Spain

e-mail: joanfontdevila@ub.edu

H. Pinto, J. Fontdevila (eds.), *Regenerative Medicine Procedures for Aesthetic Physicians*,

https://doi.org/10.1007/978-3-030-15458-5_10

纤维化、瘢痕和放射性皮炎

任何有纤维化或瘢痕的区域都适合通过脂肪移植来治疗，尤其是那些内缩或凹陷的区域。脂肪移植可以改善轮廓、硬度和颜色，还可以改善疼痛或瘙痒等症状。

移植物可以帮助改善纤维化，它可以通过抗纤维化特性以及瘢痕隧道化将瘢痕固定在较深的平面。使隧道内充满了脂肪组织，为瘢痕的附着提供基础，并限制随后的纤维化和回缩的复发（图4-1-1）。

烧伤瘢痕也可以通过这种治疗得到改善：平滑和软化烧伤区域，减轻炎症，缓解疼痛，改善功能。

若想取得成功的结果必须进行瘢痕隧道化和切开。锋利的插管或斜面针可以用来协助这项工作，但随之而来的出血、肿胀和后期的瘀伤比使用钝插管要严重。目前主要通过在移植前对皮肤进行多次穿刺来预防纤维化的发生。我们不建议使用锋利的器械，也不建议进行多次穿刺，因为通过16G的勺状钝插管可以获得相同的结果，对组织的创伤也更小，且不会在皮肤穿刺处留下多个白色小瘢痕。

接受过放射治疗的皮肤会出现一种慢性后遗症，即在皮肤和深层软组织中发生纤维化，包括皮肤颜色的改变和毛细血管扩张。最严重的情况是，辐射损伤引起的组织缺血可能导致皮肤破裂和溃疡。受辐射后的皮肤发生溃疡的话，传统的局部治疗通常对其没有作用，需要手术去除所有受辐射的皮肤并用健康组织直接闭合，或用从非辐射区域获得的皮瓣覆盖该区域。一些学者发现，不论填充的脂肪是否富含基质血管成分或生长因子，这一技术都可以很好地解决皮肤受辐射后的溃疡问题。移植物的健康脂肪组织能够促进这些缺血组织中的新血管生成，改善血管化的过程并有助于溃疡区域形成肉芽组织和上皮组织。

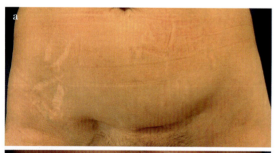
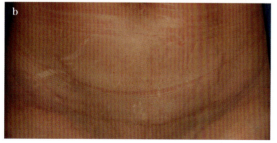

图4-1-1　（a）坏死性感染后耻骨上切口回缩并粘连。（b）经过两次脂肪移植手术后，不仅没有形成新的瘢痕，反而使原有瘢痕变得平坦且没有粘连

痤疮

脂肪移植是在痤疮传统疗法如磨皮、化学剥脱或激光换肤等的基础上提供的一种新方法。严重的痤疮会引起皮下损伤而导致脂肪萎缩，使皮肤表面形成不规则的瘢痕。作为纤维化和瘢痕的一种，痤疮的后遗症可以通过脂肪移植来改善，这也可以补充被疾病破坏的脂肪量。

瘢痕的皮下分离是必要的，这可以在痤疮瘢痕下为脂肪创造空间。许多研究者建议使用斜面针，但锋利的器械会引起更严重的肿胀、瘀斑和出血，会干扰移植物的获取。因此笔者宁愿使用勺状的钝插管，但与常规治疗瘢痕时使用的插管不同，笔者会选择直径更小的插管（18～21G）（图4-1-2）。

HIV 相关的脂肪萎缩

20 世纪 90 年代末使用的抗反转录病毒疗法在控制疾病方面表现出非凡的效果，但它具有一种破坏性的副作用，即 HIV 相关的脂肪代谢障碍。这意味着身体脂肪分布的变化，四肢和面部出现脂肪萎缩，躯干（特别是腹内和上背部，即驼峰处）和颈部出现脂肪堆积。这些变化明显表明即便患者的表现是健康的，他也已经感染了 HIV。

这些特征包括：脸颊出现或多或少的凹陷，在最严重的情况下甚至会出现骨骼化的外观。四肢的变化主要为：臀部变得扁平；四肢，尤其是大腿和手臂的肌肉变得异常明显，这是该疾病的主要表现。因为女性在这些部位拥有更多的脂肪，所以她们更容易出现这些变化。

面部脂肪萎缩的治疗是目前人们的主要关注点，治疗方案的选择包括合成填充剂注射或脂肪填充。鉴于萎缩不会随着时间的推移而得到改善，并且没有任何针对病因的疗法，因此使用可吸收的填充物不是第一选择，相反，最好是使用永久性填充物来治疗。合成的永久性材料有时会引起严重的局部反应，这些反应可能难以处理。因为脂肪是一种永久性且绝对生物相容的组织，脂肪填充治疗对患者的有效性和持久性已经得到了证实，所以脂肪填充是一个不错的选择。因此对于那些潜在供体区域（通常是腹部或上背部）有足够脂肪的患者，应该首先在治疗方法中考虑脂肪移植（**图 4-1-3**）。

脂肪填充也可用于臀部萎缩的改善，但由于许多患者的臀部萎缩情况较为严重，使得可用的脂肪量有限。与面部相比，臀部所需的脂肪量较高（每侧约 500mL），因此许多要求对该区域进行治疗的患者除了行脂肪填充外，还需要同时进行臀部植入治疗。

这些进行脂肪移植的患者应特别警惕相关的并发症，因为过度矫正会导致一种特殊的外观，被称为"仓鼠综合征"（**图 4-1-4**）。这种并发症在

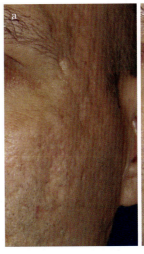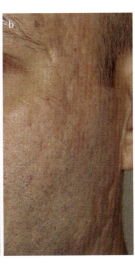

图 4-1-2　用脂肪填充治疗痤疮瘢痕。（a）治疗前。（b）治疗后。治疗是不连续的，最重要的是通过皮下分离术松解每个瘢痕，并用脂肪组织填充多出的空间

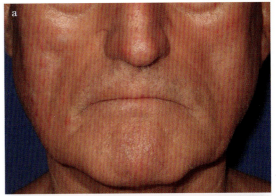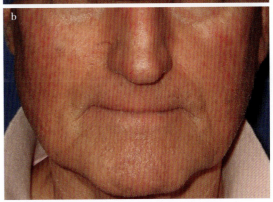

图 4-1-3　HIV 引起的面部脂肪萎缩的患者。（a）脂肪填充治疗之前。脸颊明显缺乏脂肪，颧骨下的皮肤凹陷严重。（b）移植 9mL 脂肪 1 年后，观察到萎缩区域得到改善

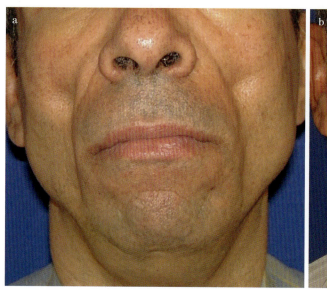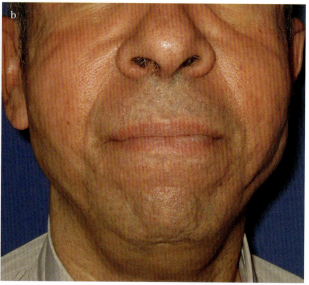

图 4-1-4　面部脂肪萎缩的患者。(a) 脂肪填充治疗前。(b) 治疗 1 年后，呈现移植脂肪的过度肥大（仓鼠综合征）

HIV 引起的脂肪萎缩患者以外并不常见。可能因为这些患者的脂肪代谢发生了特殊的变化，从而对脂肪移植带来了一种特殊的风险。这可以通过从确诊有脂肪营养不良的患者中获取体积稳定的脂肪供体来规避，并避免过度矫正。

Parry-Romberg 病和面肌萎缩

　　Parry-Romberg 病、一半面部萎缩和面部皮下组织萎缩以及颌面部其他特征（以及底层骨骼和肌肉的其他变化）与 HIV 引起的脂肪萎缩非常相似。对于面部软组织的这些变化，脂肪填充是最方便的选择，而对于潜在的骨骼异常，截骨术或植入硬移植物是首选的治疗方法。

　　对于患有 Parry-Romberg 病的患者，脂肪填充足以达到良好的对称性和持久的效果。对于其他颌面部综合征，如 Treacher-Collins 或 Goldenhar 综合征，脂肪填充是治疗的主要治疗方法，或是在随后的重建时期可作为次要治疗方法。

　　在脸颊区域应用脂肪填充进行改善的结果令人满意，但奇怪的是，在这种情况下，下颌区域在对称性方面的改善不尽如人意，该区域扩展的皮肤很难得到改善。

　　可能出现如 HIV 引起的面部脂肪萎缩那样的并发症，我们应采取同样谨慎的态度，尤其要避免过度矫正，因为这种情况是难以治疗的（图 4-1-5）。

乳房重建

　　在过去的 10 年中，脂肪移植在乳房重建中的应用已成为继 21 世纪初穿支皮瓣蓬勃发展之后，乳房重建手术的又一个重大进展。无论是出于美学考虑还是为了乳房重建，考虑到脂肪移植的安全性和有效性，它在乳房手术中一直是备选方法。

基于脂肪移植技术的改进，目前人们对其有效性和持久性的质疑已消失，但其在乳房中应用的安全性仍存在一些争议，主要是关于脂肪源性干细胞（ADSCs）对肿瘤的促进作用，同时填充的脂肪可能干扰乳房成像。尽管如此，目前的临床证据表明，这种手术对乳腺癌患者是安全的。

与植入物和皮瓣相比，脂肪移植在乳房重建中的应用更加有效和保守，为治疗肿瘤手术引起的许多乳房缺陷提供了另一种选择。尽管如此，皮瓣和植入物仍然是乳房切除术后重建的主要选择，但与此同时，脂肪移植也可以作为辅助手段发挥重要作用，以改善重建的效果。

在乳腺癌术后应用脂肪移植技术，不仅可以改善乳房的体积，还可以缓解乳房切除术后的疼痛综合征。乳腺癌术后 60% 的患者会受到乳腺及其周围区域慢性疼痛的影响，这是由于多种因素造成的，放疗就是其中之一。

乳腺癌手术常见的并发症与美容手术中的常见并发症相似，如乳房缺陷、结节性乳房和乳房不对称等，这些并发症可以被视为是重建和美学的问题。

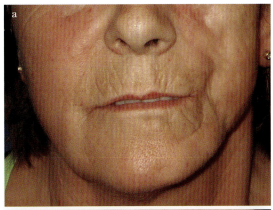
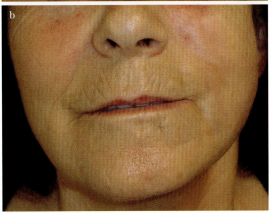

图 4-1-5　*Parry-Romberg* 病患者：左脸颊面部萎缩。（a）手术前。（b）两次脂肪填充后

局部缺损

由于手术和辅助放疗可引起乳房的形变和不对称化，乳腺癌的保乳手术（BCS）可导致高达 35% 的不良乳房外形。

乳腺癌保乳术后，乳房会由于纤维化和放疗产生变化：轮廓畸形、色素沉着和坚硬的触感。一些形态学的变化可以通过肿瘤整形来预防，即在切除肿瘤的同时进行乳房重塑，这样可以避免皮肤回缩和乳房轮廓变形形成无效腔。防止继发性缺损的另一种选择是使用胸壁皮瓣（肋间穿支皮瓣或背阔肌皮瓣），但使用皮瓣就意味着需要做较深层的切口，甚至损伤肌肉，会在本没有任何疾病的区域形成新的瘢痕，使癌症的治疗产生一种更为可见的后遗症。当缺陷出现时，脂肪移植可以对其进行方便快捷的治疗，因为它可以增加体积、恢复轮廓，同时产生的瘢痕更少，也不会影响功能。脂肪移植还具有改善纤维化的再生平行效应，可以软化变硬的乳房（**图 4-1-6**）。这种方法可在肿块切除术的同时应用，但目的是增加整个乳房的体积，以避免出现包膜的收缩。

乳房脂肪填充手术中的套管会反复穿过乳房，这种操作可能会播散癌症，因此我们必须确保乳房中没

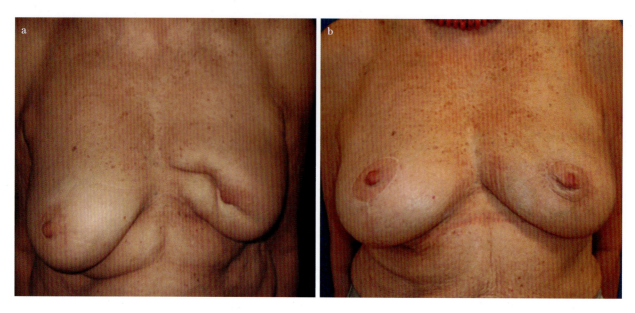

图 4-1-6 （a）乳腺癌保乳术及放疗后的皮肤皱缩。（b）经过两次脂肪移植和乳晕周围固定术后，乳房的形状已经恢复

有任何可疑的恶性肿瘤。因为存在癌症复发的风险，因此建议在手术前 3 个月内做乳房 X 线检查。

　　由于脂肪移植会诱发乳房结构的变化，因此那些难以通过乳房影像学评估的患者不能进行脂肪填充治疗，以避免疾病的干扰因素。

全乳重建

　　乳房切除术后的全乳重建通常通过植入移植物或皮瓣来进行。但与其他的任何技术一样，这两者也都存在局限性，但因为它们仅通过一次手术就可以增加足够的体积，所以是更为方便的方法。在乳房切除术后的全乳重建案例中，脂肪移植技术的应用有很多的限制，如：需要大量的脂肪；无弹性的紧绷皮肤会阻碍移植物的放置；以及需进行多次移植才能使体积达到健康侧的水平。但在某些情况下，若要进行无瘢痕重建，脂肪移植是不错的选择：对于有单个瘢痕的患者，下象限和内象限有一些多余的皮肤可以形成良好的乳沟，并且对侧的乳房不会显得异常大（图 4-1-7）。

　　在利用脂肪移植进行全面乳房重建的过程中，预先扩张皮肤有助于通过脂肪移植进行全乳房重建。有两种方法可以实现皮肤的扩张：一是在内部扩张和渐进式收缩的同时进行移植；二是使用外部真空装置从外部扩张后进行移植。达到这一效果需要进行两次或多次手术。

辅助手术

　　与部分缺损的情况一样，脂肪移植已经彻底改变了乳房重建手术，现在它是乳房重建过程中的一个步骤，是重建手术之前或之后的一项辅助技术。

　　脂肪移植可以在植入物相关的重建手术前应用，以增加皮肤的厚度，避免挤压植入物。如果乳房已

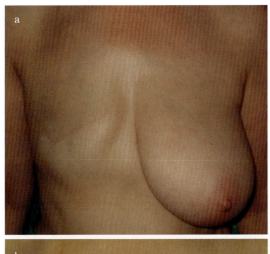
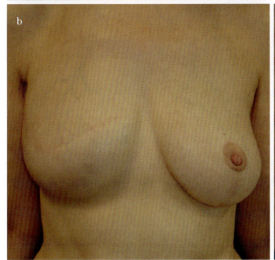
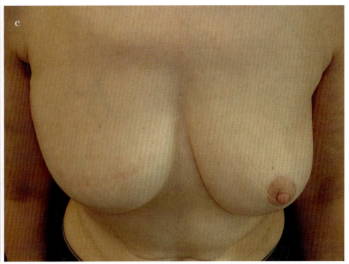

图 4-1-7 （a）右侧乳房切除术。（b）在下象限和内象限留有足够的皮肤。（c）在两次脂肪移植手术后实现重建以恢复乳房的自然形状

接受过放射治疗，脂肪移植似乎可以帮助该区域实现再生，这将减小在放射区域进行植入带来的问题，如挛缩、上部移位和挤压。

重建后，脂肪移植物有助于在锁骨和植入物或皮瓣的上极之间提供更平滑的过渡，在内象限中应用时可以更好地形成乳沟，并且还可以补充皮瓣甚至植入物的体积，提高患者对重建的满意度。此外，脂肪移植增强背阔肌皮瓣移植的效果，使移植后的乳房体积和形状与 DIEP 皮瓣达到的效果（当代乳房重建的"金标准"）相当，同时前者的手术可预测性更高，与其他显微外科手术相比，限制性程序更少（图 4-1-8）。

波兰综合征

除了植入物和背阔肌移植外，脂肪移植也是治疗波兰综合征的一种方法。与乳房重建的情况一样，

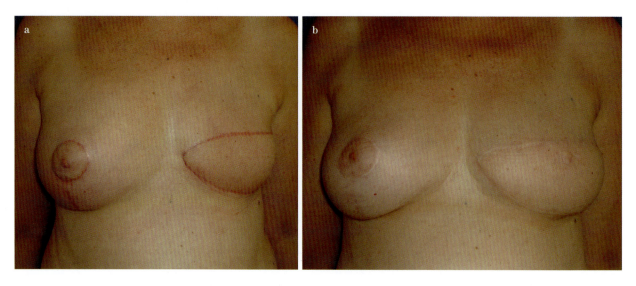

图 4-1-8　（a）左侧乳房切除术后使用无植入物的背阔肌带蒂皮瓣进行重建。（b）经过两次脂肪移植手术后，皮瓣获得了与对侧相当的体积，与使用植入物相比，皮瓣具有永久且更自然的形状和触感

脂肪移植既可作为波兰综合征的主要治疗手段，又可作为植入物和皮瓣治疗的辅助疗法。对于轻度畸形的患者，初步治疗可以取得成功，但在大多数严重的患者中，如严重的胸壁损害（有时还涉及肋骨），结果可能不尽如人意。在这种情况下，必须使用植入物或皮瓣进行治疗，脂肪移植可以辅助改善轮廓，并在需要时增加体积以获得更自然的效果。

漏斗胸

如今，矫正漏斗胸的经典术式是漏斗胸微创修复术（MIRPE），这种术式是通过金属棒将胸骨推出来矫正畸形的。另一种手术方式是在皮下放置传统定制的硅胶作为植入物。但胸骨矫正的侵入性手术不能实现胸外重塑或美学改善，还需额外的辅助技术，而这恰好是脂肪移植在该病中的主要作用。

由于脂肪填充术的有效性会受到一些因素的限制，所以其目前还不是漏斗胸的主要治疗方法。限制因素包括：中、重度的漏斗畸形患者需要增加厚度来矫正，而这很难通过一种手术来实现；有些患者的胸骨前区牢固黏附在深层的皮肤上，使移植物的放置变得困难，而这些患者通常又年轻、又苗条、又难以获得足够的移植脂肪。

自身免疫性疾病

许多自身免疫性疾病都会引起皮下脂肪、皮肤纤维化的变化，而这可以通过使用脂肪填充来控制。类风湿性关节炎等疾病具有手脚脂肪萎缩等特征，使肌腱和静脉十分明显，患者很显老。并且由于缺乏脂肪垫，会导致脚底疼痛，因此增加该处的脂肪厚度可以保护皮下的结构，使患者在行走时更舒适。

狼疮和硬皮病可以表现出由瘢痕以及皮肤和皮下脂肪萎缩引起的面部凹陷畸形。在面部皮肤的刀伤性硬皮病中，其引起的改变与 Parry–Romberg 病相似，应注意鉴别诊断。脂肪移植可以减少疾病对美学和功能的影响，使面部丰满，改善皮肤质量，甚至在硬皮病中改善张口度。

可使用脂肪组织和基质血管成分（SVF）来治疗系统性硬皮病的手部症状，如雷诺现象、手指回缩和皮肤溃疡等。通过在手掌和手背部注射脂肪，在手指皮下注射 SVF，可以减少纤维化和血管过度反应，降低截肢的风险。

掌腱膜挛缩症

掌腱膜挛缩症的主要特征是手指（主要是第 4、5 指）的纤维化组织收缩。迄今为止，经典的方法是掌腱膜切除术，可以同时实行皮肤整形术，但复发率很高。现在的新疗法是使用胶原酶，这种方法具有无创的优点，但也可能出现复发。脂肪填充是另一种选择，通过针头分切后直接在纤维化区域进行脂肪移植来破坏索状结构。

考虑到移植物中所含的干细胞具有抗纤维化特性（抑制收缩性肌成纤维细胞的增殖），以及与开放性切除术相比，将脂肪组织放置在索状结构中，侵入性较小且不易复发。因此，在那些没有有效治疗措施以避免复发的疾病中，可以选择脂肪填充。

大小便失禁

尽管有人在大小便失禁的病例中使用了脂肪填充，但相关的参考资料很少，可能因为在这些带有插管的狭窄空间中进行操作并不容易，有发生尿道或肠穿孔的风险，同时也有报道称出现了假脂肪瘤这种奇怪的并发症。最终的效果不及其他的治疗手段。

声带麻痹

发生声带麻痹时，声带不能内移，改变声音的特征。合成材料如羟基磷灰石可用于治疗声带麻痹，但也可以使用脂肪填充，具有更柔软和持久的优点。可在直接显微喉镜下将脂肪注射到有缺陷的声带中。

眼球摘除术

摘除眼球后可能会发生眼眶脂肪量的减少，使眼眶因难以稳定植入物而限制了佩戴假眼的可能。通过脂肪填充有助于增加软组织的体积，并将其稳定在那里，从而改善该区域的整体美感。

外阴阴道萎缩／硬化性苔藓

外阴疾病具有皮肤僵硬、干燥、刺激、酸痛、疼痛（性交痛）以及尿频、尿急等特征，如老年性萎缩和苔藓病、会阴切开术后瘢痕等。可以通过脂肪填充进行治疗，具有扩容剂的效果，并且可以起到类似干细胞的免疫调节优势。脂肪填充可以缓解疼痛，增加体积、柔软度和湿度。替代疗法是注射透明质酸或富血小板血浆（PRP），据报道这种疗法的效果良好。

足部

足底脂肪垫的丢失可能有多种病因，如自身免疫性疾病和风湿病、糖尿病足、缺血、过往局部创伤、手术或放疗、年龄等。大多数患者都使用定制鞋垫来减轻行走时的疼痛和不适，但若这种办法不管用的话，恢复脂肪厚度是他们唯一的选择。尽管没有相关适应证的详细报道，但研究人员在一些患者身上发现，为改善脂肪厚度是值得实施手术的。

脂肪填充在足底的应用从趾底间隙网开始，也可以应用于脚背和脚后跟。由于每一位患者的萎缩特征不同，所使用的脂肪体积也有所不同。脂肪的填充体积受到足底皮肤硬度的限制。我们应避免填充过大体积的脂肪，因为骨筋膜室综合征是四肢压力过大造成的风险之一。我们建议按需使用脂肪的量，避免造成皮肤苍白。与面部、乳房或臀部手术相比，足部脂肪填充使用的体积应小于预期体积。

在糖尿病足中，脂肪移植是一种很有前景的方法，可以为压疮范围内的不敏感区域提供缓冲，同时也可用于治疗影响行走的疼痛瘢痕。

参考文献

[1] Coleman SR. Structural fat grafting: more than a permanent filler. Plast Reconstr Surg. 2006;118(3 Suppl):108S－120S.

[2] Klinger M, Lisa A, Klinger F, et al. Regenerative approach to scars, ulcers and related problems with fat grafting. Clin Plast Surg. 2015;42(3):345－352. viii

[3] Al-Himdani S, Jessop ZM, Al-Sabah A, et al. Tissue-engineered solutions in plastic and reconstructive surgery: principles and practice. Front Surg. 2017;4(February):4.

[4] Guisantes E, Fontdevila J, Rodríguez G. Autologous fat grafting for correction of unaesthetic scars. Ann Plast Surg. 2012;69(5):550－554.

[5] Negenborn VL, Groen J-W, Smit JM, et al. The use of autologous fat grafting for treatment of scar tissue and scar-related conditions. Plast Reconstr Surg. 2016;137(1):31e－43e.

[6] Condé-Green A, Marano AA, Lee ES, et al. Fat grafting and adipose-derived regenerative cells in burn wound healing and scarring. Plast Reconstr Surg. 2016;137(1):302－312.

[7] Mohan A, Singh S. Use of fat transfer to treat a chronic, non-healing, post-radiation ulcer: a case study. J Wound Care. 2017;26(5):272－273.

[8] Kumar R, Griffin M, Adigbli G, et al. Lipotransfer for radiation-induced skin fibrosis. Br J Surg. 2016;103(8):950－961.

[9] Sultan SM, Stern CS, Allen RJ, et al. Human fat grafting alleviates radiation skin damage in a murine model. Plast Reconstr Surg. 2011;128(2):363 - 372.

[10] Garza RM, Paik KJ, Chung MT, et al. Studies in fat grafting: part III. Fat grafting irradiated tissue--improved skin quality and decreased fat graft retention. Plast Reconstr Surg. 2014;134(2):249 - 257.

[11] Luan A, Duscher D, Whittam AJ, et al. Cell-assisted lipotransfer improves volume retention in irradiated recipient sites and rescues radiation-induced skin changes. Stem Cells. 2016;34(3):668 - 673.

[12] Azzam OA, Atta AT, Sobhi RM, et al. Fractional CO(2) laser treatment vs autologous fat transfer in the treatment of acne scars: a comparative study. J Drugs Dermatol. 2013;12(1):e7 - e13.

[13] Goodman G. Post acne scarring: a review. J Cosmet Laser Ther. 2003;5(2):77 - 95.

[14] Guaraldi G, Fontdevila J, Christensen LH, et al. Surgical correction of HIVassociated facial lipoatrophy. AIDS. 2011;25(1):1 - 12.

[15] Fontdevila J, Serra-Renom JM, Raigosa M, et al. Assessing the longterm viability of facial fat grafts: an objective measure using computed tomography. Aesthet Surg J. 2008;28(4):380 - 386.

[16] Benito-Ruiz J, Fontdevila J, Manzano M, et al. Hip and buttock implants to enhance the feminine contour for patients with HIV. Aesthet Plast Surg. 2006;30(1):98 - 103.

[17] Sterodimas A, Huanquipaco JC, de Souza Filho S, et al. Autologous fat transplantation for the treatment of parry-Romberg syndrome. J Plast Reconstr Aesthet Surg. 2009;62(11):e424 - e426.

[18] Clauser LC, Tieghi R, Consorti G. Parry-Romberg syndrome: volumetric regeneration by structural fat grafting technique. J Cranio Maxillo Surg. 2010;38(8):605 - 609.

[19] Tringale KR, Lance S, Schoenbrunner A, et al. Sustained overcorrection after autologous facial fat grafting in the pediatric population: a case series. Ann Plast Surg. 2017;78(5 Suppl 4):S217 - S221.

[20] Silva-Vergara C, Fontdevila J, Descarrega J, et al. Oncological outcomes of lipofilling breast reconstruction: 195 consecutive cases and literature review. J Plast Reconstr Aesthet Surg. 2016;69(4):475 - 481.

[21] Kaoutzanis C, Xin M, Ballard TNS, et al. Autologous fat grafting after breast reconstruction in postmastectomy patients: complications, biopsy rates, and locoregional cancer recurrence rates. Ann Plast Surg. 2016;76(3):270 - 275.

[22] Groen JW, Negenborn VL, Twisk DJWR, et al. Autologous fat grafting in onco-plastic breast reconstruction: a systematic review on oncological and radiological safety, complications, volume retention and patient/surgeon satisfaction. J Plast Reconstr Aesthet Surg. 2016;69(6):742 - 764.

[23] Parikh RP, Doren EL, Mooney B, et al. Differentiating fat necrosis from recurrent malignancy in fat-grafted breasts. Plast Reconstr Surg. 2012;130(4):761 - 772.

[24] Qureshi AA, Odom EB, Parikh RP, et al. Patient-reported outcomes of aesthetics and satisfaction in immediate breast reconstruction after nipple-sparing mastectomy with implants and fat grafting. Aesthet Surg J. 2017:1 - 10.

[25] Delay E, Guerid S. The role of fat grafting in breast reconstruction. Clin Plast Surg. 2015;42(3):315 - 323.

[26] Brown AWW, Kabir M, Sherman KA, et al. Patient reported outcomes of autologous fat grafting after breast cancer surgery. Breast. 2017;35:14 - 20.

[27] Caviggioli F, Maione L, Klinger F, et al. Autologous fat grafting reduces pain in irradiated breast: a review of our experience. Stem Cells Int. 2016;2016.

[28] Bajaj AK, Kon PS, Oberg KC, et al. Aesthetic outcomes in patients undergoing breast conservation therapy for the treatment of localized breast cancer. Plast Reconstr Surg. 2004:1442 - 1449.

[29] Molto Garcia R, Gonzalez Alonso V, Villaverde Domenech ME. Fat grafting in immediate breast reconstruction. Avoiding breast sequelae. Breast Cancer. 2016;23(1):134 - 140.

[30] Manconi A, De Lorenzi F, Chahuan B, et al. Total breast reconstruction with fat grafting after internal expansion and expander removal. Ann Plast Surg. 2017;78(4):392 - 396.

[31] Stillaert FBJL, Sommeling C, D'Arpa S, et al. Intratissular expansion - mediated, serial fat grafting: a step-bystep working algorithm to achieve 3D biological harmony in autologous breast reconstruction. J Plast Reconstr Aesthet Surg. 2016; 69(12):1579 - 1587.

[32] Khouri RK, Rigotti G, Khouri RK, et al. Tissue-engineered breast reconstruction with Brava-assisted fat grafting: a 7-year, 488-patient, multicenter experience. Plast Reconstr Surg. 2015;135(3):643 - 658.

[33] Sommeling CE, Van Landuyt K, Depypere H, et al. Composite breast reconstruction: implant-based breast reconstruction with adjunctive lipofilling. J Plast Reconstr Aesthet Surg. 2017;70(8):1051 - 1058.

[34] Hammond DC, O'Connor E, Scheer JR. Total envelope fat grafting. Plast Reconstr Surg. 2015;135(3):691 - 694.

[35] Panettiere P, Marchetti L, Accorsi D. The serial free fat transfer in irradiated prosthetic breast reconstructions. Aesthet Plast Surg. 2009;33(5):695 - 700.

[36] Sarfati I, Ihrai T, Kaufman G, et al. Adipose-tissue grafting to the post-mastectomy irradiated chest wall: preparing the ground for implant reconstruction. J Plast Reconstr Aesthet Surg. 2011;64(9):1161 - 1166.

[37] Salgarello M, Visconti G, Barone-Adesi L. Fat grafting and breast reconstruction with implant. Plast Reconstr Surg.

2012;129(2):317 - 329.

[38] Yang H, Lee H. Successful use of squeezed-fat grafts to correct a breast affected by Poland syndrome. Aesthet Plast Surg. 2011;35(3):418 - 425.

[39] Baldelli I, Santi P, Dova L, et al. Body image disorders and surgical timing in patients affected by Poland syndrome: data analysis of 58 case studies. Plast Reconstr Surg. 2016;137(4):1273 - 1282.

[40] Pinsolle V, Chichery A, Grolleau JL, et al. Autologous fat injection in Poland's syndrome. J Plast Reconstr Aesthet Surg. 2008;61(7):784 - 791.

[41] Schwabegger AH. Pectus excavatum repair from a plastic surgeon's perspective. Ann Cardiothorac Surg. 2016;5(5):501 - 512.

[42] Quoc CH, Delaporte T, Meruta A, et al. Breast asymmetry and pectus excavatum improvement with fat grafting. Aesthet Surg J. 2013;33(6):822 - 829.

[43] Magalon G, Daumas A, Sautereau N, et al. Regenerative approach to scleroderma with fat grafting. Clin Plast Surg. 2015; 42(3):353 - 364.

[44] Lei H, Ma G, Liu Z. Evaluation of repairing facial depression deformities secondary to lupus erythematosus panniculitis with autologous fat grafting. J Craniofac Surg. 2016;27(7):1765 - 1769.

[45] Guillaume-Jugnot P, Daumas A, Magalon J, et al. State of the art. Autologous fat graft and adipose tissue-derived stromal vascular fraction injection for hand therapy in systemic sclerosis patients. Curr Res Transl Med. 2016;64(1):35 - 42.

[46] Bank J, Fuller SM, Henry GI, et al. Fat grafting to the hand in patients with Raynaud phenomenon: a novel therapeutic modality. Plast Reconstr Surg. 2014;133(5):1109 - 1118.

[47] Nseir I, Delaunay F, Latrobe C, et al. Use of adipose tissue and stromal vascular fraction in hand surgery. Orthop Traumatol Surg Res. 2017.

[48] Hovius SER, Kan HJ, Verhoekx JSN, et al. Percutaneous aponeurotomy and lipofilling (PALF): A Regenerative Approach To Dupuytren Contracture. Clin Plast Surg. 2015;42(3):375 - 381.

[49] Cestaro G, De RM, Massa S, et al. Intersphincteric anal lipofilling with microfragmented fat tissue for the treatment of faecal incontinence: preliminary results of three patients. Videosurg Other Miniinvasive Tech. 2014;10(2):337 - 341.

[50] Lee P, Kung R, Drutz H. Periurethral autologous fat injection as treatment for female stress urinary incontinence: a randomized, double-blind, controlled trial. J Urol. 2001;165(1):153 - 158.

[51] Palma PC, Riccetto CL, Netto Júnior NR. Urethral pseudolipoma: a complication of periurethral lipoinjection for stress urinary incontinence in a woman. J Urol. 1996;155(2):646.

[52] Cantarella G, Baracca G, Forti S, et al. Outcomes of structural fat grafting for paralytic and non-paralytic dysphonia. Acta Otorhinolaryngol Ital. 2011;31(3):154 - 160.

[53] Hashikawa K, Terashi H, Tahara S. Therapeutic strategy for the triad of acquired anophthalmic orbit. Plast Reconstr Surg. 2007;119(7):2182 - 8-91.

[54] Malet T. Reinjection of autologous fat in moderately deep upper lid sulci of anophthalmic sockets. Orbit. 2000;19(4):139 - 151.

[55] Boero V, Brambilla M, Sipio E, et al. Vulvar lichen sclerosus: a new regenerative approach through fat grafting. Gynecol Oncol. 2015;139(3):471 - 475.

[56] Gusenoff JA, Mitchell RT, Jeong K, et al. Autologous fat grafting for pedal fat pad atrophy: a prospective randomized clinical trial. Plast Reconstr Surg. 2016;138(5):1099 - 1108.

[57] Nicoletti G, Brenta F, Jaber O, et al. Lipofilling for functional reconstruction of the sole of the foot. Foot. 2014;24(1):21 - 27.

[58] Raposio E, Calderazzi F. Fat grafting for chronic heel pain following surgery for adult flatfoot deformity: pilot study. Foot. 2017;31:56 - 60.

[59] Luu CA, Larson E, Rankin TM, et al. Plantar fat grafting and tendon balancing for the diabetic foot ulcer in remission. Plast Reconstr Surg. 2016;4(7):e810.

[60] Negenborn VL, Moerman E, Ham SJ. Autologous fat grafting as a last resort for unsustainable pain in a woman with multiple osteochondromas. Arch Plast Surg. 2017;44(2):162 - 165.

4.2 美容手术中的脂肪填充：适应证、预后和并发症

Joan Fontdevila，Ariel Marshall

美容手术中脂肪填充的应用在过去几年蓬勃发展，包括早期并未涉及的面部领域。在一个领域获得的良好结果可以激发外科医师将其应用于其他领域。通常来说，进行脂肪填充的首要目的是增加体积，但其再生特性已将其适应证扩展到二次手术，当我们需要进行手术时，脂肪填充技术能够提供新的健康组织并改善先前手术引起的纤维化。

在美容医学领域，我们主要探索脂肪移植在增加体积方面的应用，这一作用可以受到任何移植物生物学特性的限制。为了让患者满意，我们应该了解患者想要的结果并仔细制订脂肪填充手术计划，以确定可收集的脂肪量、将进行多少次移植手术，以及我们将如何进行。与重建手术一样，再生细胞的获取、生长因子和生物支架方面的改进和新技术有助于扩大适应证的范围。

重建手术中的脂肪填充章节中所述的许多适应证也适用于美容医学领域，但与重建手术不同的是，直到 21 世纪初，脂肪填充技术有了突破前，在美容手术中使用合成材料一直是治疗许多疾病的最新技术。因此，根据选择的材料不同，适应证、结果和潜在并发症可能会有所不同。重要的是要告知患者并使他们了解使用各种类型治疗的差异。

面部

面部是以美容为目的应用脂肪填充技术的主要区域之一。并且因为面部脂肪填充不需要大量脂肪，所以即使是在供体区域体积有限的较瘦患者中，也可以获得良好且自然的效果。此外，移植物的再生效果可以提供额外的美容效果，如增加真皮厚度和血管化程度，以及改善皮肤颜色和色素沉着情况。即使是面部骨骼异常的患者，也可以通过简单的方法来协调他们的面部结构。

J. Fontdevila (✉)
Hospital Clinic, Barcelona, Spain
Surgical Specialties Department, University of
Barcelona, Barcelona, Spain
e-mail: joanfontdevila@ub.edu

A. Marshall
Hospital Clinic, Barcelona, Spain

© Springer Nature Switzerland AG 2019
H. Pinto, J. Fontdevila (eds.), *Regenerative Medicine Procedures for Aesthetic Physicians*,
https://doi.org/10.1007/978-3-030-15458-5_11

但治疗后的效果因接受治疗的面部区域而异，移植物存活最好的区域是脸颊和下颌，存活率较低的区域是太阳穴、鼻子、嘴唇和额部。因此，应事先告知患者某些部位脂肪移植的局限性，如果无法达到预期效果，应考虑使用合成材料。

关于合成材料，应事先询问每位要求进行脂肪填充手术的患者是否曾经使用过合成的填充材料。如果患者曾植入了永久性填充剂（甲基丙烯酸酯、硅等），则应拒绝其要进行脂肪填充的请求。外科手术可以刺激患者对同种异体材料的排斥反应，可能造成破坏性的后果。如果使用的材料是可吸收的，那么我们应该建议患者等到植入合成材料 1 年后再进行脂肪填充治疗，以便我们能够准确地评估体积。

面部脂肪填充的并发症很少见，以轻症为主，如水肿、瘀斑、疼痛、皮肤"花纹"、结节、不对称性、重吸收、移位、矫正不足、过度矫正或肥大，而更严重的并发症可能是继发感染、解剖结构损伤和血管内注射等。

尽管面部填充的并发症比使用合成可注射材料的并发症更明显，但水肿、瘀斑和疼痛等并发症可以通过局部冷敷、淋巴引流按摩和使用止痛药而得到控制，就像在其他面部手术中一样。

如果注射得非常浅，可能会出现可见或可触及的结节。这在眼睑部位尤为关键，因为那里的皮肤非常薄，浅表浸润会产生明显的不规则性。在这个区域中，正确的操作是在眼轮匝肌和骨膜之间进行更深层次的注射。如果立即出现结节，则应对该区域进行按摩以去除多余的组织。结节可以立即出现（由于浅表或过度浸润），但也可能在注射后数月或数年以脂肪坏死的形式出现，这提示可能存在技术缺陷，如外伤性采集或加工改变了移植物的活力，或不加选择的脂肪浸润，后者可以筛选后微量渗透来预防。如果它的中心呈一个液化形成的油性囊肿，在局麻下行穿刺引流可能是一个合适的治疗方法。

由于面部是一个暴露区域，即便是细微的差异也很容易被观察到，所以面部不对称可能非常明显。我们必须在手术前确定不对称的情况，并告知患者。大多数的面部不对称在手术前就已经存在了，如果问题出在骨骼结构上，则很难矫正。识别面部不对称的一种有效方法是通过每个平面的照片来比较不同角度的面部轮廓。造成面部不对称的常见原因是缺少牙齿，这会形成一个仅靠脂肪难以修复的凹陷，正确的处理方法是先种牙，然后通过脂肪浸润进行修复。

矫正不足通常会被局部炎症所掩盖，一旦炎症消失，矫正不足就会变得可见。为了防止它的出现，可使用高密度的移植物，使用离心后的，而不仅仅是倾析或过滤后的脂肪。使用高密度脂肪时，注射和保留的脂肪量应接近 1∶1，就像合成材料中的一样。矫正不足的治疗通常需要再进行一次或多次矫正渗透。建议至少在第一次治疗后 6 个月再进行，使第一个移植物稳定，避免过度矫正，而此时的纤维化较少，吸收更好。

脂肪肥大可能在 10 多年后出现，且不会自行消失。表现为脂肪填充区域的体积增大，通常在体重迅速增加后出现，年轻患者中更常见。肥大可能表现为结节，但与脂肪坏死和油性囊肿不同，肥大区域的脂肪稠度正常。出现脂肪肥大的原因尚不清楚，但可能是移植后存活的脂肪细胞因体重增加而增大，因此患者应在手术后保持稳定的体重以避免肥大现象的发生。

没有研究证明哪个脂肪供区是最好的，但多数肥大病例选择的供区都是腹部，因此要对暴露性较高的区域（如面部）进行填充的话，最好从其他区域获取脂肪，例如膝关节的内侧部分，这些区域的脂肪不会随着体重的增加而有较大波动。即使脂肪肥大不需要通过影像学检查来诊断，但如果进行 MRI 检查的话，可以看到填充区域的纤维束增加。因此对肥大部分进行吸脂矫正比平时更难。就算可以通过吸脂来矫正，也可能会复发，所以最有效的治疗方法就是手术切除。

最令人担忧的并发症是由血管内注射引起的，包括皮肤坏死、失明、瘫痪或死亡。这些症状通常在浸润过程中就会出现，一般来说，最初的 24h 内都有可能发生。出现这些并发症并不需要大量脂肪，因为已有文献报道了关于注射 0.5mL 脂肪后出现相应症状的病例。高度血管化的眼周区域经常受累，如眉间、鼻根、鼻唇沟、额叶和颞区。

注射在上述区域小动脉中的脂肪，由于渗透压较高，可与通过注射区域而汇入眼动脉和颈内动脉的动脉血流相反。眼动脉闭塞会导致失明和眼睑下垂。同时，如果脂肪进一步到达颈内动脉，可能会阻塞大脑前动脉或大脑中动脉，出现严重的神经系统损伤表现，甚至会导致死亡。

皮肤坏死等浅表病变可通过局部治疗进行改善。因此，如果在注射过程中观察到皮肤颜色发生变化，建议立即停止操作，在局部涂抹硝酸甘油并封闭该区域。此外，也有肝素局部浸润的报道。

脑部受累时，建议行支持治疗，如使用抗凝剂、静脉注射皮质类固醇等。失明时，建议进行眼部按摩，使用药物降低眼压，静脉注射血管扩张剂等。然而，在大多数情况下，失明是不可逆的。

为避免血管内注射，必须采取一些预防措施，包括使用钝针、避免针头或锐针刺入深平面、注射前始终抽吸、使用低压注射器避免渗入，限制注射器的尺寸使每次注射的量为 1mL，脂肪体积为 0.1mL，并在注射区域使用血管收缩剂。避免治疗先前有创伤、慢性炎症或瘢痕的区域。

用永久性记号笔在皮肤上做标记会在针入口处留下"文身"，因为墨水会渗入真皮并留在其中。最合适的解决方法是使用激光去除。还需要避免由阳光照射引起的色素沉着，这种色素沉着难以去除，需要应用激光或化学药物去除。而瘀斑也可以用特定的化妆品来遮盖。

眼睑和眼眶周围

眼睑老化的一些迹象，如泪沟凹陷、上睑沟凹陷和明显的眼睑到脸颊的过渡，都适合使用脂肪填充来进行治疗。

泪沟畸形的治疗在过去几年成为该领域手术的焦点，建议使用的方法有透明质酸和其他合成填充剂的应用，眼眶脂肪重新分布和脂肪移植。移植脂肪作为一种常见的移植物或脂肪乳剂，被称为"纳米脂肪"，目前非常流行。移植脂肪更像是该区域的皮肤再生剂，而不只是填充材料。

对这个区域进行治疗并不容易，因为眶周皮肤非常薄和柔软，并且暴露性较高。如果移植后的眼睑呈现不规则性，这些特殊的特征会使该区域对明显的并发症十分敏感，通常表现为眶缘或上眼睑中出现小肿块（图 4-2-1）。为避免出现这种情况，移植物应该非常薄，采用直径小于 1mm 的带孔针进行收集，并使用 21G 的针深入注射少量脂肪（每个眶周区域 1~2mL）至骨膜处。

如前所述，该区域更容易发生血管内注射及其并发症，应谨慎注射。

面颊

观察脂肪填充技术面部效果的最佳区域是脸颊。与其他哺乳动物一样，随着年龄的增长，人类会逐渐失去身体外周区域的脂肪，而使之重新分布到中央位置。这种萎缩主要发生在四肢，而脸颊也很明显。所以，在不同程度上，随着时间的推移，每个人都有必要通过脂肪填充来改善面部。由于上脸颊的真皮层较厚，我们可以使用孔径大于 1mm 的带孔针获取脂肪组织，并将其通过 16G 的针进行注

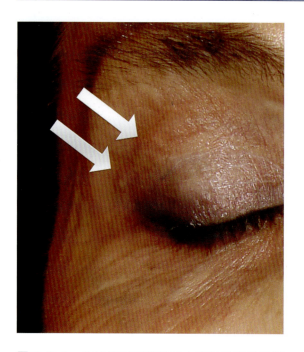

图 4-2-1　尝试使用脂肪矫正上眼睑皱襞处的凹陷，移植脂肪形成了明显的小肿块。为避免发生并发症，该区域应选择更精细的技术：小尺寸的移植物（＜1mm）、21G 针和靠近骨膜的深层注射方式

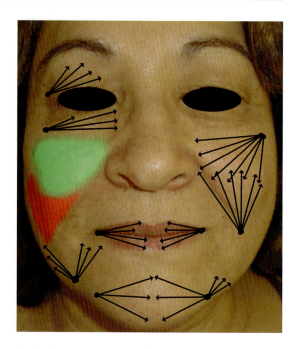

图 4-2-2　面部行脂肪移植时推荐的主要注射点。在颧骨上（绿色区域），在该区域移植物可发挥提升作用，增强了填充脂肪的效果。但是在下脸颊（红色区域），移植物的重量则会使其下垂，因此应该在那里使用适度体积的移植物

射。但下脸颊的皮肤变薄了，下脸颊区域的任何厚移植物或多余的体积都很容易被注意到。当从鼻前棘水平向下进行脸颊注射时，我们建议使用与眶周注射相同的原则，即选用薄且体积小的移植物（图4-2-2）。

　　颧骨的支撑在中面部提供了提升效果，这有助于在上脸颊处行脂肪填充时获得良好的效果。但是下脸颊没有骨骼的支撑，过多的脂肪会增加支撑不良区域的重量，很容易引起下垂，由于中老年患者的皮肤较为松弛，因此这种现象更为常见。在这种情况下，有必要考虑实施面部软组织重新分布的操作（面部提升）（图4-2-3）。

　　该区域中针的入口点是颧骨的上外侧区域和鼻唇沟的下限。注射平面是从真皮深层到骨膜层，包括面部肌肉。应特别注意眶下神经的应激点，避免其神经支配区出现麻木、疼痛或感觉异常。

　　肿胀和瘀青可在治疗后持续出现长达 2 周，比使用合成填充剂的症状更明显，因此我们应该警告患者，脂肪填充并不是一种可以快速恢复的治疗方法。

　　由于目前已知面部脂肪组织的相对缺乏不会因整容手术而得到改善，所以将整容手术和脂肪填充技术结合起来的治疗手段已成为当今面部年轻化治疗的标准方法。脂肪填充是一种简单的操作，可与这些手术结合而获得更好的结果。

鼻子

鼻部脂肪填充技术可用于治疗隆鼻引起的继发性缺陷，或避免将隆鼻术作为隐藏驼峰的增强技术应用于重要部位。如果之前的手术在这么薄的皮肤下造成纤维化，那这个区域并不易于进行治疗，所以我们不建议那些没有丰富脂肪移植经验的外科医师使用这项技术。此外，据报道，眼动脉的逆行脂肪栓塞是鼻部脂肪填充术可能出现的一种并发症。

鼻部脂肪填充技术类似于眶周脂肪填充技术，将针通过鼻尖的小切口插入，也可通过上背部两侧的辅助切口插入。

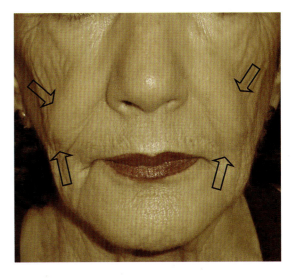

图 4-2-3 对于老年患者，我们必须首先考虑面部提升术，因为松弛的皮肤无法支撑移植物的重量。本案例是一位 80 岁的老人，她在颧骨区域进行脂肪移植 1 年后，脸颊部位的皮肤已经向下移位。若在脂肪移植的同时进行面部提升手术，则可能会产生更好的效果

唇部

改善唇部的金标准是应用透明质酸。使用该产品，可以通过小针注射改善唇部的体积和轮廓，并获得立竿见影的精确效果。该技术的主要限制是会在数月内发生重吸收。与使用透明质酸相比，脂肪填充的效果更持久，但由于体积的不可预测性，以及每侧移植物的存活率不同，因此发生肿胀、瘀伤的风险更高，效果的可控性更小，这可能会影响对称性。此外，对于唇部脂肪的存活率并没有一致结果，一些学者认为脂肪填充并不是最方便的手段，尤其是当我们还有注射透明质酸等其他选择时。关于填充的平面也存在争议，因为尚不清楚像口轮匝肌这样具有持续运动能力的肌肉能否接受移植物整合在其上，因此我们建议仅在皮下和黏膜下水平进行唇部脂肪填充技术。

嘴唇脂肪收集使用的工具是带有 1.5mm 和 1mm 直径的孔的针。1.5mm 直径的针收集的脂肪通过在唇红处注射可以增加其丰满程度，1mm 直径的针收集的脂肪通过在人中处注射可用于改善该区域的轮廓。为了增加线条感，我们将沿唇部的皮肤纹理注射用 1mm 直径的针收集的脂肪。SNIF 和纳米脂肪也可用于改善唇部皮肤。

下颌

脂肪填充可以使下颌更饱满和立体。下颌植入物易于放置，并可以提供良好的饱满感和立体感，但与任何其他合成材料一样，可能会引起相应的并发症，如移位、异物感、神经损伤和感染等，若植入物是通过口内植入的，则并发症尤为严重。另一种选择是使用可吸收的注射材料，如透明质酸或羟基磷灰石钙，但所需量高，且效果不会持续超过 1 年。

就像颧骨区域一样，下颌区域有骨头支撑着软组织，这保证了很好的立体感，所使用的技术也与颧骨区域相似：用孔直径超过 1mm 的带孔针获取脂肪组织，并用 16G 的针注射。填充从下颌外侧进行，

每侧只需一个切口。移植物可以放置在皮下和肌肉内。

一些老年患者的下颌和下唇之间有非常深的皱纹。如果我们在其下填充脂肪，并在皱纹内行 SNIF 技术，则可以显著改善这种皱纹。这个区域周围的真皮非常厚，而 SNIF 技术可以帮助我们恢复其厚度。

下颌骨

在某些情况下，增加下颌骨周围的皮肤量可以使人显得更年轻。在决定对下颌骨周围组织进行脂肪填充前，我们应考虑患者是否真的需要增加该区域的体积，或者是否真的需要进行紧肤手术。如果该患者下颌骨上的皮肤下垂，我们应该考虑施行面部提升术，因为脂肪填充会增加额外的重量从而加剧下垂。我们不应该向那些没有进行过面部年轻化手术和脂肪填充的人推荐这种技术。

在该区域施行脂肪填充的目标是使下脸颊和下颌骨之间、下颌骨与颈部之间的轮廓更自然。

即使皮肤质量很好，我们也应避免在下颌区域使用体积大的厚移植物，使用孔径小于 1mm 的带孔插管来获取薄移植物，并用 18G 的针进行注射。移植平面仅限于皮下组织区。

太阳穴

有患者担心太阳穴区域的凹陷，要求将其填补丰满。一些研究人员注意到，因为该区域脂肪的重吸收率很高，因此其脂肪填充效果不如其他区域的好。太阳穴在解剖学上是一个单一的区域，有一些因素阻碍了该区域通过脂肪移植来变得丰满的可能，如皮肤较薄、下方有颞血管、软组织内包含颞深筋膜（一种坚硬且不可扩张的结构）等。因此，我们只能将移植物放置在一个狭小的空间中，此区域中即便是过度矫正也难以补偿高重吸收带来的影响。此外，由于这是一个皮肤较薄的平坦区域，若脂肪分布得不规则将很容易被发现。

该技术与眶周薄皮区域应用的脂肪移植技术相同。入口点位于颞窝的前下角和发际线中。

乳房

正如在乳房重建适应证中所讨论的那样，由于担心乳房脂肪移植的安全性，许多外科医师避免在没有疾病的健康患者中使用脂肪移植技术。如今，没有临床证据表明这种风险可以阻止外科医师应用该技术。

植入物出现前使用的丰胸技术的优点在于效果持久，且可以避免植入物引起的诸多不良反应，如包膜挛缩、移位、破裂、多年后的植入物更换，以及一种不应放置在乳房特定平面进行重塑的材料等。无须进行二次手术，移植后的脂肪会随着乳房的老化过程而调整位置。鉴于这种技术可以获得形状和触感自然的乳房，应该提前告知患者其效果与使用植入物获得的大不相同，因为，有些患者更喜欢乳房有圆形紧致的外形和坚硬的触感。使用脂肪填充来隆胸的主要缺点是：它不能像植入物那样填充乳房的上极。我们必须将这一情况告知那些专门想要对该区域进行手术的患者，尤其是怀孕后出现乳房萎缩的女性。

因为我们进行脂肪填充时，针是随机穿过乳房组织的，所以手术前彻底检查乳房很重要，以排除任何可能阻碍该手术实施的疾病。应通过乳房触诊来寻找有无肿块，并应在接近手术日期（我们建议 3 个月内）时进行乳房 X 线片检查或超声检查。如果发现任何良性结节，应该在进行脂肪填充前考虑在手术中一并将其切除。如果发现疑似的恶性病变，则不应进行脂肪填充操作，需对患者进行进一步的检查以帮助确诊。对于乳腺影像学评估困难的患者，需要用活检的方式来排除恶性肿瘤的可能，或者需要行基因检查，若发现基因突变则会增加患乳腺癌的风险。对影像学难以成像的这些患者来说，最好选择植入手术，因为脂肪填充会导致乳房发生变化，从而影响乳房的后续成像。乳房非常致密的女性通常不易进行放射学评估，因此可能难以进行脂肪填充操作，而且坚硬的乳房组织也阻碍了脂肪的浸润。

建议不要过度矫正，否则会引起油性囊肿和脂肪坏死（图 4-2-4），这些并发症可能会出现在所有乳房脂肪填充的病例中。因为这种良性并发症会干扰乳房的癌症筛查，改变乳房的形状，并使患者感到疼痛或过于敏感。

人们已经提出在移植前使用负压扩张乳房组织的方法，以借此增加移植区的组织体积、血管化程度和软化程度。这有助于进行大体积的移植，降低并发症的发生率；缺点是需要佩戴不舒服的真空设备数周。

我们建议在乳房脂肪填充治疗 1 年后进行乳房 X 线检查。这将是对治疗后乳房状况的基础记录。之后，如果患者在乳房 X 线片中有任何可疑变化，可以将其与基础乳房 X 线片进行比较，以了解这些变化是以前存在的还是新发的。患者应该让放射科医师知晓自己曾进行过乳房脂肪填充手术，因为医师不清楚其曾进行过脂肪移植手术的话，很多变化是难以解释的。

对于大多数脂肪填充手术来说，严重的并发症很少见。最常见的并发症包括之前提到过的油性囊肿和脂肪坏死，应注意对其进行鉴别和治疗。事实上，这两者都是良性病变，且若病变较小的话，通常是无痛的，因此可以不治疗，但应告知患者这些病变可能会出现在乳房 X 线片中。较大的病变是可触及

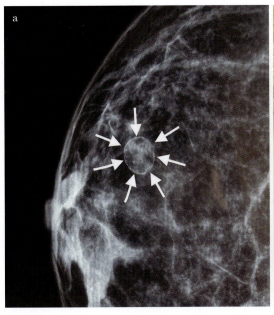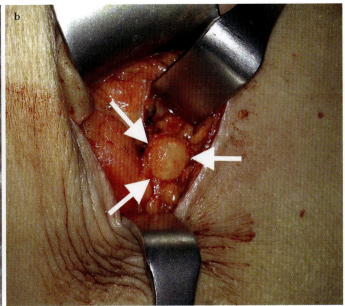

图 4-2-4　油性囊肿。（a）乳房 X 线片。（b）油性囊肿的术中图像

的，会给患者带来不适，还会干扰乳房的放射学检查。这些大病变可以通过直接切除来治疗，或者对于油性囊肿可以通过穿刺来消除或减小其体积。

隆胸

通常要求进行隆胸手术的都是年轻偏瘦的患者，她们需要增加乳房的体积，但从她们的身体上难以收集太多的脂肪。因此，乳房植入物仍然是当今隆胸的金标准方法。乳房脂肪填充技术获得的效果与使用植入物所达到的不同，我们应该提前告知患者前者所形成的乳房不会像植入物形成的那样结实和圆润。但作为一种无创手术，乳房上不会留下切口，可以保留乳房的敏感性和母乳喂养能力，恢复更快且无痛，因为没有假体的移位风险所以对运动和举重的影响更小。

如果患者考虑利用脂肪填充技术达到与植入物相同的乳房体积，那么她应该进行两次脂肪移植手术，且间隔时间应小于6个月。我们会建议患者只采集第一次手术所需的脂肪，以便为第二次手术保留脂肪来源。

脂肪注射使用的是16G的锐针，在乳晕变色区域的每个象限中或在乳房下皱襞的中间刺入。另一个刺入点是在乳房下皱襞的外缘，即下外侧象限处。在新的乳房下皱襞中注射让我们可以轻松地对腺下平面进行脂肪移植。由于存在形成增生性瘢痕的风险，因此必须避免从胸骨旁区域进行注射（图4-2-5）。

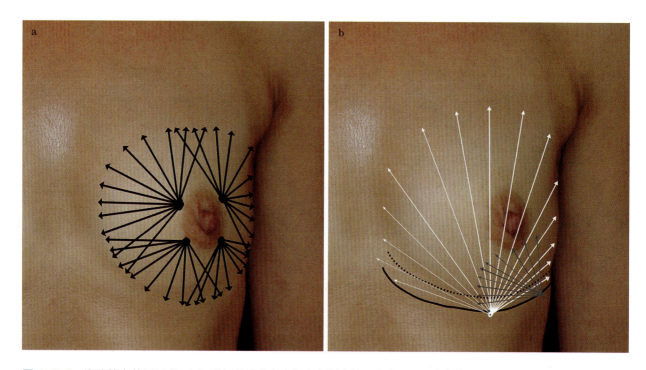

图4-2-5　脂肪填充的切口点。（a）乳晕外缘分布在每个象限中的4个点。（b）白色箭头显示的是另一种在乳房下平面进行填充的方法，即通过新的乳房下皱襞进行浸润（黑色虚线表示现有的乳房下皱襞）。如果需要的话，对于非常宽的乳房，可以在外侧乳房下皱襞中再做一个切口（灰色箭头）

注射将主要是在皮下和腺体下进行，有时也在腺体中进行，部位取决于乳房的质量。对于乳房较软、腺体组织较少、脂肪组织较多的老年患者，更有可能在其腺体中植入脂肪。每个象限注射的脂肪量为 40 ~ 50mL，腺体下平面为 50 ~ 70mL。另外还需将 30 ~ 50mL 的脂肪植入在胸大肌内和下方，但在隆胸时只需对其下部进行脂肪填充，否则乳房的上象限会显得过于丰满。

应注意控制放置在每个象限中的脂肪体积，以确保对称。并非所有的脂肪都是相同的，脂肪的来源也很重要，应注意避免由于不同的脂肪代谢方式而导致的不对称。同一来源的脂肪将用于每个象限（例如，如果腹部脂肪用于右上象限，我们将对左上象限使用相同来源的脂肪）。

一般不用缝合线来封闭插入点，我们只会用胶带。术后第 1 个月应穿戴柔软的胸罩，但对运动或姿势没有影响。应提前告知患者由于术后的肿胀会逐渐消失，所以她在手术后几天看到的乳房大小并不是最终的大小。

与肌肉下放置植入物相比，脂肪填充的过程几乎是无痛的。几个月下来，乳房会变得柔软，而第 3 个月的大小通常会趋于稳定。

复合隆胸技术

这项技术将脂肪填充技术和植入物相结合进行隆胸。优点是在植入物上增加了软组织的厚度以减小移植物的影响，以便于在更浅层放置移植物（如胸肌上），减少所需植入物的体积，并通过形成乳房的平滑过渡来改善乳沟的外观，提供更自然的效果。缺点是手术时间延长，手术费用更高。

脂肪填充技术也可以在任何其他乳房手术后作为辅助手术进行，作为一种可以隐藏植入物的轮廓、使收缩的瘢痕舒张、使乳房变得丰满和改善轮廓的方法，脂肪填充技术可以获得更好的效果和治疗一些并发症。在乳房有植入物的患者中，应该进行非常谨慎的注射以避免刺穿植入物，使用钝针进行注射且部位应更靠近真皮层而不是深层。

管状乳

管状乳是乳房的先天性畸形，在女性的青春期发病。乳房周围软组织来源不明的收缩会导致乳房生长受限，尤其是在乳房下象限中，导致乳房下皱襞的升高和发育不全。乳房只能靠乳晕生长，因为乳晕处的皮肤总是薄而有弹性，因此会导致乳晕宽且突出。这种情况出现在乳房的一边或两边均有可能。因此，双侧乳房均接受治疗时应考虑到每个乳房间的差异而施行个性化治疗。

经典疗法是通过乳房植入物的使用来丰满乳房并试图扩大发育不全的下极，通常在腺体内部创建多个切口以协助植入物环绕乳房植入，并通过乳晕周围乳房固定术来减小乳晕和缩回突出的乳晕。这种方法对乳房组织的伤害较大，会引起相应的并发症，并且通常无法为乳房提供圆形的外观，因为下极缺乏软组织而易引起双泡畸形。

脂肪移植可以帮助管状乳患者的乳房扩张收缩的下极，增大体积。如果畸形严重的话，建议至少间隔 6 个月进行两次手术，以确保移植组织的存活、无活性组织的吸收以及抗纤维化作用的发挥。如果患者只想改善她的乳房形状，则可以避免使用乳房植入物。然而，如果患者想要更丰满的乳房，就像任何其他使用脂肪填充的隆胸操作一样，可以进行第二次脂肪移植手术，或者在第一次脂肪移植手术使乳房形状恢复正常后植入假体，这样的效果更好。我们应该记住，年轻女性可能会优先考虑乳房的丰满程度和坚硬程度，而不仅仅是恢复形状。

脂肪填充技术的原理与隆胸的技术原理相同，但在下极，外科医师应更积极地使用套管破坏乳房组织以减少后续的收缩，并用脂肪填充破坏后的空间。我们不建议进行"经皮筋膜切开术"，因为这会在下极皮肤上留下永久性的白斑。我们更愿意使用刮刀套管在乳房内部执行相同的操作，每次乳房组织的紧密纤维被破坏时都会感受到"咔嗒"感。

术前对管状乳进行标记时，我们应明确想要让乳房下皱襞降低多少。下降2cm的只需轻松一步即可实现，但如果需要下降更多，则应计划进行二次手术，否则下极将无法获得所需的圆形形状。术后几个月，患者应穿戴柔软的胸罩，使脂肪移植物形成圆形的下极（图4-2-6）。

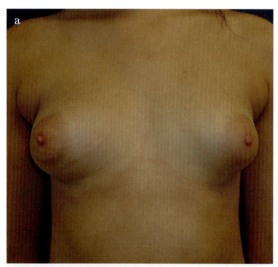

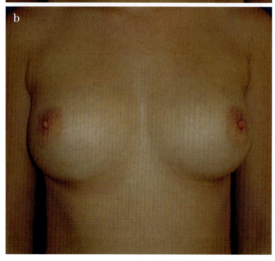

图4-2-6 （a）乳房结节在下象限中造成严重收缩，乳晕增宽。（b）经过两次脂肪移植手术后，乳房变得更圆，收缩得以缓解有助于减轻乳晕突出的外观

乳房的不对称型

当两侧乳房的体积不同且偏小时，常见的方法是在两侧使用不同尺寸的植入物进行隆胸手术。这种方法的缺点是在使用不同直径或不同轮廓的植入物来治疗时会引起新的不对称，这种不对称在几个月后会很明显，并且随着时间的推移而恶化。如果一侧乳房较小而另一侧具有良好的尺寸的话，在较小一侧的乳房中使用植入物则意味着随着年龄的增长，两个乳房的变化会有所不同，与放置植入物的一侧相比，随着时间的推移，较大一侧的乳房下垂会更明显一些。

对于两侧乳房不对称的情况来说，脂肪填充是更好的选择，因为我们可以使用具有自我更新能力的组织来矫正体积的差异，并且与具有确定尺寸和体积的植入物相比，我们可以更精确和个性化地进行体积处理。如果患者希望乳房丰满，那么"复合"隆胸是一个不错的选择，即在较小一侧的乳房上填充脂肪以弥补腺体体积的不足，然后对每侧的乳房都植入相同尺寸的植入物。从长远来看，这种方法可在对称性方面取得更好的效果。

移植的同时进行脂肪填充

患有隆胸植入物并发症（包膜挛缩、植入物移位或旋转、植入物挤压等）的患者经常要求在不使用植入物的情况下治疗这些并发症，但她们又不愿放弃植入物提供的乳房丰满度。脂肪填充的出现为这些患者提供了更方便的选择。在移植的同时进行脂肪填充，不论是否行乳房固定术，都可以为患者提供良好的乳房形状和体积，并使她们更舒适。

手术的基本原理与脂肪填充隆胸手术相同，但有一些技巧可以使手术变得更容易。脂肪移植手术应在取出假体前进行，这可以使乳房更紧实，毕竟丰满的乳房比塌陷的乳房更美观。仅移除部分假体周围囊即可，前囊和后囊应留在原位，目的是将脂肪移植物置于血管化良好的囊性组织下，并且也有助于保留移植物。如果需要的话，可以在移植后进行乳房固定术，需要记住的是标记可能会在植入物移除和脂肪填充后随体积的变化而变化。

手臂

很少见到有关增强手臂美感的手术报道，即便是短袖连衣裙或背心会露出的部位，使患者（通常是女性）十分担心的身体区域也鲜有相关报道。建议的治疗范围包括手术切除皮肤和脂肪（蝴蝶袖整形术）、吸脂，或将两者结合起来。最近，脂肪移植也成了人们关注的热点，可以通过脂肪移植结合吸脂术来改善疗效。

通过手臂评估来确定其上的脂肪分布是否均匀，去除肌肉群之间多余的脂肪以形成更好的肌肉形状，并将这些脂肪移植到需要肌肉突出的地方，比如形成三角肌的突起。在女性中应用的方法与男性中的不同，男性的肌肉浸润量可能高于女性。

该技术与之前描述的用于乳房中的技术相同，但这里可以使用更大的针（12cm长、14G，带孔径为2mm的孔）进行注射，以使过程更快、更舒适。

手部

能有效恢复手部活力的技术很少，因为手部是身体暴露程度最高的区域之一，可以反映人的年龄。脂肪萎缩、色素沉着、手背静脉的明显程度、肌腱和骨骼突出均是手部老化的特征。激光和化学换肤有助于改善手部皮肤的表面情况，但组织厚度只能通过合成填充剂或脂肪填充来矫正。合成填充剂是一种有效的方式，但因为所需的体积远高于面部填充的需求，而且这样体积增大会在1年内完全消失，因此长远来看使用合成填充剂十分昂贵。

脂肪填充为手背的丰满度（体积）恢复提供了一种廉价的选择，移植的脂肪是耐用的、自体的，并具有再生效应。脂肪将通过带有中等大小（1~2mm）孔的针注射，并通过每个指蹼以及手尺侧和桡侧的刺入点进行注射。远端指骨的背部也可以通过这些刺入点进行治疗（图 4-2-7）。

在这里使用钝针非常重要，可以避免静脉、肌腱和神经的损伤，这些静脉、肌腱和神经正好位于皮下平面，是我们放置脂肪的位置。在术前对这些解剖结构进行标记有助于在肿胀阻碍其能见度时更好地定位它们。值得注意的另一点是，进行手部治疗的患者会出现皮肤萎缩，所以注射时要注意均匀，避免形成脂肪团块，一旦形成将会异常明显。

就像身体的其他敏感区域一样，我们通过1mL的注射器进行注射。针是17G的，长度为9cm（若

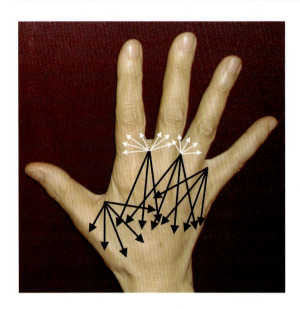

图 4-2-7　手部脂肪填充的插入点。黑色箭头指示的是用于手背注射的点，该通路也可用于手指近端背侧的注射

手小的话，选用 7cm 的）。每只手将注射 20～30mL 的脂肪。手术结束后，用胶带保护针眼，并建议患者将手保持在抬高位置，避免按摩治疗区域，以防止脂肪移位。

手部脂肪填充的并发症并不常见，长期水肿因为需要数周才能解决，是与患者讨论的唯一问题。也有偶尔会发生感染的报道。

臀部

与脂肪填充在隆胸中的应用一样，过去几年里脂肪移植在丰臀中的应用声名鹊起，它成了许多国家（尤其是拉丁美洲国家）最受欢迎的手术之一。与隆胸不太相同的是，丰臀的标准一直是植入硅胶。但在这个部位，对器械的要求很高（为了便于坐立、行走、锻炼等）。臀部植入物的并发症比乳房中的更常见，且更令人担忧（如挤压、移位、疼痛、不适等）。术后的恢复过程也很艰难，因为植入物通常放置在肌内平面，这意味着患者需忍受长期的疼痛，并且行走也会受限。

出于这个原因，脂肪填充的应用意味着该区域的手术有了转变，且这种方法几乎是无痛的；如果脂肪的供体区域足够，与植入物相比，它形成的体积更随意（臀部的肌下平面对固体植入物的容量是有要求的）；因此外科医师可以把要移植的脂肪放置在任何需要的地方，而不是像植入物那样只能放置在特定的解剖袋中；将脂肪填充和侧腹、臀部吸脂手术相结合可以使所有区域都得到调节。

臀部脂肪填充的一个重要限制因素是为获得显著的变化所需移植脂肪的量。为了获得满意的结果，建议每侧注射接近 500mL 的脂肪。如果预计获取的脂肪量达不到这么多，应提前告知患者植入物可能是更好的选择。与脂肪移植隆胸中的应用一样，植入物和脂肪移植相结合会产生更好的效果，因为移植的脂肪可以隐藏植入物的轮廓，并且还可以填充在植入物无法放置的位置，例如下极或外象限。

此处使用的针可能比乳房和面部的大：长为 12～14cm，规格为 14～12G，带有 2～2.5mm 孔径的孔。注射是从臀部的外围边缘开始的，这对于避免在臀部血管区域处出现高压渗透非常重要，臀部血管区域是出现血管内脂肪注射和随后引起致命脂肪栓塞的危险区域（图 4-2-8）

患者已被提前告知应避免在手术后的第 1 个月内长时间静坐于臀部的同一区域，直到移植物完成血管化。由于该手术需要大量吸脂以获取足量的移植物，因此必须穿着压力服，这种服装应该在臀部区域设计一个低压区，以确保移植区域有良好的血供（图 4-2-9）。

因为臀部脂肪填充越来越受欢迎，所以人们对其相关并发症的担忧也有所增加，尤其是脂肪栓塞，它具有潜在的致命后果。同时还可能会出现其他吸脂和脂肪填充手术的常见并发症，例如脂肪坏死或轮廓不规则等，但最令人担忧的还是肺血管或右心室的脂肪栓塞，因为没有针对它们的特定疗法，一旦确诊通常是致命的。当患者在手术期间或手术后的最初几个小时内突然出现心血管衰竭时，应高度警惕脂肪栓塞的可能。需尽快制定抢救措施。为了减小这种风险，建议避免在梨状肌附近的臀静脉区进行深层注射。这个问题的发生似乎与注射的脂肪量没有直接关系。

大腿和小腿

　　尽管一些患者要求使用植入物来增加小腿的丰盈度，该区域也并不是进行脂肪移植的流行区域。这些区域进行脂肪移植获得的效果可能因使用不同植入物而不同，植入物通常放置在肌肉下，产生腓肠肌的作用。脂肪填充可以形成更粗的小腿，但不具有清晰的肌肉线条。因此，脂肪填充在该区域最好的适应证是那些腿很细而想要增粗的女性。

　　对于大腿来说，脂肪填充的使用更多地限于改

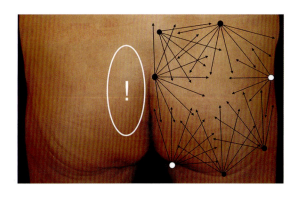

图 4-2-8　臀部脂肪填充的注射点。臀部周边可以根据需要进行尽可能多的注射，但如右侧图所示，应避免在内侧象限进行深层注射，因为存在注射到臀部血管中的风险

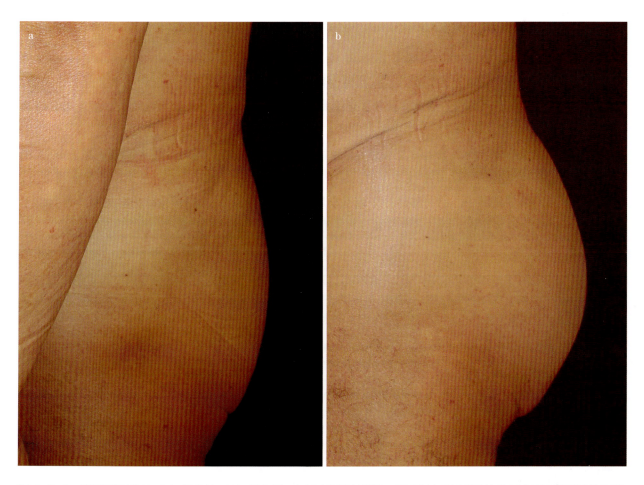

图 4-2-9　臀部脂肪填充。（a）填充前。（b）填充后。如果有足够的脂肪，就可以在丰盈度和立体感方面取得不错的效果

活性凝胶的形式出现，不适合用来注射或像传统的纤维蛋白胶一样使用。它们可以作为固体材料应用在其他方面。在这一族中，只有一种方法可用，即 Cascade Medical（New Jersey，USA）的 Fibrinet PRFM 盒，它也被美国 VerticalSpine 公司用于骨科。与另一种形式的 PRF，即 L-PRF（富含白细胞和血小板的纤维蛋白）相比，其主要缺点仍然是成本较高、制作相对较复杂。

（4）**富含白细胞和血小板的纤维蛋白（L-PRF）**浓缩液是用白细胞和高密度纤维蛋白网制备的。这种 PRF 制备方案是由 Choukroun 等在法国开发出来的一种简单、免费的技术。它被认为是第二代血小板浓缩物，因为天然浓缩物的生产不需要任何抗凝剂或凝胶剂，这仍然是与其他族产物的关键区别。PRF 凝块形成一个强大的纤维蛋白基质，具有复杂的三维结构，其中大部分血小板和白细胞被浓缩。美国食品和药物监督管理局（FDA）批准的唯一一个具有认证材料的 L-PRF 是以美国品牌名称销售的。

2012 年发表的多学科会议共识广泛引用、支持并验证了这一分类系统。这一术语和分类现在被认为是许多领域，特别是口腔颌面学科的共识基础。牙周病学、口腔外科、美学和植入牙科组织将它作为其所有相关出版物的指导方针。

近年来，人们已经提出了其他分类系统，但它们仅限于富含血小板血浆产物和运动医学的应用：

- Mishra 等根据白细胞的存在和 PRP 的活化，提出了仅适用于运动医学的分类：① 1 型 PRP：L-PRP 溶液；② 2 型 PRP：L-PRP 凝胶；③ 3 型 PRP：P-PRP 溶液；④ 4 型 PRP：P-PRP 凝胶。这种分类只限于 PRP，而且不太直观。这种分类唯一的新参数是对血小板浓度的评估：A 型 PRP 是血液中血小板浓度的 5 倍或以上，B 型 PRP 则是不及血液中血小板浓度的 5 倍。由于血小板的浓度完全取决于保持血小板悬浮状态的血清量，在前些年基本摒弃了血小板浓度的概念，因此最后一个参数还需要商榷。血清量因拟定的方案和预期应用的不同而有很大不同，但对预期效果没有影响。绝对血小板计数的概念会更准确，尽管大多数出版物中表述，没有检测到这个参数对临床结果的明确和可重复的影响。

- Delong 等提出了 PAW 分类系统，该系统基于 3 个组成部分：①血小板的绝对数量；②血小板活化发生的方式；③白细胞是否存在。这个系统也仅限于 PRP 族，事实上它与 Mishra 等提出的系统非常相似。关于血小板的数量，没有出版物能够定义在复杂的多组分材料（如血小板浓缩物）中血小板的最佳数量。前两个分类方案很有意思，但它们明显没有证据支撑，也不能更新当前的术语和分类。

- Mautner 等认为，先前公布的 PRP 分类没有一个能够呈现所有可能影响 PRP 活性和功效的特征。研究者认为描述血小板计数（绝对数量 /μL）、白细胞含量（阳性或阴性）非常重要，如果有中性粒细胞和红细胞的话，中性粒细胞百分比、红细胞含量（阳性或阴性）和活化也非常重要。这种分类被称为 PLRA（血小板、白细胞、红细胞和活化）。

- 2016 年，Magalon 等发布了一项新的分类提案《DEPA》，该提案根据以下因素对 PRP 进行分类：①注射血小板的剂量；②生产效率，即回收的血小板百分比；③获得的 PRP 纯度；④活化过程。在这种分类中，需要确定全血和 PRP 的完整细胞计数，以及采集的血液和注射的 PRP 的量。

- 2017 年，Lana 等对 PRP 程序的标准化进行了另一次尝试，即 MARSPILL 分类，该分类描述了 PRP 的种类、细胞和分子成分，其主要关注点在单核细胞（祖细胞和单核细胞）。该分类包含了与 PRP 应用相关的重要变量，比如采集方法、活化、红细胞、离心参数、血小板、图像引导、白细胞数和光激活。

富血小板血浆的使用基础

细胞修复和再生

当一个组织受损时，由于迁移、分裂和细胞蛋白质的合成导致了瘢痕的逐渐形成，成了一个没有功能的组织，即瘢痕。修复是指在不保留其原有结构或功能的情况下进行的组织修复。再生是指恢复、维持其原始组织的特性。受累组织的分化程度越高，其再生能力越低。一旦发生组织损伤，首先在损伤部位形成血肿，血小板黏附在暴露的胶原蛋白上并形成凝块。炎症期，血小板开始活化、脱颗粒并释放生长因子，几小时后，中性粒细胞和巨噬细胞进入伤口部位，然后开始吞噬组织残体。几天后进入增殖期，其特点是血管生成、胶原蛋白沉积、肉芽组织形成、上皮化生和伤口收缩。最后，重塑阶段涉及胶原蛋白的成熟和多余细胞的凋亡，耗时几周到几个月，具体取决于损伤的程度。

血小板是由巨核细胞的细胞质产生的无核细胞片段。它们是透镜状的，直径为 $2 \sim 3\mu m$。它们在外周血中的正常浓度为 $(150 \sim 400) \times 10^9/L$，半衰期为 $7 \sim 10$ 天。血小板生理性活化有 3 个阶段：黏附、变形和聚集。除了众所周知的止血作用外，随着血管损伤引起的血凝块形成，血小板还在组织再生、血管生成、免疫、炎症、肿瘤进展和血栓形成方面发挥着重要作用。这些特性是由于其颗粒中含有 3 种类型的蛋白质：① α：含有纤维蛋白原、血管性血友病因子 V、血小板衍生生长因子（PDGF）和其他生长因子；② δ（致密）：含有 ADP、ATP 和 5- 羟色胺，它们是有效的血小板激活剂；③ λ：即溶酶体，一旦血凝块完成其功能，它们就会帮助溶解血凝块。

血小板颗粒中含有大量的生长因子，有促进合成蛋白和消灭微生物的能力；通过调节炎症的活性，从而有利于细胞的增殖和细胞外基质的合成，由此人们提出使用自体 PRP 来修复和再生组织。由于它们容易获得，因此选择血小板作为底物，而且除了生长因子外，它们还运输其他对组织再生和修复有用的蛋白质。富血小板血浆是一种自体血浆，它所含的血小板数量（1 000 000 血小板 /μL）是普通血液（150 000 血小板 /μL）的 $4 \sim 6$ 倍。

富血小板血浆中的生长因子

近年来，人们对生长因子在诱导组织修复和再生中的性质进行了描述：①吸引并诱导细胞走向组织修复所需的地方；②参与细胞分裂；③刺激血管生成；④激活细胞基质的合成。

与全血和贫血小板血浆相比，生长因子（GF）在 PRP 中明显增加。生长因子含有多种特性：趋化性、血管生成、细胞增殖、分化、调节和细胞外基质合成。这些特性使得生长因子可调节组织再生及修复。这些生长因子在多种细胞和组织中合成和储存，如巨核细胞、成纤维细胞、成骨细胞、肾脏、唾液腺、泪腺和血小板等。血小板在活化和脱颗粒后会释放一些生长因子，其中浓度最高的是血小板衍生生长因子（PDGF）和转化生长因子（TGF）。

人们在富血小板血浆中发现了几种生长因子：血小板衍生生长因子（PDGF）的 3 种亚型：PDGF-AA、PDGF-BB 和 PDGF-AB；转化生长因子（TGF）的 2 种亚型：TGF-β1 和 TGF-β2；血管内皮生长因子（VEGF）；表皮生长因子（EGF）和成纤维细胞生长因子（FGF）。

- 血小板衍生生长因子（PDGF）是各种结缔组织细胞的活性生长因子。许多其他类型的细胞也合成 PDGF，包括巨噬细胞、内皮细胞、成纤维细胞和神经胶质细胞。它是一种强大的化学诱导剂和细胞增殖的刺激剂，在伤口愈合中起着关键的调节作用，也是第一个被批准局部应用以加速伤口愈合的重组生长因子。然而，PDGF 在整个伤口愈合过程中都发挥作用。首先，PDGF 将成纤维细胞、中性粒细胞和单核细胞吸引到损伤部位，同时它也是成纤维细胞的一种有丝分裂原，促进细胞外基质（ECM）的产生。在增殖期，PDGF 刺激成纤维细胞分化为肌成纤维细胞，促进伤口的收缩。到了重塑期，它又能刺激成纤维细胞产生胶原酶。PDGF-AA 和 PDGF-BB 是体外人类细胞的主要有丝分裂原，另外，PDGF 还能刺激巨噬细胞的激活。

- TGF-β 是发育系统中细胞生长的一个多因素调节剂。TGF-β 分子作为最重要的生长和分化调节因子家族的一员，是一种重要的有丝分裂原和成形素，也是维持慢性伤口愈合机制的代表。而 TGF-β1 和 TGF-β2 作为自分泌或旁分泌的生长因子，主要影响成纤维细胞、骨髓干细胞和前成骨细胞。同时 TGF-β 对上皮细胞的迁移也有抑制作用。

- 血管内皮生长因子参与血管发生和血管生成，能促进伤口愈合。血管内皮生长因子也是一种血管扩张剂，增加微血管通透性，并促进周细胞的募集以支持新生血管的形成。它存在于伤口的血凝块中，当形成纤维蛋白凝块时便发挥作用。

- 表皮生长因子（EGF）刺激表皮再生，通过刺激角质形成细胞和真皮成纤维细胞的增殖来促进伤口愈合，并增强其他生长因子的产生和效果。EGF 在体内和体外刺激各种表皮和上皮组织的生长，并在细胞培养中刺激一些成纤维细胞的生长，它在泪水中也普遍存在。EGF 家族的另外两个成员，肝素结合表皮生长因子（HB-EGF）和 TGFox，通过刺激角质形成细胞的增殖，在伤口愈合中发挥作用，并促进再上皮化。一般来说，EGF 是局部给药使用较多的生长因子，也可以静脉给药，适用于烧伤、溃疡和角膜损伤。

- 胰岛素样生长因子（IGF）是由肝脏在生长激素（GH）的刺激下合成的肽类激素。已经有两种不同 IGF（IGF-Ⅰ和 IGF-Ⅱ）的研究：第一种同工型（IGF-Ⅰ）存在于生命全程，随年龄增长而减少；第二种形式（IGF-Ⅱ）只在胎儿阶段存在。两种 IGF 的结构都与人胰岛素原同源。由于这种化学结构的相似性，在实验模型中发现局部应用胰岛素可以加速伤口愈合。而且胰岛素样生长因子（IGF）之间不会发生免疫交叉反应。在肝脏、肾脏、心脏、肺部、脂肪组织和各种腺体等组织中都能合成 IGF。IGF-Ⅰ是由软骨细胞、成纤维细胞和成骨细胞合成的，IGF-Ⅰ对成纤维细胞有促进作用，能刺激蛋白质的合成，也能刺激Ⅰ型胶原蛋白的生物合成、细胞增殖和分化。许多组织都含有 IGF-Ⅰ受体，如肌肉、消化道、皮肤等。在伤口愈合方面，有证据表明 IGF-Ⅰ对角质细胞和成纤维细胞有增殖作用，能抑制细胞凋亡，减少促炎症和抗炎症细胞因子的产生，并刺激细胞外基质成分的产生。还有研究表明，伤口渗液中 IGF-Ⅰ的含量与伤口愈合的成功率呈正相关。

- 成纤维细胞生长因子（FGF）通过诱导毛囊进入生长期来促进头发的生长。它能促进真皮乳头细胞的增殖，并被发现能增加小鼠的毛囊大小，同时还有刺激血管生成的作用。

- 肝细胞生长因子（HGF）是一种血管生成的刺激因子。

PRP 还包括血液中 3 种已知的作为细胞黏附分子的蛋白质：纤维蛋白、纤连蛋白和玻连蛋白。

富血小板血浆作用机制

据推测，血小板是产生 PRP 生物效应的原因，特别是 α 颗粒中含有的血小板衍生生长因子（PDGF）。血栓形成过程中，血小板 α 颗粒释放的 GF 与靶细胞的表面受体相互作用，激活细胞内信号通路，诱导再生过程所需的基因表达，如细胞增殖和细胞外基质形成。基于上述的生理过程，通过添加不同血小板生长因子的富血小板血浆来加速伤口愈合，刺激不同阶段的伤口修复。与生长因子或重组生长因子（以超生理浓度应用）的应用相比，PRP 的优势在于提供多种生长因子，在伤口部位以接近生理条件的浓度发挥协同作用。此外，III 型胶原蛋白、弹性蛋白和透明质酸分别从其前体脯氨酸、赖氨酸和氨基葡萄糖中衍生而来，牢固的纤维蛋白网可以保证维持生物活性分子的持续释放。血小板在激活后 10min 内开始分泌这些生长因子，预合成的生长因子超过 95% 在 1h 内被分泌。这些生长因子作用于靶细胞，通过这种方式，PRP 比正常血凝块启动更大、更快的细胞反应。纤维蛋白原（已经转化为纤维蛋白）与 PRP 中的生长因子相结合，可以有效地促进损伤部位的伤口愈合，并且纤维蛋白凝块的形成可以刺激胶原蛋白的合成，PRP 还能调节细胞因子释放，研究者已经发现 PRP 能显著促进单核细胞介导的促炎症细胞因子 / 趋化因子的释放。LXA 在 PRP 中增加，表明 PRP 可能抑制促炎因子的释放，限制炎症，从而促进组织的再生。单核细胞趋化蛋白 –1（MCP-1）也被 PRP 抑制，而 RANTES（活化调节，正常 T 细胞表达和分泌）在单核细胞培养中增加。PRP 以剂量依赖性的方式刺激单核细胞趋化，而 RANTES 在一定程度上负责 PRP 介导的单核细胞迁移。

血小板释放的多种生长因子发挥了协同作用，同时可以避免被快速降解。血小板浓度的突然增加会导致饱和，并对生长因子受体进行负性调节。有人认为，如果生长因子直接由血小板以缓慢的脉冲方式释放，而不是以栓塞的方式给药，对改善损伤的生理反应可能会更有效。此外，据观察，血小板衍生生长因子对成纤维细胞的增殖和 I 型胶原蛋白的产生有剂量反应关系。血小板浓度高时会抑制这种增殖，而血小板浓度低时则不会显示出明显的效果；因此，不同浓度的血小板衍生生长因子会产生不同影响。

富血小板血浆的抗衰老机制

人皮肤的老化是随着时间的推移功能逐渐下降（内在老化）和环境因素造成的累积性损害（外在老化）的综合结果，包括吸烟、接触化学物质等，尤其是紫外线中波（UVB）辐射。在真皮中，已经有研究证明 UVB 可以刺激人真皮成纤维细胞的胶原酶的产生。在持续暴露于紫外线的皮肤中，胶原蛋白发生变性，弹性组织沉积。因此，真皮细胞外基质的结构完整性受到损害，导致皱纹出现，并使得皮肤弹性丧失。皮肤成纤维细胞通过与角质细胞、脂肪细胞和肥大细胞的相互作用，在衰老过程中起着关键作用，皮肤成纤维细胞可以产生细胞外基质蛋白、糖蛋白、黏附分子和各种细胞因子，也可以通过产生细胞外基质分子和与支持细胞之间的相互作用，对维持皮肤完整性和成纤维细胞 – 角质细胞 – 内皮细胞轴做出贡献。PRP 中的生长因子可能通过刺激成纤维细胞的激活来诱导胶原蛋白和其他基质成分的合成，使皮肤再生和恢复活力，从而治疗皱纹。

自体富血小板血浆（PRP）因其愈合和再生的特性最近得到了很多关注，并被用于治疗瘢痕或脱发。已经有研究表明 PRP 需要激活皮肤成纤维细胞来促进细胞外基质的重塑，这对老化皮肤的再生至关重要。生长因子的局部应用可以刺激光老化面部皮肤的再生，改善外观，并诱导胶原蛋白合成。然而，关于 PRP 对老年成纤维细胞影响方面的研究很少。2010 年，Redaelli 等研究了 PRP 注射对面部和颈部年轻化的体内影响，实验结果表明，注射高浓度 PRP 可增加人皮肤成纤维细胞中 I 型胶原蛋白的

表 4-4-1 PRP 的应用（由 Anitua 等修改）

整形和修复手术	皮肤病学	创伤医学
提升术	伤口不愈	关节成形术
隆鼻术	褥疮	脊柱融合术
乳房整形术	静脉性溃疡	骨骼修复
眼睑整形术	糖尿病性溃疡	移植
皮瓣和移植	神经性溃疡	软骨关节再生
烧伤	咬伤及鳌伤	关节内浸润
脂肪移植		
美容医学	**神经外科**	**普通外科**
年轻化治疗	神经修复	腹部手术
脱发症	颅骨切开术	肝叶切除术
皱纹和褶皱	硬脑膜修补术	胰腺手术
下垂	脑脊液渗漏	疝气修复手术
色素紊乱	垂体瘤手术	脾脏切除术
瘢痕	经蝶骨垂体切除术	胃切除术
条纹		肠外瘘
脂肪团		
剥脱后 / 激光后		
心胸外科	**血管外科**	**口腔颌面外科**
冠状动脉搭桥	颈动脉手术	下颌骨重建
瓣膜手术	主动脉瘤	骨移植
支气管胸膜瘘	血管移植物	鼻窦修复
胸骨和肋骨修复	慢性溃疡	种植牙
纵隔封闭		
眼科	**耳鼻喉科外科**	**泌尿科外科**
上皮细胞再生	甲状腺切除术	前列腺切除术
角膜擦伤和溃疡	腮腺切除术	肾切除术
切口封闭	听觉神经瘤	腹膜后切除术
黄斑裂孔	鼓室成形术	
	移植手术	

PRP 在美容医学中的应用和成果

在美容医学领域，有几种使用 PRP 的方法。

PRP 应用模式

根据不同的激活时间和温度，可以得到用于注射的液体或可塑的凝胶状固体、血小板凝胶或凝块使得创面密封。如果只需要不含生长因子的黏性凝胶，可以激活贫血小板血浆（PPP）以获得纤维蛋白凝块。

局部使用

PRP 对皮肤成纤维细胞有刺激作用，通常在化学或物理去角质后或激光表面重建后，作为凝块或面膜局部应用，喷雾产品中更常见。

填充剂

血小板浓缩物也可以作为填充剂（图 4-4-1）用于填充瘢痕、皱纹或泪沟等褶皱。所谓的血浆凝胶是从贫血小板血浆中获得的，可以作为填充剂使用。制备时，注射器中预先填充维生素 C 100mL/mg，每抽出 5mL 血液就预充 1mL 维生素 C，并在注射器中混合。然后，将不含抗凝剂的血液进行离心处理。把获得的产品装入 1mL 的注射器中，并在 95～98℃下水浴 3min，血浆的蛋白质发生变性而凝胶化，获得的材料可用作面部填充物（图 4-4-2），加热也可以通过机器进行。这里必须特别注意蛋白质的变性，从而形成具有黏度的凝胶，方便注射。通常用 1mL 的注射器和 27G 的针头进行注射，这能保持 3～4 个月的填充效果。一旦被用作填充剂，富含 PRP 因子的臭氧还能有生物刺激的作用。每月用 PRP 重复一次生物刺激，持续 3 个月，然后重新对患者进行评估，再用血浆凝胶填充，这样它基本上取代了透明质酸。

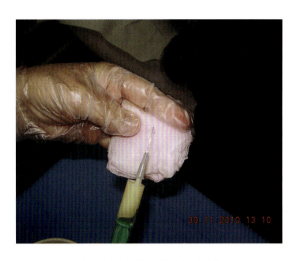

图 4-4-1 血小板浓缩物可作为填充剂

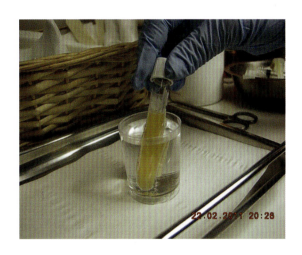

图 4-4-2 加热获得血小板凝胶

由于是自体的材料，这种方法的优点是可以用很少的血量获得几支注射器量的产品，具有最大的营利性和经济性，缺点是变性过程导致的血浆中的生长因子和其他细胞因子失去了可用性。目前还没有文献详细介绍这种方法的有效性，以及这种填充物对成纤维细胞和胶原蛋白合成的生物学效应。

皮肤美容

在皮肤美容市场上有几种外用制剂，其中包括由人皮肤成纤维细胞分泌的生长因子和可溶性基质蛋白。多项临床研究表明，局部应用人生长因子可以缓解皮肤老化的进展，可以减少皱纹和增加弹性，以及增加真皮胶原蛋白的合成。已经有研究证明生长因子可以增加表皮厚度，以及增加真皮浅层成纤维细胞的密度。

Gentile 等对 10 名有烧伤后遗症和创伤后瘢痕的患者进行研究。予以患者自体脂肪与 PRFM 联合治疗，与用离心脂肪治疗的对照组相比，1 年后 PRFM 组的轮廓恢复率为 69%，而对照组的恢复率为 39%。

Ibrahim 等进行了一项比较皮内注射 PRP 与微晶磨皮治疗萎缩纹疗效和耐受性的组织学研究。在疗程结束时，真皮层的胶原蛋白和弹性纤维均明显增加。研究结果表明，单独使用富血小板血浆比微晶磨皮法治疗萎缩纹更有效，但结合两种治疗方法的疗效更好。

雄激素源性脱发

有人专门研究血小板制剂对脱发的影响。大多数都是对雄激素性脱发进行的研究。PRP 会使上皮细胞增厚，胶原纤维和成纤维细胞增生，毛囊周围的血管和毛囊密度增加，新形成的毛囊数量增加，加速毛发形成。Sclafani 注意到，皮内注射 PRFM 增加了雄激素性脱发患者的头发密度指数，但这些结果没有统计学意义。2017 年，Giordano 等进行了一项包括 6 项研究、涉及 177 名患者的 Meta 分析，研究 PRP 局部注射对雄激素性脱发治疗的效果。研究结果显示，局部注射 PRP 治疗雄激素性脱发可能与治疗区域毛发数量的增加和治疗区域的毛发厚度的改善有关，而且发病率最低。这个 Meta 分析的结果应该谨慎解释，因为它是由许多小型研究汇集而成的。可以通过更大规模的随机研究验证这种观点。

在真皮乳头细胞的培养物中应用 PRP 后，能增加增殖、抗凋亡蛋白 Bcl-2 的表达和 FGF-7 的量，而且它在细胞增殖和毛发生长中还能增强 β-连环蛋白的活性。Li 等也进行了一项体内研究，证明 PRP 应用于小鼠背部后，在休止期能够加速进入生长期。Rastegar 等进一步支持了这个结论，证明草本植物提取物和 PRP 的组合在促进人皮肤乳头细胞的增殖方面发挥了积极作用。

Schiavone 等对 64 名患者进行头皮注射 L-PRP（富含白细胞的血小板血浆），并在 6 个月后观察到大多数患者有一定改善。Cervelli 等每个月将 PRFM 注射到脱发头皮中，持续 3 个月后发现头发的平均数量增加和平均密度增加。Khatu 等进行了 P-PRP 的注射，并在 12 周后发现头发数量增加。

一项研究对象为患有脱发的患者的临床试验中，在人体中应用 PRP 后发现，与曲安奈德或安慰剂组相比，PRP 可明显增加细胞增殖和头发再生，并减少头发萎缩、营养不良，且在治疗期间没有发现副作用。

脂肪团

PRP 生物刺激已经开始用作脂肪团的治疗，来帮助恢复结缔组织和美塑治疗前的微循环。Hernández 等对轻度和中度脂肪团患者进行 PRP 与自体脂肪混合的皮内注射，获得了令人满意的效果，在术后 8 周内注射区域变得光滑，且副作用小（红斑和短暂的瘀伤）。因为它的范围很广，这项技术的主要缺点是需要提取 30mL 以上的血液以便能够修复缺损。此外，该手术很难一步完成。

应用技术

在任何治疗之前都要进行皮肤分析（即 Fitzpatrick 量表），并由患者签署知情同意书。在使用前，要治疗的部位应避免化妆或使用任何化妆品，并对该区域进行消毒。应用 PRP 治疗的医师必须做好充分的准备，以便操作到位。在美容注射过程中，必须对面部血管的解剖结构了解透彻，并且意识到注射平面是皮内而不是皮下，从而减少或避免了血管损伤。有一些预防措施：注射前回抽、使用局部血管收缩剂、使用较小的针头（30 ~ 32G）、谨慎细致地操作和使用合适的力度。在眼睑区域注射填充物时，由于此处有丰富的血管，所以需谨慎操作，以防止皮肤坏死或导致视觉方面的并发症。此外，眼周注射必须由熟悉眼眶解剖和面部动脉吻合的职业医师进行。

为了找出理想的治疗方法，应该尽可能地与患者多交流，严格遵守无菌原则，用最少的器械在短时间内完成。通常 20 ~ 25min 内足以在血浆蛋白凝固前获得并使用 PRP。无论使用何种方法激活 PRP，激活的混合物必须在 10min 内使用，防止凝块形成，以及隔离其表面的分泌蛋白。

理想的血浆是半透明的淡黄色，因此，如果注意到有以下现象，就应该停止使用：

- 白色的皮脂腺外观，这可能有两种原因：①患者摄入了大量的脂质；②患者有血脂异常情况。
- 红细胞呈玫瑰色外观：这是由于创伤性抽血导致凝血酶的释放，产生并保留了一些红细胞的微凝块，如果注射可能会产生文身效果。

在应用 PRP 的时候，PRP 以最大为 0.05mL 的微针进行皮内注射（美塑疗法）（图 4-4-3）。每次穿刺的量和深度取决于治疗对象的生理病理变化，并可能根据治疗方案的不同而不同。一般来说，没有关于每次注射的疗程数和 PRP 注射量的具体标准。对于某些患者，平均每年可应用 2 ~ 4 次，也有一些患者可先进行冲击疗法，然后再进行每年的维持治疗。因此，可以让每个专家根据光老化程度和瘢痕、妊娠纹、脱发等情况制订个性化方案。下面介绍一些应用技术的例子。

Gómez-Font 等用 30 G ½ 0.4mm × 4mm 的针头，使用 Nappage 美塑技术和面部中胚层穿刺技术进行多次皮内注射。在开始前 1h 先用麻醉乳膏 EMLA（利多卡因 / 普利卡因 25mg/g + 25mg/g）进行局部麻醉，然后在面部中轴点（眉尾、眼、耳屏、侧鼻、连合、舌骨）进行注射，并通过美塑疗法在颌下轴、下颌轴、耳屏 – 连合轴、耳屏 – 鼻、上唇和下唇、表情纹、眶下轴、额纹和睫间区进行注射。之后将浸泡在氯化钙中含有激活 PPP 的纱布作为面膜敷在治疗部位，以获得舒缓的治疗效果。García 等建议每年进行两次治疗（如果是轻度老化的年轻患者，则进行一次治疗），在整个面颈部进行皮内注射。每隔 1cm 注射 0.01 ~ 0.02cm³。有时在 10 ~ 15 天前需要进行表皮中度去角质后再进行局部喷雾治疗。

PRP 和其他医学美容治疗的结合

激光

烧蚀性和非烧蚀性激光已经与 PRP 联合运用于皮纹、痤疮、瘢痕、嫩肤和色素沉着的治疗，大多取得了良好的效果。PRP 可以加速愈合，并加强激光治疗的效果。P-PRP 治疗增加了真皮表皮

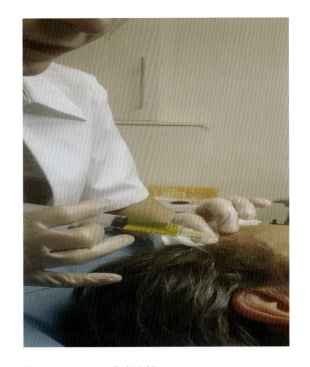

图 4-4-3　PRP 皮内注射

交界处的厚度、胶原蛋白和成纤维细胞的数量。Shin 等发现，P-PRP 联合非剥脱性点阵激光治疗使受试者满意度升高，并增加了皮肤弹性，降低了红斑指数。

人们已经对剥脱性 CO_2 激光换肤后的 PRP 治疗进行了不同的研究。剥脱性 CO_2 激光点阵换肤后协同 PRP 能改善痤疮瘢痕的外观，降低红斑指数和黑色素指数。Gawdat 等发现，剥脱式 CO_2 激光点阵换肤后皮内注射 P-PRP 的效果明显好于单纯激光治疗，且副作用较少。Kim 等在剥脱性 CO_2 激光点阵换肤后皮下注射 PRFM，并注意到术后水肿和红斑减少，有统计学意义，但再上皮化率没有差异。

臭氧

臭氧可以促进血小板聚集和生长因子的释放，也可以激活 PRP。皮内注射 PRP 后可增强臭氧的效果：无菌、抗炎和控制疼痛。

A 型肉毒毒素

Bulam 等表明，PRP 能降低肉毒毒素对肌肉的麻痹。使用肉毒毒素后通过皮肤美塑疗法予以 PRP 与单独使用肉毒毒素相比，肉毒毒素活性失效更明显，而这种相互作用的确切机制研究者尚未解释。

微针疗法

PRP 可以在微针疗法之前或之后局部使用，用于改善瘢痕、色素沉着、细纹、皱纹、皮纹和脱发。Yuksel 等通过皮肤滚轮将 PRP 应用于前额、颧骨和下颌，并注射到鱼尾纹处。根据患者的分级表，在一般外观、皮肤紧致 – 松弛度和皱纹状态方面发现了明显的差异，皮肤科医师认为皮肤紧致 – 松弛度仅存在统计学上的差异。研究者得出 PRP 的应用可以作为面部皮肤年轻化的有效方法的结论。Chawla 进行了一项研究，比较了用 PRP 的微针疗法与用维生素 C 的微针疗法，总体上微针疗法和 PRP 的效果更好，在治疗碾压伤方面效果很好，但对冰锥瘢痕方面的疗效有限。

剥脱

化学去角质后，PRP 可以减少红斑并加速愈合。对于 PRP 和去角质疗法的结合，有不同的研究结果，其中大多数是有利的。尽管如此，Aguilar 等仍认为，鳞片状去皮和羧基疗法联合使用 Jalupro®（甘氨酸、L– 脯氨酸、L– 亮氨酸、L– 赖氨酸和透明质酸钠）比联合使用 PRP 要好。

从面部皮肤图像分析、疗效和安全性角度来考虑，皮肤针刺、富血小板血浆和 70% 甘醇酸化学换肤的组合可以作为 Fitzpatrick 皮肤类型Ⅳ～Ⅵ人群中的萎缩性痤疮瘢痕的首选治疗方法。

透明质酸

Ulusal 证明，在面部注射贫血小板血浆和富血小板血浆以及透明质酸，对总体外观、皮肤紧致 – 松弛度以及皮肤纹理都有明显改善，且有统计学意义。注射次数与改善效果呈正比。

Aguilar 等发现通过脂肪填充、注射 PRP 和透明质酸联合进行的外阴 – 阴道年轻化效果较好且没有并发症。

射频治疗

一些研究者在 PRP 之后使用射频技术（RF）。这种组合在皮纹治疗中显示出良好的效果。皮内射频结合 PRP 似乎是一种有效的治疗萎缩纹的方法，另外，TriPollar 射频治疗萎缩纹也有良好效果。

PRP 的其他应用

伤口愈合

PRP 能加速伤口愈合，且有生成血管的潜力。

口腔和颌面外科学

Whitman 等首次将自体血小板凝胶用于放置骨性结合钛合金种植体。局部应用生长因子可以增强骨再生、软组织愈合，在牙齿种植学和牙周病的治疗中非常有用。也有人认为，PRP 的作用很小或没有作用。这种差异可能是缺乏标准化条件下的临床对照试验。

创伤学和骨科学

PRP 可以加速骨折修复。Tajima 等表明，脂肪源性干细胞和 PRP 混合物的移植对骨的再生有极大的影响。

PRP 已被用于上髁炎、肩袖损伤、跟腱和髌腱损伤、前交叉韧带损伤、肌肉撕裂、半月板病、骨折及其并发症、椎间盘疾病、足底筋膜炎、骨关节炎、慢性肘部肌腱炎、膝内翻矫正、踝关节成形术和关节软骨修复等的治疗。

眼科学

Riestra 等研究了富含生长因子的血浆在眼表的变化。这些制剂已被用于治疗干眼症或持续的上皮缺损等，具有良好的安全性和有效性。PRP 可促进角膜上皮化，减少炎症和疼痛，并显著加快眼部烧伤中角膜和结膜的愈合，也可用于治疗视网膜和黄斑病变。

耳鼻喉科学

PRP 能快速闭合鼓膜穿孔。同时在甲状腺切除和腮腺切除患者中也有应用，效果良好。

皮肤病学

在不同病因如糖尿病、血管性、神经性、褥疮导致的慢性皮肤溃疡中，PRP 都能促进肉芽组织形成，并加速愈合。

有大量关于糖尿病溃疡使用 PRP 疗效的研究，结果显示，PRP 能加速溃疡的闭合，减少疼痛，并提高生活质量，降低护理费用，且没有明显的副作用。Salazar 等在非缺血性病因的溃疡中观察到非常好的效果，PRP 也被用来作为治疗移植物溃疡的辅助手段，效果极佳。在 β- 地中海贫血患者中也有下肢溃疡愈合的案例。但对静脉和高血压溃疡的研究较少。

风湿病学

Anitua 等观察到骨关节炎患者在关节内注射血小板衍生生长因子后，透明质酸和肝细胞生长因子增加。Sánchez 等证明，在膝关节炎患者中注射 PRP 比注射透明质酸对疼痛的改善更大。

神经外科

PRP 具有神经营养作用，可增强神经再生，并有助于改善髓鞘再生。PRP 已被用于改善脊柱融合或外周神经再生，并用于神经退行性病变，如阿尔茨海默病。其应用前景广阔，如脑缺血后受损组织的再生。然而，到目前为止，PRP 在修复周围神经中的作用还没有更大成果。

妇科学

PRP 凝胶可降低大型妇科手术的术后疼痛。另一方面，一项体外研究证实了 PRP 密封生物膜的能力，这个作用值得在未来进行进一步测试。

心血管外科

在心血管外科，伤口局部应用 PRP 可降低感染率，增强止血，减轻疼痛和减少伤口引流量，并减少住院天数。

普通外科

在腹股沟疝术中，使用富含血小板的纤维蛋白作为放置修补网片的粘补材料，可以改善耐受性、术后疼痛，并减少固定网片所需的缝线量。另一项在猪身上进行的研究发现，气管切除后应用 PRP，血流量增加，吻合口阻力增加，愈合更快。

整形外科

2013 年，Sommeling 等发表了关于 PRP 在整形和重建外科中应用最广泛的综述。PRP 已被用于乳房整形术、眼睑整形术、拉皮手术、鼻整形手术，或作为软组织重建和其他皮瓣手术的辅助治疗，以及作为激光换肤后和烧伤后治疗方法。

一些动物研究试图检验 P–PRP 对脂肪移植物存活率和质量的影响。这些研究中只有一项小鼠模型的脂肪移植物存活率没有显著差异。已经证明，PRP 能增加脂肪细胞存活率和干细胞分化，并且炎症反应水平较低，在大鼠和兔子中的脂肪移植存活率也显著提高。

Li 等认为，P–PRP 和脂肪干细胞组成的脂肪移植物是理想的移植方案，由于它能减少吸收，增加体积保持率、脂肪细胞面积和毛细血管形成，并加速脂肪再生。Modarressi 认为，PRP 有良好的液化作用，在脂肪移植中加入 20% 的 PRP 可以提供更好的脂肪移植存活率，减少瘀伤和炎症反应，应用更简单。

脂肪移植和 PRP 的联用也应用于面部重建和美容，效果良好。Cervelli 等研究了 PRP 与用于皮肤再生的游离脂肪移植物联用的效果，证明当脂肪移植与 PRP 联用时，恢复的轮廓维持时间更长。Willemsen 等发现，在移植的自体脂肪中加入 P–PRP 后，恢复速度明显加快，审美上也明显好于没有使用 P–PRP 的情况。

其他研究者比较了 PRP 和 SVF 对年轻化和乳房重建的影响。Rigotti 等得出结论，使用富含 PRP 的脂肪在皮肤再生方面并没有比富含脂肪源性干细胞或 SVF 的脂肪更明显的优势。另一方面，Gentile 等发现，使用增强的基质血管成分或将 PRP 与脂肪移植混合，在维持乳房体积方面效果更好。最近，Gennai 等注意到液体脂肪注射（M–SEFFI）加入 PRP 后，眼周和口周真皮区域的微浅层中有更明显的增生。

PRP 的黏附活性被用于皮瓣和移植手术，以增加活力、加速愈合、封闭无效腔、改善止血、减少炎症反应、减少对引流和加压包扎的需要，并减少水肿、术后疼痛和愈合时间。其他研究者发现 PRP 有血管生成作用，可以提高移植的存活率。Marx 等发现，用 PRP 处理的皮肤供体部位上皮化更快，皮肤更厚，疼痛和不适感更轻。Chandra 等注意到，尽管炎症增加，但在纤维化或胶原沉积的程度上没有观察到明显差异。另一方面，Danielsen 等研究了局部自体富含血小板的纤维蛋白对供体部位和网状分层皮肤移植的上皮化的影响，发现上皮化率没有明显差异。

到目前为止，还不足以建议将 PRP 用于治疗烧伤；但是，未来仍很有前景。

组织工程中的 PRP

PRP 的最新应用是最近几年在组织工程领域中的应用，目前研究者发表了大量关于这方面的研究报告和文章。血小板分泌的生长因子可促进细胞增殖、生长和分化。组织工程几乎适用于上述所有应用。

不良反应、潜在风险和安全考虑

由于是自身的提取物，PRP 较安全，没有疾病传播的潜在风险。所有外用产品都可能有刺激产生皮炎的风险。将该产品注入皮肤所产生的不良反应与任何注射美容治疗中可能出现的不良反应相同，如局部炎症、轻度水肿、红斑、瘀伤、不适、疼痛等，但都是短暂且自限性的。在抽血过程中，一些患者可能会出现头晕或血管迷走神经综合征。使用凝血酶激活血小板的注射式 PRP 制剂受到质疑，因为有可能产生与凝血酶、凝血因子 V 和凝血因子 XI 交叉反应的抗体，从而引起凝血障碍。另一个潜在的作用是释放具有凝血酶原作用的微粒，如白细胞介素 1β。

一些研究者认为，使用 PRP 不会导致感染，因为它是抗菌的，对大多数细菌有效，除了克雷伯菌、肠球菌和假单胞菌；因此，注射前必须进行无菌操作和皮肤消毒。2017 年，Kalyam 等报道了首例在美容时应用 PRP 治疗眼周皱纹导致单侧失明的病例。在一定条件下，PRP 治疗的良好效果是不可否认的；然而科学证据也表明，生长因子及其受体似乎在肿瘤和发育不良的组织中出现过度表达，说明有两种可能的风险：致癌和转移。

致癌作用

在正常的成纤维细胞中，我们可以发现每个细胞有 5000～10 000 个正常的表皮生长因子受体（EGFR），而在肿瘤细胞中已经观察到每个细胞有大约 40 万个正常的 EGFR。这种增加是由于编码受体的基因发生了改变，而不是生长因子过度生产的结果。

人们认为，浓缩生长因子可能更多的是作为激动剂或引发细胞分裂和增殖的启动剂而不是致癌物导致突变。然而，考虑到细胞外生长因子在 7～10 天后会降解，这种现象可能比 PRP 疗法需要更长时间并需维持一定剂量才会出现。

另一个需要考虑的因素是某些生长因子（如血管内皮生长因子和胰岛素样生长因子）的抗凋亡能力。考虑到这种可能性，有研究者建议避免已患有癌症的患者或在大血管和癌前病变（口腔白斑、增殖性斑或日光性唇炎）附近组织中使用 PRP，也尽量避免在以前接触过致癌物的患者中使用 PRP。因此，在吸烟者和 / 或饮酒者中使用 PRP 是不可取的，因为他们暴露于潜在的致突变物中，并且更有可能致癌。目前，我们只能确定 PRP 与致癌之间的可能关系，因为到目前为止，没有科学证据证明 PRP 治疗与正常或发育不良组织的癌变之间存在联系。

转移

另一个需要评估的是血小板促进肿瘤细胞在血管周围组织转移的能力。血小板包裹着肿瘤细胞，并通过血管内皮生长因子（VEGF）促进其血管通透性，从而允许肿瘤的渗透。最近，Menter 等发表了一篇关于该主题的综述，其中有最新证据表明了血小板在止血微环境中的作用，肿瘤细胞利用该微环境促进肿瘤的生长、侵袭和转移。根据研究者的说法，血小板在伤口愈合过程中充当"第一反应者"的角色。癌症是一种非瘢痕性或圆锥形的损伤，可以通过血小板的有丝分裂特性来刺激细胞生长。这种生长最终超过了微循环供应，从而导致血管生成和肿瘤细胞进入血液。循环中的肿瘤细胞重新与血小板结合，这有利于其黏附、外渗和转移。虽然这些研究看起来很有说服力，但仍有争议。

禁忌证和建议

在开始使用 PRP 之前，需要询问详细的病史。在怀孕和哺乳期禁用 PRP，应用慢性血小板抗凝剂的患者是相对禁忌证。不建议在患有严重的系统性疾病和代谢性疾病、凝血功能障碍和皮肤病（如系统性红斑狼疮、卟啉症、过敏性皮炎等）的患者中应用这种技术。

如上所述，一些研究者建议对癌症患者，或在大血管和癌前病变附近，以及对以前接触过致癌物的患者，如吸烟者和 / 或饮酒者，避免使用 PRP。

建议在手术前 7 ~ 10 天停止服用非甾体类抗炎药，在注射前 2 周停止服用全身性皮质类固醇药物。

总结

- 如今，PRP 疗法被许多医学领域所接受。
- PRP 是再生医学应用于美容医学的一次革命。
- PRP 已经被认为是美容医师可用治疗的一部分，并被纳入官方建议和指南。
- 科学证据强调了富集血浆在美容和组织再生方面的潜力，但现有数据的证据水平很低。
- 由于缺乏显著的结果，以及难以以客观和可重复的方式进行量化，这些技术的推广受到了阻碍。
- 应该进行进一步大型和严格的研究，并进行长期随访，以评估 PRP 的安全性和有效性。
- 用富血小板血浆进行面部生物刺激是一种改善皮肤质地的简单方法，并发症发生率低。
- PRP 可以作为年轻化治疗方法的一部分，与其他美容医学治疗相结合可以获得令人满意的结果。
- 与其他治疗一样，其结果取决于医者充分的培训和经验。

参考文献

[1] Trujillo Perez M, Acebal Blanco F, Labrot-Moreno Moleón I, et al. Update of its use in regeneration techniques. Seminario Médico. 2008;60(1):25 - 42.

[2] Yuksel EP, Sahin G, Aydin F, et al. Evaluation of effects of platelet-rich plasma on human facial skin. J Cosmet Laser Ther. 2014;16(5):206 - 8. https://doi.org/10.3109/14764172.2014.949274.

[3] Alcaraz-Rubio J, Oliver-Iguacel A, Sanchez-Lopez JM. Platelet-rich plasma in growth factors. A new door to regenerative medicine. Rev Hematol Mex. 2015;16:128 - 142.

[4] Anitua E, Sánchez M, Nurden AT, et al. New insights into and novel applications for platelet-rich fibrin therapies. Trends Biotechnol. 2006;24(5):227 - 234.

[5] Modarressi A. Platelet rich plasma (PRP) improves fat grafting outcomes. World J Plast Surg. 2013;2(1):6 - 13.

[6] Rodríguez-Flores J, Palomar-Gallego MA, EnguitaValls AB, et al. Influence of platelet-rich plasma on the histologic characteristics of the autologous fat graft to the upper lip of rabbits. Aesthet Plast Surg. 2011;35:480 - 486. https://doi.org/10.1007/s00266-010-9640-5.

[7] Sclafani AP, Azzi J. Platelet preparations for use in facial rejuvenation and wound healing: a critical review of current literature. Aesthetic Plast Surg. 2015;39(4):495 - 505. https://doi.org/10.1007/s00266-015-0504-x.

[8] Arshdeep KMS. Platelet-rich plasma in dermatology: boon or a bane? Indian J Dermatol Venereol Leprol. 2014;80(1):5 - 14. https://doi.org/10.4103/0378-6323.125467.

[9] Díaz-Martínez MA, Ruiz-Villaverde R. Aplicaciones del plasma rico en plaquetas como terapia en dermatología. Más Dermatol. 2016;24:4 - 10. https://doi.org/10.5538/1887-5181.2016.24.4.

[10] Schwartz TA, Martínez SG, Re L. Factores de crecimiento derivados de plaquetas y sus aplicaciones en medicina regenerativa. Potencialidades del uso del ozono como activador. Revista Española de Ozonoterapia. 2011;1(1):54 - 73.

[11] De Sola Semería L, Tejero P. Factores de crecimiento: Aplicaciones en Medicina Estética. In: Tresguerres JAF, Insua E, Castaño P, Tejero P. Medicina Estética y Antienvejecimiento. Editorial medica Panamericana 2ª ed, 2018:485-504.

[12] Tam WL, Ang YS, Lim B. The molecular basis of ageing in stem cells. Mech Ageing Dev. 2007;128:137 - 148.

[13] Amini F, Abiri F, Ramasamy TS, et al. Efficacy of platelet-rich plasma (PRP) on skin rejuvenation a systematic review. Iran J Dermatol. 2015;18(3):119 - 127.

[14] Sclafani AP, McCormick SA. Induction of dermal collagenesis, angiogenesis, and adipogenesis in human skin by injection of platelet-rich fibrin matrix. Arch Facial Plast Surg. 2012;14(2):132 - 136.

[15] Shin MK, Lee JH, Lee SJ, et al. Platelet-rich plasma combined with fractional laser therapy for skin rejuvenation. Dermatol Surg. 2012;38:623 - 630. https://doi.org/10.1111/j.1524-4725.2011.02280.x.

[16] Cho JM, Lee YH, Baek RM, et al. Effect of platelet rich plasma on ultraviolet b-induced skin wrinkles in nude mice. J Plast Reconstr Aesthet Surg. 2011;64(2):31 - 39. https://doi.org/10.1016/j.bjps.2010.08.014.

[17] Liu HY, Huang CF, Lin TC, et al. Delayed animal aging through the recovery of stem cell senescence by platelet rich plasma. Biomaterials. 2014;35(37):9767 - 9776. https://doi.org/10.1016/j.biomaterials.2014.08.034.

[18] Anitua E, Pino A, Orive G. Plasma rich in growth factors inhibits ultravioleta B induced photoageing of the skin in human dermal fibroblast culture. Curr Pharm Biotechnol. 2016;17(12):1068 - 1078.

[19] Sclafani AP. Platelet-rich fibrin matrix for improvement of deep nasolabial folds. J Cosmet Dermatol. 2010;9:66 - 71. https://doi.org/10.1111/j.1473-2165.2010.00486.x.

[20] Sclafani AP. Safety, efficacy, and utility of plateletrich fibrin matrix in facial plastic surgery. Arch Facial Plast Surg. 2011;13(4):247 - 251. https://doi.org/10.1001/archfacial.2011.3.

[21] Redaelli A, Romano D, Marcianó A. Face and neck revitalization with platelet-rich plasma (PRP): clinical outcome in a series of 23 consecutively treated patients. J Drugs Dermatol. 2010;9(5):466 - 472.

[22] Mehryan P, Zartab H, Rajabi A, et al. Assessment of efficacy of platelet-rich plasma (PRP) on infraorbital dark circles and crow's feet wrinkles. J Cosmet Dermatol. 2014;13(1):72 - 78. https://doi.org/10.1111/jocd.12072.

[23] Moya REJ, Moya CY. Bioestimulación facial con PRP. Rev AMC. 2015;19(2):167 - 178.

[24] Uysal CA, Ertas NM. Platelet-rich plasma increases pigmentation. J Craniofac Surg. 2017;28:e793. https://doi.org/10.1097/SCS.0000000000002893.

[25] Díaz-Ley B, Cuevast J, Alonso-Castro L, et al. Benefits of plasma rich in growth factors (PRGF) in skin photodamage: clinical response and histological assessment. Dermatol Ther. 2015;28(4):258 - 263. https://doi.org/10.1111/dth.12228.

[26] Esquirol Caussa J, Herrero VE. Factor de crecimiento epidérmico, innovación y seguridad. Med Clin (Barc). 2015;145:305 - 312. https://doi.org/10.1016/j.medcli.2014.09.012.

[27] Dutoit D. Platelet-rich plasma (PRP) and ACR can ameliorate facial acne scarring: new role in biological rejuvenation. Aesthetic Medicine Congress, South Africa, October 5-6th 2007, Gallagher Estate, Gaugteng.

[28] Lee JW, Kim BJ, Kim MN, et al. The efficacy of autologous platelet rich plasma combined with ablative carbon dioxide fractional resurfacing for acne scars: a simultaneous split-face trial. Dermatol Surg. 2011;37:931 - 938. https://doi.org/10.1111/j.1524-4725.2011.01999.x.

[29] Gawdat HI, Hegazy RA, Fawzy MM, et al. Autologous platelet rich plasma: topical versus intradermal after fractional ablative carbon dioxide laser treatment of atrophic acne scars. Dermatol Surg. 2014;40(2):152 - 161. https://doi.org/10.1111/dsu.12392.

[30] Gentile P, De Angelis B, Pasin M, et al. Adipose-derived stromal vascular fraction cells and platelet-rich plasma: basic and clinical evaluation for cell-based therapies in patients with scars on the face. J Craniofac Surg. 2014;25(1):267 - 272. https://doi.org/10.1097/01.scs.0000436746.21031.ba.

[31] Ibrahim ZA, El-Tatawy RA, El-Samongy MA, et al. Comparison between the efficacy and safety of platelet-rich plasma vs. microdermabrasion in the treatment of striae distensae: clinical and histopathological study. J Cosmet Dermatol. 2015;14(4):336 - 346. https://doi.org/10.1111/jocd.12160.

[32] Uebel CO, da Silva JB, Cantarelli D, et al. The role of platelet plasma growth factors in male pattern baldness surgery. Plast Reconstr Surg. 2006;118:1458 - 1466. https://doi.org/10.1097/01.prs.0000239560.29172.33.

[33] Miao Y, Sun YB, Sun XJ, et al. Promotional effect of platelet-rich plasma on hair follicle reconstitution in vivo. Dermatol Surg. 2013;39(12):1868 - 1876. https://doi.org/10.1111/dsu.12292.

[34] Takikawa M, Nakamura S, Nakamura S, et al. Enhanced effect of platelet-rich plasma containing a new carrier on hair growth. Dermatol Surg. 2011;37:1721 - 1729. https://doi.org/10.1111/j.1524-4725.2011.02123.x.

[35] Khatu SS, More YE, Gokhale NR, et al. Platelet-rich plasma in androgenic alopecia: myth or an effective tool. J Cutan Aesthet Surg. 2014;7(2):107 - 110. https://doi.org/10.4103/0974-2077.138352.

[36] Sclafani AP. Platelet-rich fibrin matrix (PRFM) for androgenetic alopecia. Facial Plast Surg. 2014;30(2):219 - 224. https://doi.org/10.1055/s-0034-1371896.

[37] Giordano S, Romeo M, Lankinen P. Platelet-rich plasma for androgenetic alopecia: Does it work? Evidence from meta analysis. J Cosmet Dermatol. 2017;16:374 - 381. https://doi.org/10.1111/jocd.12331.

[38] Li ZJ, Choi HI, Choi DK, et al. Autologous platelet-rich plasma: a potential therapeutic tool for promoting hair growth. Dermatol Surg. 2012;38(7 Pt 1):1040 - 1046. https://doi.org/10.1111/j.1524-4725.2012.02394.x.

[39] Xiong Y, Liu Y, Song Z, et al. Identification of Wnt/β-catenin signaling pathway in dermal papilla cells of human scalp hair follicles: TCF4 regulates the proliferation and secretory activity of dermal papilla cell. J Dermatol. 2014;41(1):84 - 91. https://doi.org/10.1111/1346-8138.12313.

[40] Rastegar H, Ahmadi Ashtiani H, Aghaei M, et al. Combination of herbal extracts and platelet-rich plasma induced dermal papilla cell proliferation: involvement of ERK and Akt pathways. J Cosmet Dermatol. 2013;12(2):116 - 122. https://doi.org/10.1111/jocd.12033.

[41] Schiavone G, Raskovic D, Greco J, et al. Plateletrich plasma for androgenetic alopecia: a pilot study. Dermatol Surg. 2014;40(9):1010 - 1019. https://doi.org/10.1097/01.DSS.0000452629.76339.2b.

[42] Cervelli V, Garcovich S, Bielli A, et al. The effect of autologous activated platelet rich plasma (AA-PRP) injection on pattern hair loss: clinical and histomorphometric evaluation. Biomed Res Int. 2014;2014:760709. https://doi.org/10.1155/2014/760709.

[43] Trink A, Sorbellini E, Bezzola P, et al. A randomized, double-blind, placebo- and active-controlled, half-head study to evaluate the effects of platelet-rich plasma on alopecia areata. Br J Dermatol. 2013;169(3):690 - 694. https://doi.org/10.1111/bjd.12397.

[44] Leibaschoff G. Cellulite: Is it a fat problem? Prime (Int J Aesthetic Anti-ageing Med). 2014:22.

[45] Hernández I, Rossani G, Dávila M. Plasma rico en plaquetas como inductor de reparación en la paniculopatía edematofibroesclerótica. Reingeniería de Tejidos. 2005;7(2):18 - 24.

[46] Lazzeri D, Agostini T, Figus M, et al. Blindness following cosmetic injections of the face. Plast Reconstr Surg. 2012;129:995 - 1012. https://doi.org/10.1097/PRS.0b013e3182442363.

[47] Tansatit T, Moon HJ, Apinuntrum P, et al. Verification of embolic channel causing blindness following filler injection. Aesthet Plast Surg. 2015;39:154 - 161. https://doi.org/10.1007/s00266-014-0426-z.

[48] Glaich AS, Cohen JL, Goldberg LH. Injection necrosis of the glabella: protocol for prevention and treatment after use of dermal fillers. Dermatol Surg. 2006;32:276 - 281.

[49] Liao J, Ehrlich M, Woodward JA. Soft tissue fillers: avoiding and treating complications. EyeNet Magazine 2013 Feb. http://www.aao.org/eyenet/article/soft-tissue-fillers-avoiding-treatingcomplication?february-2013.

[50] Sclafani AP, Fagien S. Treatment of injectable soft tissue filler complications. Dermatol Surg. 2009;35(Suppl 2):1672 - 1680. https://doi.org/10.1111/j.1524-4725.2009.01346.x.

[51] Kalyam K, Kavoussi SC, Ehrlich M, et al. Irreversible blindness following periocular autologous platelet-rich plasma skin rejuvenation treatment. Ophthalmic Plast Reconstr Surg. 2017;33(3S Suppl 1):S12 - S16. https://doi.org/10.1097/IOP.0000000000000680.

[52] Gómez-Font R, De Miguel-Márquez M, PadiernaGangas AI. Revitalización facial con PRP. Resultados clínicos en una serie de 6 pacientes consecutivos. Magazine de los títulos propios de la UCM. Medicina Estética y Antienvejecimiento. 2012;6:19 - 26.

[53] García JV, González JA, Albandea N. Tratamiento del envejecimiento cutáneo mediante bioestimulación con factores de crecimiento autógenos. Rejuvenecimiento cutáneo. 2005;7(2):8 - 14.

[54] Na JI, Choi JW, Choi HR, et al. Rapid healing and reduced erythema after ablative fractional carbon dioxide laser resurfacing combined with the application of autologous platelet-rich plasma. Dermatol Surg. 2011;37(4):463 - 468. https://doi.org/10.1111/j.1524-4725.2011.01916.x.

[55] Hui Q, Chang P, Guo B, et al. The clinical efficacy of autologous platelet-rich plasma combined with ultra-pulsed fractional CO2 laser therapy for facial rejuvenation. Rejuvenation Res. 2017;20(1):25 - 31. https://doi.org/10.1089/rej.2016.1823.

[56] Del Ojo CD. Plasma rico en plaquetas, ¿es útil en dermatología? Med Cutan Iber Lat Am. 2015;43(2):87 - 89.

[57] Kim H, Gallo J. Evaluation of the effect of platelet-rich plasma on recovery after ablative fractional photothermolysis. JAMA Facial Plast Surg. 2015;17(2):97 - 102. https://doi.org/10.1001/jamafacial.2014.1085.

[58] Bocci V, Valacchi G, Rossi R, et al. Studies on the biological effects of ozone: 9. Effects of ozone on human platelets. Platelets. 1999;10:110 - 116. https://doi.org/10.1080/09537109976167.

[59] Re L, Sanchez GM, Mawsouf N. Clinical evidence of ozone interaction with pain mediators. Saudi Med J. 2010;31:1363 - 1367.

[60] Bulam H, Ayhan S, Sezgin B, et al. The inhibitory effect of platelet-rich plasma on botulinum toxin type-A: an experimental study in rabbits. Aesthet Plast Surg. 2015;39:134 - 140. https://doi.org/10.1007/s00266-014-0418-z.

[61] Boss WK. Methods for the repair and rejuvenation of tissues using platelet-rich plasma composition. US Patent Aplication. 2015;14:597 - 704.

[62] Chawla S. Split face comparative study of microneedling with PRP versus microneedling with vitamin C in treating atrophic post acne scars. J Cutan Aesthet Surg. 2014;7(4):209 - 212. https://doi.org/10.4103/0974-2077.150742.

[63] Conde Montero E, Fernández Santos ME, Suárez Fernández R. Platelet-rich plasma: applications in dermatology. Actas Dermosifiliogr. 2015;106(2):104 - 111. https://doi.org/10.1016/j.ad.2013.12.021.

[64] Aguilar G, Fernández S. Comparación del uso de peeling de ácido salicílico y carboxiterapia alternando con JALUPRO y PRP en el tratamiento de cicatrices post acné. Rev Cient Soc Esp Med Est. 2014;40:36 - 45.

[65] Tantari SHW, Murlistyarini S. Combination treatment of skin needling, platelet-rich plasma and glycolic acid 70% chemical peeling for atrophic acne scars in Fitzpatrick's skin type IV - VI. J Clin Exp Dermatol Res. 2016;7:364. https://doi.org/10.4172/2155-9554.1000364.

[66] Ulusal BG. Platelet-rich plasma and hyaluronic acid - an efficient biostimulation method for face rejuvenation. J Cosmet Dermatol. 2016;16:112 - 119. https://doi.org/10.1111/jocd.12271.

[67] Aguilar P, Hersant B, SidAhmed-Mezi M, et al. Novel technique of vulvovaginal rejuvenation by lipofilling and injection of combined platelet-rich-plasma and hyaluronic acid: a case report. Springerplus. 2016;5(1):1184. https://doi.org/10.1186/s40064-016-2840-y.

[68] Kim IS, Park KY, Kim BJ, et al. Efficacy of intradermal radiofrequency combined with autologous platelet-rich plasma in striae distensae: a pilot study. Int J Dermatol. 2012;51(10):1253 - 1258. https://doi.org/10.1111/j.1365-4632.2012.05530.x.

[69] Manuskiatti W, Boonthaweeyuwat E, Varothai S. Treatment of striae distensae with a TriPollar radiofrequency device: a pilot study. J Dermatolog Treat. 2009;20(6):359 - 364. https://doi.org/10.3109/09546630903085278.

[70] Nikolidakis D, Jansen JA. The biology of platelet-rich plasma and its application in oral surgery: literature review. Tissue Eng Part B Rev. 2008;14:249 - 258. https://doi.org/10.1089/ten.teb.2008.0062.

[71] Bashutski JD, Wang HL. Role of platelet-rich plasma in soft tissue root-coverage: a review. Quintessence Int. 2008;39:473 - 483.

[72] Arora NS, Ramanayake T, Ren YF, et al. Platelet-rich plasma: a literature review. Implant Dent. 2009;18:303 - 310. https://doi.org/10.1097/ID.0b013e31819e8ec6.

[73] Hom DB, Linzie BM, Huang TC. The healing effects of autologous platelet gel on acute human skin wounds. Arch Facial Plast Surg. 2007;9:174 - 183. https://doi.org/10.1001/archfaci.9.3.174.

[74] Chignon-Sicard B, Georgiou CA, Fontas E, et al. Efficacy of leukocyte- and platelet-rich fibrin in wound healing: a randomized controlled clinical trial. Plast Reconstr Surg. 2012;130(6):819e - 829e. https://doi.org/10.1097/PRS.0b013e31826d1711.

[75] Knighton DR, Ciresi K, Fiegel VD, et al. Stimulation of repair in chronic, nonhealing, cutaneous ulcers using platelet-derived wound healing formula. Surg Gynecol Obstet. 1990;170:56 - 60.

[76] Notodihardjo PV, Morimoto N, Kakudo N, et al. Gelatin hydrogel impregnated with platelet-rich plasma releasate promotes angiogenesis and wound healing in murine model. J Artif Organs. 2015;18(1):64 - 71. https://doi.org/10.1007/s10047-014-0795-8.

[77] Kakudo N, Morimoto N, Kushida S, et al. Platelet-rich plasma releasate promotes angiogenesis in vitro and in vivo. Med Mol Morphol. 2014;47(2):83 - 89. https://doi.org/10.1007/s00795-013-0045-9.

[78] Whitman DH, Berry RL, Green DM. Platelet gel: an autologous alternative to fibrin glue with applications in oral and maxillofacial surgery. J Oral Maxillofac Surg. 1997;55:1294 - 1299.

[79] Anitua E, Andia I, Ardanza B, et al. Autologous platelets as a source of proteins for healing and tissue regeneration. Thromb Haemost. 2004;91:4 - 15. https://doi.org/10.1160/TH03-07-0440.

[80] Marx RE, Carlson ER, Eichstaedt RM, et al. Platelet-rich plasma: growth factor enhancement for bone grafts. Oral Surg Oral Med Oral Pathol Oral Radiol Endod. 1998;85:638 - 646.

[81] Marx RE. Platelet-rich plasma: evidence to support its use. J Oral Maxillofac Surg. 2004;62:489 - 496.

[82] Fennis JP, Stoelinga PJ, Jansen JA. Mandibular reconstruction: a clinical and radiographic animal study on the use of autogenous scaffolds and platelet rich plasma. Int J Oral Maxillofac Surg. 2002;31:281 - 286. https://doi.org/10.1054/ijom.2002.0151.

[83] Froum SJ, Wallace SS, Tarnow DP, et al. Effect of platelet-rich plasma on bone growth and osseointegration in human maxillary sinus grafts: three bilateral case reports. Int J Periodontics Restorative Dent. 2002;22(1):45 - 53.

[84] Wiltfang J, Schlegel KA, Schultze-Mosgau S, et al. Sinus floor augmentation with beta-tricalciumphosphate (beta-TCP): does platelet-rich plasma promote its osseous integration and degradation? Clin Oral Implants Res. 2003;14(2):213 - 218.

[85] Simman R, Hoffmann A, Bohinc RJ, et al. Role of platelet-rich plasma in acceleration of bone fracture healing. Ann Plast Surg. 2008;61:337 - 338.

[86] https://doi.org/10.1097/SAP.0b013e318157a185.86. Tajima S, Tobita M, Orbay H, et al. Direct and indirect effects on bone regeneration of a combination of adipose-derived stem cells and platelet-rich plasma. Tissue Eng Part A. 2015;21(5 - 6):895 - 905. https://doi.org/10.1089/ten.TEA.2014.0336.

[87] Taylor DW, Petrera M, Hendry M, et al. A systematic review of the use of platelet-rich plasma in sports medicine as a new treatment for tendon and ligament injuries. Clin J Sport Med. 2011;21:344 - 352. https://doi.org/10.1097/JSM.0b013e31821d0f65.

[88] Peerbooms JC, van Laar W, Faber F, et al. Use of platelet rich plasma to treat plantar fasciitis: design of a multi centre

randomized controlled trial. BMC Musculoskelet Disord. 2010;11:69. https://doi.org/10.1186/1471-2474-11-69.

[89] Silva A, Sampaio R. Anatomic ACL reconstruction: does the platelet-rich plasma accelerate tendon healing? Knee Surg Sports Traumatol Arthrosc. 2009;17(6):676 - 682. https://doi.org/10.1007/s00167-009-0762-8.

[90] Paoloni J, De Vos RJ, Hamilton B, et al. Platelet-rich plasma treatment for ligament and tendon injuries. Clin J Sport Med. 2011;21:37 - 45. https://doi.org/10.1097/JSM.0b013e31820758c7.

[91] Chen TM, Tsai JC, Burnouf T. A novel technique combining platelet gel, skin graft, and fibrin glue for healing recalcitrant lower extremity ulcers. Dermatol Surg. 2010;36:453 - 460. https://doi.org/10.1111/j.1524-4725.2010.01480.x.

[92] Savarino L, Cenni E, Tarabusi C, et al. Evaluation of bone healing enhancement by lyophilized bone grafts supplemented with platelet gel: a standardized methodology in patients with tibial osteotomy for genu varus. J Biomed Mater Res B Appl Biomater. 2006;76:364 - 372. https://doi.org/10.1002/jbm.b.30375.

[93] Riestra AC, Alonso-Herreros JM, Merayo-Lloves J. Platelet rich plasma in ocular surface. Arch Soc Esp Oftalmol. 2016;91(10):475 - 490. https://doi.org/10.1016/j.oftal.2016.03.001.

[94] Tanidir ST, Yuksel N, Altintas O, et al. The effect of subconjunctival plateletrich plasma on corneal epithelial wound healing. Cornea. 2010;29(6):664 - 669. https://doi.org/10.1097/ICO.0b013e3181c29633.

[95] Alio JL, Abad M, Artola A, et al. Use of autologous plateletrich plasma in the treatment of dormant corneal ulcers. Ophthalmology. 2007;114(7):1286 - 1293. https://doi.org/10.1016/j.ophtha.2006.10.044.

[96] Ortuño-Prados VJ, Alio JL. Tratamiento de úlcera corneal neurotrófica con plasma rico en plaquetas y Tutopatch®. Arch Soc Esp Oftalmol. 2011;86(4):121 - 123. https://doi.org/10.1016/j.oftal.2010.11.006. Epub 2011 Feb 20.

[97] Márquez-de-Aracena R, Montero-de-Espinosa I, Muñoz M, et al. Subconjunctival application of plasma platelet concentrate in the treatment of ocular burns. Preliminary results. Arch Soc Esp Oftalmol. 2007;82(8):475 - 481.

[98] Gehring S, Hoerauf H, Laqua H, et al. Preparation of autologous platelets for the ophthalmologic treatment of macular holes. Transfusion. 1999;39:144 - 148.

[99] Limoli PG, Limoli C, Vingolo EM, et al. Cell surgery and growth factors in dry age-related macular degeneration: visual prognosis and morphological study. Oncotarget. 2016;7:46913 - 46923. https://doi.org/10.18632/oncotarget.10442.

[100] Figueroa MS, Govetto A, Arriba-Palomero PD. Shortterm results of platelet-rich plasma as adjuvant to 23-G vitrectomy in the treament of high myopic macular holes. Eur J Ophthalmol. 2016;26:491 - 496. https://doi.org/10.5301/ejo.5000729.

[101] Navarrete Álvaro ML, Ortiz N, Rodriguez L, et al. Pilot study on the efficiency of the biostimulation with autologous plasma rich in platelet growth factors in otorhinolaryngology: otologic surgery (tympanoplasty type I). ISRN Surg. 2011;2011:451020. https://doi.org/10.5402/2011/451020.

[102] Yoo J, Roth K, Hughes B, et al. Evaluation of postoperative drainage with application of platelet-rich and platelet-poor plasma following hemithyroidectomy: a randomized controlled clinical trial. Head Neck. 2008;30(12):1552 - 1558. https://doi.org/10.1002/hed.20900.

[103] Scala M, Mereu P, Spagnolo F, et al. The use of platelet-rich plasma gel in patients with mixed tumour undergoing superficial parotidectomy: a randomized study. In Vivo. 2014;28(1):121 - 124.

[104] Caloprisco G, Borean A. Chronic skin ulcers: a regenerative simulation by topical hemotherapy. Int J Artif Organs. 2004;27(9):816 - 817.

[105] Frykberg RG, Driver VR, Carman D, et al. Chronic wounds treated with a physiologically relevant concentration of platelet-rich plasma gel: a prospective case series. Ostomy Wound Manage. 2010;56:36 - 44.

[106] Villela DL, Santos VL. Evidence on the use of platelet-rich plasma for diabetic ulcer: a systematic review. Growth Factors. 2010;28(2):111 - 116. https://doi.org/10.3109/08977190903468185.

[107] Dougherty EJ. An evidence-based model comparing the cost-effectiveness of platelet-rich plasma gel to alternative therapies for patients with nonhealing diabetic foot ulcers. Adv Skin Wound Care. 2008;21:568 - 575. https://doi.org/10.1097/01. ASW.0000323589.27605.71.

[108] Driver VR, Hanft J, Fylling CP, et al. A prospective, randomized, controlled trial of autologous platelet-rich plasma gel for the treatment of diabetic foot ulcers. Ostomy Wound Manage. 2006;52:68 - 74.

[109] Salazar-Álvarez AE, Riera-del-Moral LF, GarcíaArranz M. Use of platelet-rich plasma in the healing of chronic ulcers of the lower extremity. Actas Dermosifiliogr. 2014;105(6):597 - 604. https://doi.org/10.1016/j.ad.2013.12.011.

[110] Josifova D, Gatt G, Aquilina A, et al. Treatment of leg ulcers with plateletderived wound healing factor (PDWHFS) in a patient with beta thalassaemia intermedia. Br J Haematol. 2001;112:527 - 529.

[111] Gilsanz F, Escalante F, Auray C, et al. Treatment of leg ulcers in beta-thalassaemia intermedia: use of platelet-derived wound healing factors from the patient's own platelets. Br J Haematol. 2001;115(3):710.

[112] Anitua E, Sánchez M, Nurden AT, et al. Platelet-released growth factors enhance the secretion of hyaluronic acid and induce hepatocyte growth factor production by synovial fibroblasts from arthritic patients. Rheumatology (Oxford). 2007;46:1769 - 1772. https://doi.org/10.1093/rheumatology/kem234.

[113] Sánchez M, Anitua E, Azofra J, et al. Intra-articular injection of an autologous preparation rich in growth factors for the

treatment of knee OA: a retrospective cohort study. Clin Exp Rheumatol. 2008;26:910 - 913.

[114] Farrag TY, Lehar M, Verhaegen P, et al. Effect of platelet rich plasma and fibrin sealant on facial nerve regeneration in a rat model. Laryngoscope. 2007;117(1):157 - 165. https://doi.org/10.1097/01.mlg.0000249726.98801.77.

[115] Zheng C, Zhu Q, Liu X, et al. Improved peripheral nerve regeneration using acellular nerve allografts loaded with platelet-rich plasma. Tissue Eng Part A. 2014;20(23 - 24):3228 - 3240. https://doi.org/10.1089/ten.TEA.2013.0729.

[116] Cho HH, Jang S, Lee SC, et al. Effect of neural-induced mesenchymal stem cells and platelet-rich plasma on facial nerve regeneration in an acute nerve injury model. Laryngoscope. 2010;120:907 - 913. https://doi.org/10.1002/lary.20860.

[117] Sariguney Y, Yavuzer R, Elmas C, et al. Effect of platelet-rich plasma on peripheral nerve regeneration. J Reconstr Microsurg. 2008;24(3):159 - 167. https://doi.org/10.1055/s-2008-1076752.

[118] Carrillo-Mora P, González-Villalva A, MacíasHernández SI, et al. Platelet-rich plasma: versatile tool of regenerative medicine? Cir Cir. 2013;81:74 - 82.

[119] Hegewald AA, Ringe J, Sittinger M, et al. Regenerative treatment strategies in spinal surgery. Front Biosci. 2008;13:1507 - 1525.

[120] Masuda K, Oegema TR Jr, An HS. Growth factors and treatment of intervertebral disc degeneration. Spine (Phila Pa 1976). 2004;29:2757 - 2769.

[121] Fanning J, Murrain L, Flora R, et al. Phase I/II prospective trial of autologous platelet tissue graft in gynecologic surgery. J Minim Invasive Gynecol. 2007;14:633 - 637. https://doi.org/10.1016/j.jmig.2007.05.014.

[122] Sipurzynski-Budrass S, Macher S, Haeusler M, et al. Successful treatment of premature rupture of membranes after genetic amniocentesis by intra-amniotic injection of platelets and cryoprecipitate (amniopatch): a case report. Vox Sang. 2006;91(1):88 - 90. https://doi.org/10.1111/j.1423-0410.2006.00784.x.

[123] Englert SJ, Estep TH, Ellis-Stoll CC. Postoperative surgical chest and leg incision sites using platelet gel: a retrospective study. J Extra Corpor Technol. 2008;40(4):225 - 228.

[124] de Hingh IH, Nienhuijs SW, Overdevest EP, et al. Mesh fixation with autologous platelet-rich fibrin sealant in inguinal hernia repair. Eur Surg Res. 2009;43(3):306 - 309. https://doi.org/10.1159/000233526.

[125] Gómez-Caro A, Ausin P, Boada M. Platelet rich plasma improves the healing process after airway anastomosis. Interact Cardiovasc Thorac Surg. 2011;13(6):552 - 556. https://doi.org/10.1510/icvts.2011.273995.

[126] Sommeling CE, Heyneman A, Hoeksema H, et al. The use of platelet-rich plasma in plastic surgery: a systematic review. J Plast Reconstr Aesthet Surg. 2013;66(3):301 - 311. https://doi.org/10.1016/j.bjps.2012.11.009.

[127] Clevens RA. Autologous platelet rich plasma in facial plastic surgery. Proceedings from the 8thInternational symposium of facial plastic surgery. New York, May, 2002.

[128] Bhanot S, Alex JC. Current applications of platelet gels in facial plastic surgery. Facial Plast Surg. 2002;18(1):27 - 33. https://doi.org/10.1055/s-2002-19824.

[129] Vick VL, Holds JB, Hartstein ME, et al. Use of autologous platelet concentrate in blepharoplasty surgery. Ophthal Plast Reconstr Surg. 2006;22(2):102 - 104. https://doi.org/10.1097/01.iop.0000202092.73888.4c.

[130] Shinichiro N, Masayuki I, Megumi T, et al. Platelet-rich plasma (PRP) promotes survival of fat-grafts in rats. Ann Plast Surg. 2010;65:101 - 106. https://doi.org/10.1097/SAP.0b013e3181b0273c.

[131] Nakamura S, Ishihara M, Takikawa M, et al. Platelet-rich plasma (PRP) promotes survival of fat-grafts in rats. Ann Plast Surg. 2010;65(1):101 - 106. https://doi.org/10.1097/SAP.0b013e3181b0273c.

[132] Por YC, Yeow VK, Louri N, et al. Platelet-rich plasma has no effect on increasing free fat graft survival in the nude mouse. J Plast Reconstr Aesthet Surg. 2009;62(8):1030 - 1034. https://doi.org/10.1016/j.bjps.2008.01.013.

[133] Natsuko K, Tatsuya M, Toshihito M, et al. Proliferation-promoting effect of platelet-rich plasma on human adiposederived stem cells and human dermal fibroblasts. Plast Reconstr Surg. 2008;122:1352 - 1360. https://doi.org/10.1097/PRS.0b013e3181882046.

[134] Cervelli V, Palla L, Pascali M, et al. Autologous platelet-rich plasma mixed with purified fat graft in aesthetic plastic surgery. Aesthet Plast Surg. 2009;33:716 - 721. https://doi.org/10.1007/s00266-009-9386-0.

[135] Pires Fraga MF, Nishio RT, Ishikawa RS, et al. Increased survival of free fat grafts with platelet-rich plasma in rabbits. J Plast Reconstr Aesthet Surg. 2010;63(12):e818 - e822. https://doi.org/10.1016/j.bjps.2010.07.003.

[136] Oh DS, Cheon YW, Jeon YR, et al. Activated platelet-rich plasma improves fat graft survival in nude mice: a pilot study. Dermatol Surg. 2011;37(5):619 - 625. https://doi.org/10.1111/j.1524-4725.2011.01953.x.

[137] Li K, Li F, Li J, et al. Increased survival of human free fat grafts with varying densities of human adipose-derived stem cells and platelet-rich plasma. J Tissue Eng Regen Med. 2017;11(1):209 - 219. https://doi.org/10.1002/term.1903.

[138] Cervelli V, Gentile P, Scioli MG, et al. Application of platelet-rich plasma to fat grafting during plastic surgical procedures: clinical and in vitro evaluation. Tissue Eng Part C Methods. 2009;15:625 - 634. https://doi.org/10.1089/ten.TEC.2008.0518.

[139] Willemsen JC, van der Lei B, Vermeulen KM, The effects of platelet-rich plasma on recovery time and aesthetic outcome in facial rejuvenation: preliminary retrospective observations. Aesthet Plast Surg. 2014;38(5):1057 - 1063. https://doi.org/10.1007/

s00266-014-0361-z.

[140] Rigotti G, Charles-de-Sá L, Gontijo-de-Amorim NF, et al. Expanded stem cells, stromal-vascular fraction, and platelet-rich plasma enriched fat: comparing results of different facial rejuvenation approaches in a clinical trial. Aesthet Surg J. 2016;36(3):261 - 270. https://doi.org/10.1093/asj/sjv231.

[141] Gentile P, Orlandi A, Scioli MG, et al. A comparative translational study: the combined use of enhanced stromal vascular fraction and platelet-rich plasma improves fat grafting maintenance in breast reconstruction. Stem Cells Transl Med. 2012;1:341 - 351. https://doi.org/10.5966/sctm.2011-0065.

[142] Gennai A, Zambelli A, Repaci E, et al. Skin rejuvenation and volume enhancement with the micro superficial enhanced fluid fat injection (M-SEFFI) for skin aging of the periocular and perioral regions. Aesthet Surg J. 2017;37(1):14 - 23. https://doi.org/10.1093/asj/sjw084.

[143] Findikcioglu F, Findikcioglu K, Yavuzer R, et al. Effect of preoperative subcutaneous platelet-rich plasma and fibrin glue application on skin flap survival. Aesthet Plast Surg. 2012;36:1246 - 1253. https://doi.org/10.1007/s00266-012-9954-6.

[144] Man D, Plosker H, Winland-Brown JE. The use of autologous platelet-rich plasma (platelet gel) and autologous platelet-poor plasma (fibrin glue) in cosmetic surgery. Plast Reconstr Surg. 2001;107(1):229 - 237.

[145] Powell DM, Chang E, Farrior EH. Recovery from deep plane rhytidectomy following unilateral wound treatment with autologous platelet gel: a pilot study. Arch Facial Plast Surg. 2001;3:245 - 250.

[146] Kakudo N, Kushida S, Minakata T, et al. Platelet-rich plasma promotes epithelialization and angiogenesis in a split thickness skin graft donor site. Med Mol Morphol. 2011;44(4):233 - 236. https://doi.org/10.1007/s00795-010-0532-1.

[147] Kim HY, Park JH, Han YS, et al. The effect of plateletrich plasma on flap survival in random extension of an axial pattern flap in rabbits. Plast Reconstr Surg. 2013;132(1):85 - 92. https://doi.org/10.1097/PRS.0b013e318290f61b.

[148] Sevim KZ, Yazar M, Irmak F, et al. Use of platelet-rich plasma solution applied with composite chondrocutaneous graft technique: an experimental study in rabbit model. J Oral Maxillofac Surg. 2014;72(7):1407 - 1419. https://doi.org/10.1016/j.joms.2014.01.001.

[149] Chandra RK, Handorf C, West M, et al. Histologic effects of autologous platelet gel in skin flap healing. Arch Facial Plast Surg. 2007;9(4):260 - 263. https://doi.org/10.1001/archfaci.9.4.260.

[150] Danielsen P, Jorgensen B, Karlsmark T, et al. Effect of topical autologous plateletrich fibrin versus no intervention on epithelialization of donor sites and meshed split-thickness skin autografts: a randomized clinical trial. Plast Reconstr Surg. 2008;122:1431 - 1440. https://doi.org/10.1097/PRS.0b013e318188202c.

[151] Henderson JL, Cupp CL, Ross EV, et al. The effects of autologous platelet gel on wound healing. Ear Nose Throat J. 2003;82(8):598 - 602.

[152] Pallua N, Wolter T, Markowicz M. Platelet-rich plasma in burns. Burns. 2010;36(1):4 - 8. https://doi.org/10.1016/j.burns.2009.05.002.

[153] Lavik E, Langer R. Tissue engineering: current state and perspectives. Appl Microbiol Biotechnol. 2004;65:1 - 8. https://doi.org/10.1007/s00253-004-1580-z.

[154] Fabi S, Sundaram H. The potential of topical and injectable growth factors and cytokines for skin rejuvenation. Facial Plast Surg. 2014;30(2):157 - 171. https://doi.org/10.1055/s-0034-1372423.

[155] Martinez-Gonzales JM, Cano-Sanchez J, GonzaloLafuente JC, et al. Do ambulatory-use platelet-rich plasma (PRP) concentrates present risks? Med Oral. 2002;7(5):375 - 390.

[156] Beca T, Hernandez G, Morantes S, et al. Platelet-rich plasma. A bibliographic review. Av Periodon Implantol. 2007;19(1):39 - 52.

[157] Albanese A, Licata ME, Polizzi B, et al. Platelet-rich plasma (PRP) in dental and oral surgery: from the wound healing to bone regeneration. Immun Ageing. 2013;10:23. https://doi.org/10.1186/1742-4933-10-23.

[158] Menter DG, Kopetz S, Hawk E, et al. Platelet "First Responders" in wound response, cancer, and metastasis. Cancer Metastasis Rev. 2017;36(2):199 - 213. https://doi.org/10.1007/s10555-017-9682-0.

[159] Menter DG, Tucker SC, Kopetz S, et al. Platelets and cancer: a casual o causal relationship: revisited. Cancer Metastasis Rev. 2014;33(1):231 - 269. https://doi.org/10.1007/s10555-014-9498-0.

[160] Zenker S. Platelet rich plasma (PRP) for facial rejuvenation. J Med Esth et Chir Derm. 2010;148(37):179 - 183.

[161] Di Matteo B, Filardo G, Lo Presti M, et al. Chronic anti-platelet therapy: a contraindication for platelet-rich plasma intra-articular injections? Eur Rev Med Pharmacol Sci. 2014;18(1 Suppl):55 - 59.

织结构良好并正常工作时，皮肤才会显得美丽。反之，如果皮肤的结构被破坏了，组织不能正常有效地发挥作用，那皮肤也就不会像它本来的那般美了。此外，尽管炎症在衰老中的作用正变得越来越清晰明了，但由于其复杂性，具体机制仍未被完全解释。衰老的炎症理论与自由基理论有一定的相似性，都认为炎性损伤是由自由基和特异性炎症肽所介导的。此外，该理论还借鉴了免疫理论和胎儿起源假说。分子和细胞多年来积累的氧化和炎症损伤（旁观者损伤，BD）导致了大多数与衰老相关的功能障碍，进而增加了老年人的伤害和死亡率。其中一些功能障碍可在早期因炎症改变出现前驱症状（亚临床）而被发现。

从各个角度来看，通过患者的自身组织制备生物材料来治愈或改善疾病的病理生理状况一直是一个理想的且令人向往的想法。1958 年，随着第一篇关于自体造血细胞移植尝试的报道的出现，这个想法变成了现实。20 年后，曾被认为无法治愈的疾病开始出现了治愈报道。自体移植的里程碑式成果是对外周干细胞的使用。第一次成功的动物实验是在 20 世纪 60 年代初进行的，并持续进行了 20 年。然而，这项实验在人体的第一次尝试以失败告终，但是在 20 世纪 80 年代，开始逐步建立起这种治疗方法了；而且在第一次尝试之后的半个世纪，自体移植成为了一种多功能的医疗资源，可用于多种目的的治疗并有较高的使用频率。

在当今可用的多种生物材料中，血清引起了广泛关注。然而，由于它最初被认为是细胞自体移植的一个次要的治疗选择，因此发展的较晚，人们对它的了解也比较少。一些事件被证明是推动这类材料的研究和实施的必要因素。第一个事件是了解到一部分生长因子和其他细胞因子在组织修复过程中所起到的作用。其他重要的事件是：①证实了在血小板颗粒内存在的许多物质，包括 PDGF、TGF、EGF 和 IGF；②了解它们的一些功能——调节细胞迁移过程，血管化，细胞增殖，以及新细胞基质的位置；③当然还有方法和系统的发展。最终使一些生物材料的应用成为可能（图 4-5-1）。

现阶段，使用自体材料作为抗衰老手段的产品几乎由一种类型所主导：富血小板血浆（PRP）或富含生长因子的血浆（PRGF）。该类产品的商用名称由于商业保护的原因所以难以统一，但它们指代的东西都是一样的，都是指血小板在氯化钙、凝血酶、纤维蛋白原或任何其他血小板激活剂的作用下被激活时，在血浆体积减少的情况下产生的含有营养因子的自体浓缩血小板。PRP 的替代品是血清。这是更通用的一种物质，因为使用它时不需要抗凝剂，且其应用没有那么多限制，它可以在暴露于多种物质时以不同的方式进行调节。此外，血清制备系统必须是封闭的，以减少污染的可能。这些类型的血清已在其他适应证中使用并取得了出色的效果，它们也被用于改善患者的外貌，因为它与 PRP 有很大的相似性。自体血清在这方面的应用也是几十年前才开发出来的。从那以后，通过简单的自体血液加工而获得某些特定物质的想法一直萦绕于科学家们的心头。类似条件血清的应用已

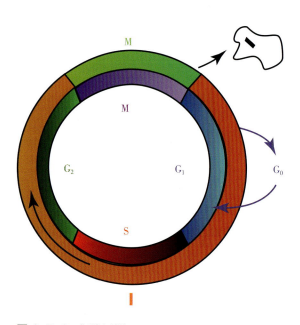

图 4-5-1　细胞周期

成功应用于：

（1）眼部病变。

（2）肌肉损伤。

（3）硬膜外和神经外注射。

（4）创伤 / 关节病理改变。

　　到目前为止，已经出版了许多关于这种自体生物材料有效性的出版物，尽管特别提到自体生物材料不良反应的发生率更低，术后所需的恢复时间更短，以及可能发生的并发症更容易解决等优点，但也有相当一部分出版物表示其在治疗效果方面没有统计学意义，甚至不能获得任何效果，主要是因为病例报告或未控制数据集的研究之间无法进行良好的比较，在使用差异较大的方法获取 PRP 的情况下，其应用情况也会根据适应证而异。

　　在研究在这种条件下获得的患者血清细胞因子图谱时，诞生了使用它来减轻慢性炎症的想法，同时也就自然而然地产生了将其作为一种抗衰老工具而应用的想法。

抗衰自体血清生长因子（ACAS）

　　获取 ACAS 的技术基本和获得富血小板血浆（PRP）或富含生长因子的血浆（PRGF）的方式（前面章节中已经讨论过）一致，但也存在明显的差异性，最主要的区别即是血清和血浆中是否存在凝血蛋白。抗凝管（管内含有抗凝因子）用于获得血浆，而不含抗凝剂的管中便会在管底留下可弃的凝血块。在试管内，硼硅酸盐玻璃球触发反应，导致 IL-1Ra 浓度增高，而 IL-1b 未随之增加。通过合成 IL-1Ra 的诱导即可获得自体血清，无须将免疫球蛋白 G 附着在表面上。通过不同材料的实验，包括塑料聚合物、玻璃和石英，已经验证硼硅酸盐玻璃球作为最有效的表面诱导 IL-1Ra 的重新合成和积累，而不伴随 IL-1b 在血液中的产生（**图 4-5-2**）。

　　经过 37 ℃孵育 24h 后，3000×g 离心 10min，–20 ℃冷冻，ACAS 血清中存在的生长因子和白介素含量比检测标准和研究报告中的要高：IL-1Ra 11.0ng/mL，EGF 1.0pg/mL，TGF-β1 39.5ng/mL，IGF-Ⅰ 108.9ng/mL，PDGF-AB 27.1pg/mL，（上述数据由 R&A 体系的 ELISA 试剂盒提供，Minneapolis，MN，USA）（**表 4-5-1**）。

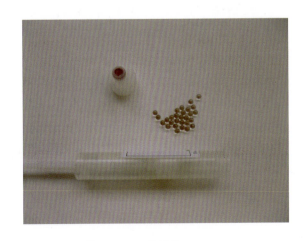

图 4-5-2 获取 ACAS 的设备

制取过程

　　制取 ACAS 的技术简单并新颖，与前面描述的 PRP 技术相比有一些不同，包括 5 个连续步骤：

表4-5-1　生长因子在血液中浓度与在ACAS中浓度的比较

生长因子	血液	孵育后
IL-1Ra	0.3ng/mL	11.0ng/mL
EGF	0.1pg/mL	1.0ng/mL
TGF-β1	1.0ng/mL	39.5ng/mL
IGF-I	72.6ng/mL	108.9ng/mL
PDGF-AB	5.8pg/mL	27.1ng/mL

血液提取、血液培养、ACAS制备、ACAS储存和ACAS应用。

血液提取

提取的量由治疗用途决定，因为血清可以冷冻并保存用于未来的治疗中。每管可装8mL血液，最终生成3.5mL的血清。50mL的血液可以被提取到6根管子中，提取出用于3次注射的血清量。血液通过负压直接收集到标准真空管中。提取后，打开试管栓子，用不含抗凝剂的试管处理自体血清。

血液培养

在37℃下静置孵育24h，管中的硼硅酸盐玻璃球可以在不增加促炎细胞因子的同时刺激细胞生长因子和抗炎成分的产生。

ACAS制备

以每次5000r/10min进行离心。样品暴露在3000Gs下。离心后管底形成一血凝块，此时的上清液即为自体血清。与PRP不同的是，其中的血小板不会破裂。

血凝块和血清完全分离：血凝块在管底部，血清在上方。针管插入至血凝块表面而不接触血凝块之处抽取，即可获得所有血清。

随后，试管被放置在试管架上，从每个试管中分别提取血清。使用5mL注射器和20G针头×¾。可抽取约3.6mL的ACAS。以这种方式抽取的每"小瓶"含有（3.6±0.2）mL ACAS。4个小瓶用于治疗，而第5个用于计数和测量。

注：与血浆不同的是，这里注射时不需要浓缩或激活。

ACAS储存

4小瓶ACAS中有2瓶用于储存，将它们盖上瓶盖并正确标识后，冻存在-20℃环境中，在这种条件下可保存15天。使用前40min，可在室温下进行解冻（图4-5-3）。

ACAS应用

在美塑疗法（中胚层疗法）的过程中采用标准的美塑疗法技术，使用30G½（12.8mm）的针头和0.2μm的细菌过滤器将每瓶药物多次、低剂量（0.1mL）皮内注射（ID），注射的深度为3mm，这样不会留下丘疹。左、右两侧唇部区域各注射（1.8±0.1）mL，每个疗程约15min，注射前使用70%的酒精进行消毒。

我们团队以前的研究取得了很不错的结果，激励我们团队继续深入研究。所有的变量都可以在某个时候变化从而改善结果，但在对结果进行综合分析时，有一些变量被证实是对结果有利的，另一些变量与结果不一致，甚至是完全相反的。

起初，我们在接受 ACAS 的患者的美学改善方面取得了比较客观的结果。由于 ACAS 的全身作用机制尚不明确，因此在这项研究中每个疗程注射两瓶 ACAS，一瓶采用皮内注射（中胚层疗法），而另一瓶采用肌肉注射，每个疗程的间隔时间为 15 天。这项研究结果表明，在使用 ACAS 后，美学方面有了明显改善，特别是表皮水合作用增加了17.08%、皮肤紧实度增加了 10.38%，以及一些机械性能（如黏弹性）增加了 16.59%。

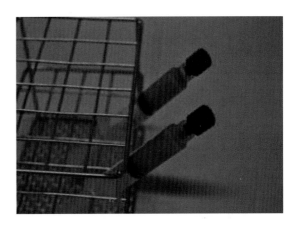

图 4-5-3　解冻自体血清

在以前的研究中观察到的 ACAS 的全身影响（抗炎或抗衰老）更惊人。在一项探索性的病例系列分析中指出，一些患者血浆中的 IL-6 和 PCR 浓度减少了 50%。另一项对 8 例患者进行的试验性研究证实了这一结果，在肌肉注射两瓶 ACAS 后，观察到血浆中 IL-6 的浓度降低了 94.52%（其中一名患者的最高记录），同时 PCR 的浓度也降低了 13.27%，降低的程度远没有那么大。这些样本的分散性较低，强化了数据集。

在这两项研究中，对志愿者进行了 45 天的随访。在皮内注射和肌肉注射 ACAS 后炎症标志物的浓度都降低了，这一结果表明 ACAS 的全身抗炎作用与注射途径无关。鉴于这一事实，我们团队决定修改肌肉注射的应用途径。在我们团队最后的研究中，ACAS 完全是皮内注射（中胚层疗法）的，这是为了保持全身性的效果（较高的标记物浓度）和增加局部（美学）效果。由于局部同时应用两瓶 ACAS 有些激进，因此决定将每个疗程的剂量减少，疗程之间的间隔时间缩短，增加疗程次数，总注射剂量保持不变，不采用肌肉注射，也就是说每周皮内注射 4 瓶 ACAS，随访时间增加至 65 天。这是建议增加剂量前的一个步骤。实验结果显示，一些结果与之前的实验结果一致，证实了我们团队的想法和已经拥有的证据。然而有些结果并不一致，甚至在某些情况下它们是相互矛盾的。

与先前研究中水合作用增加了 17.08% 的结果一致，这次的研究结果显示水合作用增加了 9.63%。这次较低的增幅有多方面的原因，最有可能的原因是患者接受了额外的随访时间。图 4-5-3 解冻的自体血清是在第 65 天时收集的样本，而不是在第 45 天，这可能会改变研究结果。水合作用上升幅度的减少表明了该血清的水合作用可能在注射后约 2 个月达到最大效果，然后减少。

柔软度提高了 24%，目前缺乏相关的研究数据，而且在我们以前的研究中，摩擦力指标数据是有偏差的。柔软度是美学的一个定性指标，可以被触摸和看到，并且与其它定性指标密切相关。光亮度、新鲜度、柔软度、光滑度和脆弱度都是密切相关的，这些相关性必须在未来进行研究。

角质测量评估由于涉及到许多变量，使其难以解释。因为有许多组织和力同时参与，从而正确评估皮肤的机械行为很复杂。事实上已经收集了 18 个测量变量，但这也使得其更难解释。R0 和 R2 的数值自相矛盾，对于 R0，我们团队之前的结果为增加了 10.38%，而这项研究结果显示上升的幅度减少了。我们团队确信这样类似的临床结果是存在偏倚的。R2 的结果出乎意料，本研究结果表明 R2 增长了 1.12% 与先前研究结果中 16.59% 的增长有显著差异。相反，R5 增加了 22.84%，是先前研究数据 11.21% 的 2 倍，这种情况表明组织的弹性很大。R9 降低了 31%，表明对重复机械刺激的反应更好、消耗更低。F0 是从角质测量曲线下获得的总面积，本研究观察到 F0 减少了 22.79%，在皮肤弹性方面有显著改善。这一变化与在 R2 观察到的 1.12% 的变化无显著相关性，证实了 RO 和 R2 的观察值不能放映真实情况。F4 也是导致皮肤紧致的原因。F4 中 5.16% 的降低于皮肤紧致有关，这与之前研究结果中 10.38% 的降低一致。在测量曲线中，Q0 是最大恢复值，表示皮肤紧致度。在参数中观察到 Q0 19.36% 的减少是非常重要的，它不仅支持了以前部分的研究结果，而且还增加了 RO 值真实性的依据。

在先前的研究中，ACAS 应用前后 IL-6 平均血浆浓度的值分别是 1.150pg/mL（SD：0.272）和 0.063pg/mL（SD：0.042），两者之间的差异具有显著的统计学意义（$P=0.002$）。然而，在另一项研究中得到的结果不同。治疗前平均浓度为 0.125pg/mL（SD：0.56），治疗后平均浓度为 1.17pg/mL（SD：2.53），差异具有统计学意义（$P < 0.001$），尽管样本相对较小但具有集中分布趋势，其结果变化趋势与预期不一致。IL-6 平均浓度的数据有 5 个差异值，其中 2 个极端值影响较大。如果剔除异常值，差异没有统计学意义，这存在理论上的矛盾。然而，异常值和极端值的产生的统计学效应不可忽略。无论如何，结果中距离平均值较远的极端值在用药 72h 后出现感冒，而距离平均值较远的第 2 个极端值没有产生传染性病理学或任何其他影响的情况。

在该方案中，ACAS 每周处理，而不是像先前的研究每两周进行处理。因此，中间治疗性注射造成的局部损伤（注射部位）增加了一倍。IL-6 浓度增加的原因是不明确的。这项研究中发现的大量面部病变本身很可能无法解释该现象，也无法解释其发生具有选择性。该结果可能由于极端值所引起的平均水平升高导致的结论，造成两组间差异没有统计学意义。

在以前关于聚合酶链式反应血浆浓度的研究中，治疗前血浆浓度为 0.113mg/dL（SD：0.005），治疗后的血浆浓度为 0.098mg/dL（SD：0.019），差异有统计学意义（$P=0426$）。然而，在这项研究中得到的结果不同。治疗前血浆平均浓度为 0.1481mg/dL（SD：0.141），治疗后平均浓度为 0.42mg/dL（SD：0.132），差异具有统计学意义（$P=0.001$）。尽管样本量较小但具有集中分布趋势，其结果变化趋势与预期相反。就像观察 IL-6 指标得到的结果，聚合酶链式反应的增加也是十分不明确的，研究中发现的大量面部病变本身很可能无法解释该结果。然而，它们很可能对血浆浓度升高有影响。

应用间隔时间仍然是另一个有争议的变量。与 2 周 1 次的应用相比，每周 1 次的应用似乎没有美学上的优势。迄今为止，两次应用之间最合适的间隔时间似乎是 15 天。在不同的研究中使用恒定的剂量，缩短疗程之间的时间意味着对剂量进行细分，从而进行更多的干预。"疗程间隔时间"变量没有被任何方案隔离或适当研究，并且具有可变疗程间隔时间的测量结果可能被其他事件掩盖，例如疗程的数量可能改变可观察到的美学影响或剂量标记物的浓度。

当试图分析皮内或肌内应用 ACAS 后测量值之间的差异时，也发生了同样的事情。由于穿刺本身具有有益的效果，因此皮内注射的小瓶一定比肌肉注射和远程注射的小瓶具有更大的局部美学影响。

总结

尽管收集的一些变量得出的结果不一致，但 ACAS 计划应用的道路显然是正确的。根据每个人的需求定制和调整自体血清的可能性现在已经成为现实。血液的易获取性、调理的简单性、处理的安全性和回注的多功能性，其巨大临床潜力以及低成本，已经使自体血清成为未来治疗当今人类的多种疾病的重要工具。这项技术的巨大挑战将是为每种血清确定合适的调理剂，并为每种待治疗的疾病确定合适的血清。

参考文献

[1] Finch CE, Standford CB. Meat–adaptive genes and true evolution of slower aging in humans. Q Rev Biol. 2004;79:3 – 50.

[2] Gurven M, Kaplan H. Longevity among huntergatherers: a cross cultural examination. Pop Devel Rev. 2007;33(2):321 – 365.

[3] Allard M, Lebre V, Robine JM. Jeanne Calment. From Van Gogh's time to ours. 122 extraordinary years. New York: Freeman Press; 1998.

[4] Gilgamesh. Épopeya de Gilgamesh, 5to rey de Uruk: tablilla VI. Ca 2650 AC.

[5] Diaz JV, Korr J, Gotway MB, et al. Case report: a case of wood–smoke–related pulmonary disease. Environ Health Perspect. 2006;114:759 – 762.

[6] Prescott GJ, Cohen GR, Elton RA, et al. Urban air pollution and cardiopulmonary ill health: a 145 year time series study. Occup Environ Med. 1998;55:679 – 704.

[7] Peden DB. The epidemiology and genetics of asthma risk associated with air pollution. J Allergy Clin Immunol. 2005;115:213 – 219.

[8] Flegal KM, Carroll MD, Ogden CL, et al. Prevalence and trends in obesity among US adults, 1999–2000. JAMA. 2002;288:1723 – 1727.

[9] Ogden CL, Carroll MD, Curtin LR, et al. Prevalence of overweight and obesity in the United States, 1999–2004. JAMA. 2006;295:1549 – 1555.

[10] Olshansky SJ, Passaro DJ, Hershow RC, et al. A potential decline in life expectancy in the United States in the 21st century. New Engl J Med. 2005;352:1138 – 1145.

[11] Andersson RN. U.S. decennial life tables for 1989 – 1991, Vol. 4, no. 4. Hyattsville, MD: National Center for Health Statistics; 1999. p. 1 – 179.

[12] Harman D. Ageing: a theory based on free radical and radiation chemistry. J Gerontol. 1956;11:298 – 300.

[13] Beckman KB, Ames BN. The free radical theory of aging matures. Physiol Rev. 1998;78:547 – 581.

[14] Ershler WB, Keller ET. Age–associated increased Interleukin–6 gene expression, late–life diseases in and fraility. Annu Rev Med. 2000;51:245 – 270.

[15] Finch CE, Crimmins EM. Response to comment on inflammatory exposure and historical changes in human life– spans. Science. 2005;308:1743.

[16] Wilson CJ, Finch CE, Cohen HJ. Mechanisms of cognitive impairment. Cytokines and cognition– The case of head–to–toe inflammatory paradigm. J Am Geriatr Soc. 2002;50:2041 – 2056.

[17] Finch CE. The biology of human longevity: inflammation, nutrition and aging in the evolution of lifespans. San Diego: Academic Press; 2007.

[18] Kurnick NB, Montano A, Gerdes JC, et al. Preliminary observation on the treatment of post–irradiation hematopoietic depression in man by the infusion of stored autogenous bone marrow. Ann Intern Med. 1958;49:973 – 986.

[19] Applebaun FR, Herzig GP, Ziegler JL, et al. Successful engraftment of cryopreserved autologous bone marrow in patients with malignant lymphoma. Blood. 1978a;52:85 – 95.

[20] Applebaun FR, Deisseroth AB, Graw RG Jr, et al. Prolonged complete remission following high dose chemotherapy of Burkitt's lymphoma in relapse. Cancer. 1978b;41:1059 – 1063.

[21] Carella AM, Santini AG, Giordano D, et al. High dose chemotherapy and non–frozen autologous bone marrow transplantation in relapsed advanced lymphomas or those resistant to conventional chemotherapy. Cancer. 1984;54:2836 – 2839.

[22] Goodman JW, Hodgson GS. Evidence for stem cells in the peripheral blood of mice. Blood. 1962;19:702 – 714.

[23] Storb R, Graham TC, Epstein RB, et al. Demonstration of hemopoietic stem cells in the peripheral blood of baboons by cross circulation. Blood. 1977;50:537 – 542.

[24] Applebaun FR. Hemopoietic reconstitution following autologous bone marrow and peripheral blood mononuclear cell infusions. Exp Hematol. 1979;7(suppl 5):7 – 11.

[25] Hershko C, Gale RP, Ho WG, et al. Cure of aplastic anemia in paroxysmal nocturnal haemoglobinuria by marrow transfusion from identical twin: failure of peripheral–leucocyte transfusion to correct marrow aplasia. Lancet. 1979;1:945 – 947.

[26] Abrams RA, Glaubiger D, Appelbaum FR, et al. Result of attempted hematopoietic function using isologous, peripheral blood mononuclear cells: a case report. Blood. 1980;56:516 – 520.

图 5-1-1　人类皮肤的示意图（转载自Tavakolpour 等的文献）

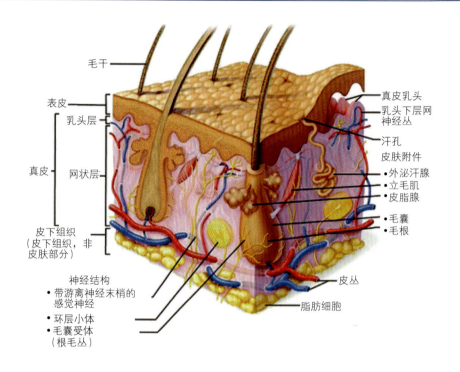

毛干

表皮
乳头层
真皮
网状层

皮下组织
（皮下组织，非皮肤部分）

神经结构
• 带游离神经末梢的感觉神经
• 环层小体
• 毛囊受体（根毛丛）

真皮乳头
乳头下层网神经丛
汗孔
皮肤附件
• 外泌汗腺
• 立毛肌
• 皮脂腺
• 毛囊
• 毛根

皮丛

脂肪细胞

通过研究伤口愈合的过程，包括细胞迁移、增殖、分化、凋亡，以及细胞外基质的合成和重塑等，可以了解很多关于皮肤生理学和细胞外基质的信息。如果残留的表皮或真皮中有足够数量的表皮干细胞，仅累及表皮或真皮浅层的损伤无须手术干预即可重新上皮化。如果表皮角化细胞缺失，则可由来自毛囊和/或汗腺的上皮干细胞实现再生。在伤口愈合的过程中，细胞被重新编程，同时基因和蛋白质表达得到改变。Wnt 通路引导干细胞发挥作用并更新，同时重新编程已分化的细胞，使其去分化而获得干细胞样特性。生长因子的持续存在为伤口愈合提供动力，但在临床实践中把它们单独作为一种治疗并没有得到很好的疗效。人血浆对角质形成细胞的生成起积极作用，却不利于成纤维细胞。Aoki 等证实真皮成纤维细胞、骨髓基质细胞（BMSCs）和来自皮下脂肪组织的前脂肪细胞可以促进表皮再生。

　　成纤维细胞是间充质来源的异质群体，可在许多组织中发现。不同解剖部位的成纤维细胞具有各自特有的表型，可合成不同的细胞外基质蛋白和细胞因子。真皮成纤维细胞释放的细胞因子和生长因子具有自分泌和旁分泌作用。自分泌作用可促进胶原合成和成纤维细胞增殖，旁分泌作用则影响角质形成细胞的生长和分化。真皮成纤维细胞除了可以促进角质形成细胞增殖外，还可促进角质形成细胞层的发育。成人纤维细胞还有调节血管和淋巴内皮细胞增殖的作用。

　　成人毛囊（HF）由间充质细胞组成，它可以在组织再生期间提供信号来调节上皮干细胞的功能。毛囊可以进行实验研究，并且可以轻松地被完整去除。此外，毛囊是哺乳动物中唯一一个一直都处在周期性转变的器官，其拥有相对"静止"的状态（休眠期）和快速大量生长（生长期）的状态，最终，它通过细胞凋亡驱动的器官退化（退化期）循环回到休眠期。

皮肤干细胞

皮肤干细胞具有特殊的能力，可以进行自我更新，还可以分化为构成特定组织的细胞谱系。除了骨髓之外，毛囊和皮肤组织可能是仅有的能提供多种干细胞的组织，比如黑素细胞干细胞、表皮干细胞和间充质干细胞。

表皮干细胞（Epi-SCs）位于滤泡间上皮的基底层和毛囊突起部，毛囊突起部是外根鞘上皮的一个特殊部分，是立毛肌插入的部位（图 5-1-2）。Bulge 细胞不仅有助于在每个毛发周期中产生新的毛囊，而且对伤口愈合过程中表皮的修复也有促进作用。由于毛囊中的表皮干细胞很难获得，Wang 等研究了表皮中的表皮干细胞是否具有能够再生表皮附属物的能力。在潜在的角质形成供体中，包皮似乎是一个很有希望的来源。

成人真皮干细胞还没有很完整的定义。内源性真皮干细胞（DSCs）已被证实存在于成年哺乳动物的真皮中，它可能有助于真皮再生或真皮乳头恢复毛囊生长。内源性真皮干细胞位于毛囊间充质中，它可以作为具有自我更新能力的多能干细胞在体外培养，称为皮肤源性前体（SKPs），可生成中胚层和神经衍生物。此外，皮肤源性前体显示了多能真皮干细胞的所有可能特性，包括在啮齿动物而非人类中已证实的毛囊形态生成能力。一旦移植入皮肤，皮肤源性前体可以生成新的真皮，并重建真皮乳头和结缔组织鞘。现已证实啮齿动物真皮乳头细胞可以从毛囊中获取，并可完好移植到受体皮肤中，从而诱导毛囊的新生发育和毛发生长。

因此，皮肤源性前体对于真皮再生来说是一个非常有效的工具。然而，从人类皮肤中分离皮肤源性

图 5-1-2 毛囊干细胞（转载自 Lee 等的文献）

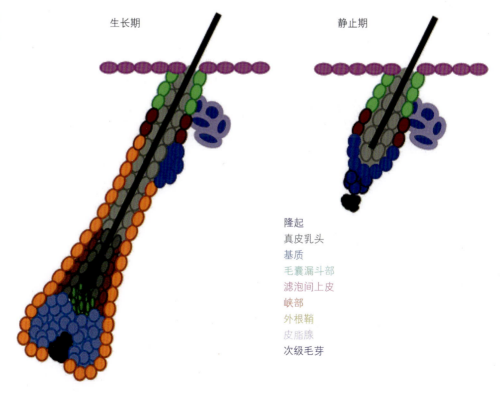

生长期　　　　静止期

隆起
真皮乳头
基质
毛囊漏斗部
滤泡间上皮
峡部
外根鞘
皮脂腺
次级毛芽

前体需要进行侵入性外科手术，并且分离出的细胞在增殖和分化能力上可能有限，也可能有所不同。间充质干细胞（MSCs）也有同样的问题。因此，有很多对多能干细胞的研究。

无色素黑色素细胞（AMMC）被认为是黑色素细胞干细胞群。

从皮肤中获得的细胞谱系

皮肤是细胞治疗中很好的组织来源。各种细胞系都可以从皮肤中获得。此外，组织采集的便捷性，以及皮肤和毛囊干细胞的多能性促进了该领域基础研究和临床研究的发展。

一些神经嵴干细胞存在于嵴源性组织中。毛囊干细胞（HFSCs）和皮肤干细胞（SSCs）均来源于神经嵴细胞。虽然这两种类型的干细胞都可以分化为神经元和黑色素细胞谱系，但毛囊干细胞是黑色素细胞分化的更好来源，而皮肤干细胞更倾向于分化为神经元。

毛囊已被证明含有多能神经嵴干细胞，该干细胞可分化为黑色素细胞、神经细胞、脂肪细胞和其他细胞系。Bulge 细胞可分化为各种类型的皮肤上皮细胞，包括皮脂腺和滤泡间表皮角质形成细胞。

内源性真皮干细胞和皮肤源性前体起源于神经嵴，可分化为黑色素细胞和神经谱系。皮肤源性前体更接近神经元细胞系，而内源性真皮干细胞更接近黑色素细胞前体细胞。皮肤源性前体可以产生中胚层和神经衍生物，包括脂肪细胞、成骨细胞和施万细胞，但倾向于自发向神经元谱系分化。当皮肤源性前体被移植到全层皮肤伤口时，它们会产生多种成纤维细胞表型，并用新生成的真皮组织填充病变区域。移植的皮肤源性前体在与上皮细胞共移植时，也能够整合到现有毛囊的间充质中，并启动新的毛囊形成。

成体细胞可以回到胚胎阶段，并有可能向所有特化细胞类别分化。皮肤成纤维细胞可以被重编程为人诱导多能干细胞（hiPSCs），并有可能获得由它们衍生的所有细胞谱系。人诱导多能干细胞可以分化成具有广泛细胞表型的特定细胞。诱导多能干细胞分化产生的成纤维细胞获得了超过其亲本细胞的生物学效力，其特征是促进了细胞外基质的产生和重构，这种功能特征对这些细胞在再生治疗中的应用起到了重要作用。

Sugiyama 等提供了人诱导多能干细胞中皮肤源性前体的诱导方案。人诱导多能干细胞来源的皮肤源性前体（hiPSC-SKPs）表达多种基因和蛋白质，这些基因和蛋白质曾被报道由 SKPs 表达。在分化潜能方面，hiPSC-SKPs 可成功分化为脂肪细胞、成骨细胞和施万细胞。此外，hiPSC-SKPs 与表皮角质形成细胞共同培养时能够诱导毛囊角化。这些观察表明 hiPSC-SKPs 可能促进包括皮肤附件在内的人类全层皮肤的再生。

人表皮角质形成细胞和表皮干细胞也可以由诱导多能干细胞（iPSCs）发展得来。此外，诱导多能干细胞来源的表皮细胞有能力与小鼠真皮细胞一起重建毛囊。

背景

皮肤领域研究的第一个里程碑是表皮和真皮中酶促分离，以及人类皮肤上皮细胞的体外培养。细胞培养是在 Moscona 等引入胰蛋白酶后出现的。1975 年，Rheinwald 和 Green 开始连续培养角质形成细胞

（自体表皮中），发现表皮细胞培养的局限性并非固定的，而是由角质形成细胞和成纤维细胞之间的关系导致的。表皮移植物可在 3～4 周扩大到其原来的 500 倍以上。1981 年，自 O'connor 等对自体表皮细胞制备的上皮进行首次临床移植后，全球几乎所有较大的烧伤中心都进行了自体表皮移植（CEAs）的试验。

1981 年，Bell 等生产了一种表皮真皮替代物。这项技术被转化为产品 Apligraf®（人类异体成纤维细胞和角质细胞）。在此基础上，还在重度烧伤患者中移植了由人自体角质细胞和牛胶原成纤维细胞组成的真皮 – 表皮皮肤替代品。研究人员发现，成纤维细胞和角质细胞之间的相互影响对建立功能性基底膜至关重要。1981 年，进一步的重大研究进展是开发了一种通常被称为 Integra® 的双层"人造皮肤"，并于 1996 年在美国投入市场使用。将培养的角质细胞与 Integra® 相结合的想法产生了一个新研究领域。然而，现实表明，简单培养的表皮自体移植物并不能很好地接受 Integra® 产生的新真皮。

1995 年，IsolagenTechnologies 公司首次将可注射自体皮肤来源的成纤维细胞用于修复真皮和皮下轮廓畸形。得到可长期矫正及无过敏性不良反应的报道，这使得自体成纤维细胞有望替代其他外来材料而应用于临床。

直到 1990 年，临床前期的人类毛发研究仅限于组织学研究或用人类皮肤移植到小鼠身上的试验，而人类毛囊不能在体外维持和研究。相关研究面临的主要挑战是不仅要保持毛囊的活力，而且要保持其功能。1990 年，Philpott 等开发了一个体外模型，用于研究分离的人类头皮毛囊。这项技术不仅将毛囊的形态和角蛋白的合成保留到第 4 天，而且更重要的是，毛囊显示出的毛干生长速度接近于在体内观察到的生长速度。这种在体外维持人类毛囊存活的能力是人类毛发研究方法上的突破，研究者还提出了研究多种激素、神经递质、生长因子、细胞因子和药物对人类毛囊生物学影响的可能性，同时对一系列毛发生长障碍的发病机制提出了新的见解。

皮肤细胞培养

细胞培养是在有利的人工环境中，在控制条件下培养细胞的过程。当原代培养物达到汇合（它们填满了所有的基质）时，通过将细胞转移到新的培养基上进行亚培养（传代）（图 5-1-3）。干细胞是细胞培养中的关键部分。与其他细胞类型相比，这些细胞可以在培养物中维持更长的时间。

图 5-1-3　细胞培养步骤

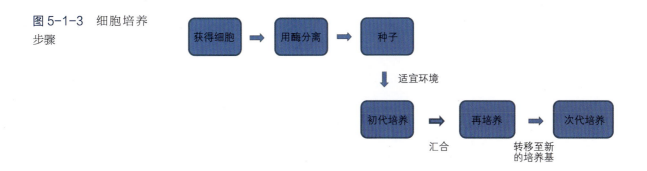

培养物受许多影响细胞功能、增殖、分化和转录状态的因素的影响。温度、pH、时间、复制潜力、培养基成分（生长因子和其他细胞信号）、细胞特征和来源、传代数、物理和生理应激（即剪切应力）、塑料板的附着力、聚合物大小、搅拌速度、叶轮大小和培养基体积都是决定性因素。每种细胞类型都需要具有严格控制特性的合适培养基。不适当的培养条件所带来的负面影响会诱发衰老。塑料培养瓶通常用于单细胞类型的细胞培养。培养箱用于培养细胞，保持最佳温度、湿度、二氧化碳和氧气浓度。特定类型的培养细胞的存活率取决于对塑料板的黏附程度，这意味着细胞的黏附性是一个重要的生存因素。

建立一种新的培养方法有时可以开辟细胞生物学和医学的新领域。其中一个困难是体内细胞和体外细胞动力学之间存在巨大差异，因为再现解剖或生理微环境极其困难。多种因素，包括细胞因子、支架材料、细胞间相互作用和物理压力，构成了这种人工微环境。

为了了解和控制细胞培养物，研究者已经开展了各种研究，并提出了某些假设。第一，因为缺乏对生长因子的定性、定量分析，因此细胞培养基中是否因加入胎牛血清是值得怀疑的。此外，理想的培养基应根据细胞类型含有特定的营养物质。第二，体外细胞培养环境与体内环境非常不同。第三，尽管蛋白分解酶被广泛使用，但必须考虑到在细胞传代或组织消化中使用这些酶会导致细胞外基质和表面蛋白的破坏，因此可能会改变信号和机械转导到细胞核的信号。

与生殖细胞和干细胞不同，体细胞的寿命是有限的。它们在体外培养一定时间后就会停止分裂。典型的人类原始角质细胞在无血清和化学成分明确的培养基中拥有 15～20 次体外倍增的机会。当细胞遇到所谓的 Hayflick 极限时，它们会进入永久静止状态，通常被称为细胞衰老。典型的人类原代细胞的持续复制被两个事件阻止：死亡阶段 1（M1）或"复制性衰老"和死亡阶段 2（M2）或"细胞危机"。进入衰老期的细胞首先停止对外源性有丝分裂刺激的反应，并在失去细胞间接触的同时增强对细胞外基质的黏附。除了原代细胞的长期体外培养外，各种类型的细胞应激，包括端粒侵蚀、DNA 损伤、抑癌基因或癌基因的过度表达、氧化应激、持续的促有丝分裂刺激和各种化学物质也可诱导衰老。不可修复的端粒末端严重缩短最终导致细胞危机，这种状态以大量细胞死亡为特征。

细胞表征

每种细胞类型都拥有特定的蛋白质表达谱（表5-1-1），可以通过不同的方法（即免疫荧光、流式细胞仪等）检测。

表5-1-1　细胞表征

细胞类型	细胞标志物	参考文献
基底层表皮干细胞	K15，K19，细胞角蛋白（CK）5，CK14，CD29（整合素 β1），CD49f（整合素 α6）	[37，71]
毛囊表皮干细胞	CD34，Lgr5 或 K15	[40]
精原干细胞和毛囊干细胞	细胞角蛋白（CK）19、CK15 和 β1 整合素	[47]
已分化的黑色素细胞	HMB45（人类黑素瘤 45）和 S100	[47]
已分化的神经元	NF（神经丝）和 TH（酪氨酸羟化酶）	[47]

细胞类型	细胞标志物	参考文献
皮肤来源的前体	巢蛋白、纤维连接蛋白和 BMP6	[72]
人毛囊干细胞	CD200	[40]
真皮干细胞及其传代	α-平滑肌肌动蛋白（α-SMA），成纤维细胞特异性蛋白 1（FSP1），PDGF 受体 -α（PDGFRα），真皮细胞外基质蛋白Ⅲ	[66]
真皮乳头	CD133、整合素 α 和多功能蛋白聚糖	[2，43]
毛发间充质 DP 和 DSCs	SOX2	[73]
皮脂细胞祖细胞	Lrig1	[40]

笔者将对不同的细胞类型的培养方案进行总结。细胞培养技术不在本章详细描述。

成纤维细胞培养

在 Rheinwald 和 Green 于 1975 年发现培养和扩增角质细胞之前，培养成纤维细胞的技术早已建立，而角质细胞的增殖需要成纤维细胞来支持。真皮成纤维细胞可以通过酶降解或外植体培养从皮肤活检中提取。用于培养成纤维细胞的培养基通常补充有胎牛血清，这曾引起了人们对传播牛海绵状脑病（BSE）的担忧。因而，这种血清只从无 BSE 的国家获得。

成纤维细胞和成体干细胞进行不对称分裂，这意味着待分裂细胞产生一个成体干细胞和一个专门的干细胞（成纤维细胞），这表明直到完全分化之前，干细胞的分裂具有连续性。

成纤维细胞很容易在实验室中培养（图 5-1-4），将成纤维细胞纳入组织工程的皮肤替代品已经产生了很好的效果，包括症状性疼痛的缓解、快速愈合、减少瘢痕，以及更好的美容效果。培养基中的成

角质细胞

成纤维细胞

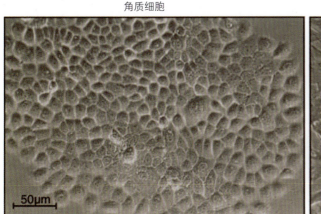
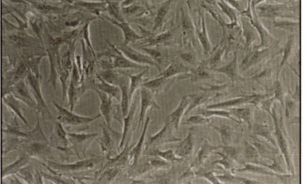

图 5-1-4 单层培养中培养的小型猪角质形成细胞和成纤维细胞的相位对比图像（转载自 Dame 等的文献）

纤维细胞的特征和生长参数将受到传代数、供体年龄、成纤维细胞的亚型（网状或乳头状真皮）和解剖部位的影响。获得的成纤维细胞往往迁移得更慢，更早达到细胞培养的衰老期，细胞群倍增时间延长，对生长因子的反应也更少。影响成纤维细胞在培养基中行为的其他因素包括维生素，如维生素 C，以及抗氧化剂，包括辅酶 Q10。例如，在有维生素 C 的情况下，成纤维细胞产生的胶原蛋白要多 2 倍，这种反应与成纤维细胞的年龄无关。同样，辅酶 Q10 通过增加细胞增殖和成纤维细胞的流动性促进伤口愈合。

研究者已经描述了几种培养成纤维细胞的方案。Solakoglu 等使用了大鼠活体组织，其提供的真皮结缔组织用胶原酶 B 和 DNA 酶处理。成纤维细胞的培养通常是在 37℃、含 5% CO_2 的湿润空气的烧瓶中进行的。研究者已经使用了许多不同的培养基。

- Eça 等于 2012 年将含有 L- 氨基酸、Earle 盐和碳酸氢钠的培养基添加到含有真皮碎片的培养瓶中，并补充了患者的人血清。
- Solakoglu 等使用 DMEM（Dulbecco's modified Eagle's medium）-F12 培养基和 FCS。
- Weiss 使用了 Iscove 改良的 Dulbecco 培养基（IMDM），该培养基中含有补充了抗生素和胎牛血清（FBS）的酚红。
- Zhao 等使用补充有 FBS、青霉素、链霉素和谷胱甘肽的 DMEM。Sugiyama 等在含 5% FBS 的 DMEM 中培养人原代成纤维细胞。
- Kumar 等在补充了胎牛血清、L- 谷氨酰胺、非必需氨基酸、青霉素和链霉素的 IMDM 中培养了永生化的人包皮纤维细胞（I-HFF）。

当细胞覆盖培养器底面时，他们将细胞从培养板上分离出来。Solakoglu 等通过 2 次传代或 3 次传代将成纤维细胞培养 3 周。与使用胎牛血清相比，使用人血清技术后，这些细胞迅速扩增，使活细胞的百分比更高。在模拟皮肤微环境的气液界面（ALI）培养系统中培养成纤维细胞，可以促进接近体内皮肤的最佳分化。

自体成纤维细胞可以培养后注射。活检采集后，检查皮肤样本的质量并将其转移到组织培养板。用抗生素清洗后，活检组织在 37℃的胶原酶混合物中进行酶解。然后将细胞播种到含有苯酚红的 IMDM 培养瓶中，并辅以抗生素和胎牛血清（FBS）。

角质形成细胞培养

体外角质形成细胞寿命短，限制了许多与皮肤有关的应用。为了克服这一困难，许多人尝试使原代角质形成细胞永生，并取得了成功。不同种类的原代细胞能够通过各种细胞反应变得永生，包括端粒酶的过度表达、沉默表观遗传基因、DNA 的氧化损伤、细胞周期调节基因的失活、细胞或病毒致癌基因的过度表达，以及特定宿主激酶的抑制。然而，永生化的角质细胞系会出现一些不理想的基因异常。尽管有这些遗传缺陷，永生化的角质细胞似乎也保持了正常角质细胞的一些特性，这使它们能够在各种皮肤研究领域作为原始角质细胞的替代品而存在。

在体外培养条件下具有 20 ~ 50 代寿命的细胞大多是原代细胞，如成纤维细胞。在体外培养条件下寿命少于 10 代的细胞通常是上皮细胞，如角质形成细胞。在许多上皮细胞中，表皮生长因子（EGF）

已被证明能够在衰老前将其寿命提高到 10～20 传代次数。人类原代角质形成细胞可以在角质形成细胞培养基（J-TEC）中培养。

黑色素细胞培养

Kumar 等诱导 SSCs 和 HFSCs 分化为黑色素细胞。为进行黑色素细胞的分化，采用含有 Ham's F12 混合营养液的分子、细胞和发育生物学（MCDB）201 培养基，辅以胎牛血清、L- 谷氨酰胺、L- 抗坏血酸、12- 肉豆蔻酸酯（PMA）、霍乱毒素、成纤维细胞生长因子、青霉素和链霉素，对覆盖培养基底面 70%～80% 的 SSCs 或 HFSCs 进行培养。PMA 被用作黑色素细胞的诱导剂，促进细胞增殖并帮助形成多个树突。遗传素被用来去除污染的成纤维细胞。将干细胞分化为黑色素细胞的方案持续 21 天。培养皿在 25～30 天几乎被黑色素细胞完全均匀地覆盖。研究者发现，用 HMB-45 和 S-100 抗体进行免疫荧光染色，从 HFSCs 和 SSCs 分化出的黑色素细胞没有明显差异。然而，来源于 SSCs 的黑色素细胞的功能活性细胞百分比高于来源于 HFSCs 的黑色素细胞。

脂肪细胞培养

Aoki 等描述了一种独特的浮动脂肪细胞的培养技术，称为"天花板培养"。成熟的脂肪细胞是间质细胞，其细胞质内有丰富的脂滴。由于成熟的脂肪细胞所受重力低于培养基所受重力，它们会漂浮在培养基中，而漂浮的细胞很难附着在塑料培养板上。研究者在完全充满培养基的烧瓶中培养了脂肪细胞。在这些条件下，脂肪细胞会附着在烧瓶的天花板（顶层）上。然后这些细胞能够增殖，形成细胞单层，并在覆盖培养基顶层后表现出胞质内脂滴的积累。研究者在"天花板培养"系统的基础上建立了一个脂肪组织 - 器官型培养系统，该系统能将成熟脂肪细胞的增殖能力和功能保持 4 周以上。

Wang 等在含有地塞米松、胰岛素、罗格列酮和 XAV939 的 CnT-07 PCT 表皮角质细胞培养基中培养来自新生小鼠表皮或成年人类包皮的表皮干细胞 3 天，以诱导皮脂细胞分化。

最近，去分化脂肪（DFAT）在再生医学中获得了关注，因为它含有多潜能干细胞。天花板培养法是制造 DFAT 细胞的基本技术，它能够分化为其他间质细胞类型，如脂肪细胞、软骨细胞和成骨细胞。

神经元培养

利用含有青霉素和链霉素的神经基础培养基，辅以碱性成纤维细胞生长因子（bFGF）、表皮生长因子（EGF）、B-27 补充剂和 L- 谷氨酰胺，对覆盖培养基底层 70%～80% 的干细胞进行培养。污染的成纤维细胞用 geneticin（g418）去除。培养 4～5 天后，细胞开始改变其形态。

皮肤源性前体（SKPs）是唯一可以从皮肤等易获得的组织中分离出来的神经干细胞。Bayati 等提出了一个通过单层贴壁培养来丰富神经 SKPs 的方案。这种培养方法有助于增加神经前体细胞的数量。研究者发现，生长因子强化的无血清贴壁培养对皮肤来源的神经前体细胞（皮肤 -NPCs）的增殖很有效。富集培养的细胞具有分化为神经源性、胶质性、脂肪源性、骨源性和骨骼肌源性细胞系的多种潜能。

皮肤干细胞（SSCs）和毛囊干细胞（HFSCs）

Kumar 等通过外植体培养法进行了皮肤干细胞（SSCs）和毛囊干细胞（HFSCs）的体外扩增。使用尺寸为 2mm×2mm 的皮肤组织和单个毛囊作为外植体。根据改良的 Rheinwald 系统进行培养，包括 DMEM 和 Ham's F12 混合营养液，辅以胎牛血清、表皮生长因子、氢化可的松、胰岛素、转铁蛋白、霍乱毒素、青霉素和链霉素，放在涂有纤连蛋白的培养皿上。与 SSCs 相比，HFSCs 可扩增至 10 代，而 SSCs 最多可扩增至 8 代。

Wang 等证明，培养的人类 Epi-SCs 和皮肤源性前体（SKPs）的组合能够在小鼠中重建功能性毛囊和皮脂腺（SG）。Epi-SCs 与毛囊一起形成了新的表皮，而 SKPs 在新生毛囊中形成真皮乳头。值得注意的是，培养扩增的 Epi-SCs 和来自成人头皮的 SKPs 的组合可以产生毛囊和头发。此外，Epi-SCs 能够分化成皮脂细胞并形成新生皮脂腺，从而分泌脂质。能够快速附着在塑料培养皿上，被认为是 Epi-SCs 的一种特性。因此 Wang 等选择了能快速附着在培养皿上的细胞。然后将 Epi-SCs 在 CnT-07 祖细胞靶向（PCT）表皮角质细胞培养基中进行培养。用胶原酶消化真皮以分离 SKPs。他们的培养是在未处理过的 Dulbecco's modified Eagle's medium 培养基 /F12 中进行的，辅以 B27、表皮生长因子和基础成纤维细胞生长因子。

与许多干细胞培养物一样，SKPs 通常在静态组织培养瓶中作为非黏附的球形菌落生长。最近，Agabalyan 等提出了一种新技术，即在计算机控制的搅拌悬浮生物反应器中对 SKPs 进行扩增。从背部皮肤中分离出大鼠 SKPs（rSKPs），并在含有碱性成纤维细胞生长因子、血小板衍生生长因子（PDGF）-BB、B27 补充剂和青霉素 / 链霉素的 Dulbecco 改良低葡萄糖 Eagle 培养基（DMEM）/F12 中生长。在初级菌落形成后，使用胶原酶将 SKPs 分离成单个细胞并重新培养。SKPs 在静态培养下传代 3~4 次，以获得足够数量的细胞以引入生物反应器。然后在 500mL 的计算机控制的 DASGIP 平行生物反应器系统（Eppendorf, Hamburg, Germany）中对 rSKPs 进行 3 次传代培养。可变生物反应器设置点被调节为 60r/min、37℃、pH7.4 和 21% 的溶解氧浓度。

Sugiyama 等开发了一种从人诱导多能干细胞（hiPSCs）诱导人类 SKPs（hSKPs）的方法。这种方法的诱导效率在短时间内非常高（超过 95%），而且 hiPSC-SKPs 表现出 SKPs 特性。为了从 hiPSCs 生成 SKPs，研究者设计了一个分化方案，其中 hiPSCs 先分化到多能神经嵴阶段，作为 SKPs 的前体细胞。用人重组 Noggin 和 SB 处理人类 iPSCs，以促进高效的神经诱导。通过将 4 个转录因子（Oct3/4、Sox2、KLF4 和 c-Myc）引入人类皮肤成纤维细胞，产生了人类 iPS 细胞系（201B7）。使用含有 DMEM/F12、基因敲除血清替代品、非必需氨基酸、L- 谷氨酰胺、β- 巯基乙醇、bFGF、青霉素和链霉素的 hiPSCs 培养基在失活的 SNL 饲养细胞上培养 hiPSCs。当 hiPSCs 菌落对培养基底面的覆盖率达到 80%~90% 时，将其接种在不含 bFGF（包括 noggin 和 SB431542）的 hiPSCs 培养基中的 SNL 饲养细胞上。然后，将它们在含有 DMEM/F12、B27 补充剂、青霉素和链霉素、bFGF、EGF 和 CHIR99021（CHIR）的 SKPs 培养基中培养。当细胞对培养基底面的覆盖达到 80% 时，用 Accutase 细胞分离液将其分离，并在不含 CHIR 的 SKPs 培养基中进行新的培养。5 天后，获得足够数量的细胞，称为 hiPSC-SKPs。

Sugiyama 等描述了 hiPSC-SKPs 向成脂、成骨和神经源性（施万细胞）的分化与传统 SKPs 相同。此外，与 SKPs 不同，hiPSC-SKPs 可以分化成成骨细胞。hiPSC-SKPs 还可以诱导滤泡型角化。表皮角质细胞和 hiPSC-SKPs 表达毛透明蛋白，这是一种毛囊特异性蛋白。

人胚胎干细胞衍生的内皮前体细胞（hESC-EPC）培养

为了使 hESC 有效地分化成内皮细胞，研究者采取了一些方法，包括改变培养基中的细胞因子和与其他细胞如基质细胞共同培养。由胚胎干细胞自发形成的胚胎体（EB）经常被用来促进胚胎干细胞分化为内皮细胞。hESC 的培养和分化前面已经描述过了。细胞在含有人类胶原蛋白涂层盘的 EGM-2/MV 培养基上培养。为了扩增 hESC-EPC，细胞通过胰蛋白酶消化后传达。

干细胞已被证明在一些缺血动物模型中具有治疗作用。研究者研究了 hESC-EPC 释放的分泌因子对伤口愈合的影响。研究者制备了 hESC-EPC 的条件培养基（CM），并将其应用于小鼠切除性伤口模型。hESC-EPC 条件培养基加速了伤口愈合，增加了伤口的抗拉强度，加速了肉芽组织的重建和伤口的上皮化。在体外，hESC-EPC 条件培养基改善了真皮成纤维细胞和表皮角质细胞的增殖和迁移，hESC-EPC 条件培养基还增加了成纤维细胞外基质的合成。hESC-EPC 分泌许多对血管生成和伤口愈合很重要的生长因子和白细胞介素。

人毛囊器官培养（HFOC）

Langan 等描述了 HFOC 的培养条件和质量控制。值得注意的是，即使从人体中取出后，HF 在 HFOC 中仍能保持一些体内的特征。HF 在体外的生长受显微切割毛囊的阶段，其生长速度，其固有的毛发周期，基质角质细胞增殖的速度，基质角质细胞向成熟毛干的分化，以及 HF 上皮干细胞增殖 / 凋亡的影响。同样重要的是，主要的干细胞成分（隆起）在显微切割和截断的 HF 中不存在，只有在完整的 HF 被显微切割和培养时才会出现。研究者已经证明处于生长期Ⅵ末期的 HF 可在体外成功生长长达 2 周。

尽管 HFOC 在临床前毛发研究中具有重要作用，但由于消除了人类 HF 生物学的神经、血管和内分泌控制，以及血清中含有的多种因素，人类 HFOC 显然具有很大的局限性。HF 可能在体外迅速进入退行期，反映了 HF 受到显微切割、去神经、血清和激素缺乏等创伤的巨大压力。值得注意的是，HFOC 中的生长期头皮 HF 在隆起处没有其上皮细胞和黑色素细胞干细胞群，即使角蛋白 15+ 或角蛋白 19+ 上皮祖细胞和黑色素细胞仍存在于器官培养的人类 HF 的近端外根鞘（ORS）中。目前人类 HFOC 技术最重要的局限性是，人类的生长期 HF 在体外退化之前通常不能达到休止期。

最初的 HFOC 模型已被改编并被广泛应用。显微切割的 HF 可以在无血清培养基（Williams' E）中培养，辅以 L- 谷氨酰胺、氢化可的松、胰岛素、青霉素和链霉素，并在 37℃、5% 二氧化碳空气中维持。

现在有可能在人类 HFOC 中敲除确定的基因，并在原位评估确定的显微解剖的人类 HF 的基因表达谱。这些最新的发展大大增强了 HFOC 临床前毛发研究的实用性和指导性。

毛乳头细胞的培养

毛乳头细胞可以在毛乳头细胞培养基中进行培养（细胞应用）。

生理微环境再现

生理应激是影响各种器官形态和平衡的重要因素。生理应激与在细胞中观察到的生理反应有关。为了能够再现组织结构、细胞间的相互作用和特定的身体微环境，Aoki 等不仅证明了三维胶原凝胶培养系统的有效性，还在这个基础上进一步建立了两个简单的培养系统，它们分别是气液界面（ALI）和流体压力（FFS）。微环境生理应激（包括气体动力和流体动力）会对各种细胞的增殖和分化产生非常大的影响。气液界面培养系统由 3 个部分组成，它们分别是外塑料培养皿、内细胞插入物和胶原凝胶支架。因为皮肤常常会暴露在空气中，所以气液界面系统高度模仿皮肤的微环境。

细胞培养中蛋白水解酶的替代品

蛋白水解酶在细胞传代过程中影响细胞外基质在降解和沉积之间的平衡。这些酶不仅会破坏细胞外基质，还会对表面蛋白进行干扰；因此，可能会让干细胞的行为发生巨大的改变。

Huang 等对在细胞传代过程中使用蛋白水解酶（如胰蛋白酶）所导致的蛋白质组学变化进行了研究。他们发现在胰酶处理过的细胞中有 36 种不同的蛋白质表达。其中，与代谢调节、生长、线粒体电子传递、细胞黏附相关的蛋白表达较少，与凋亡相关的蛋白表达较多。细胞分离在没有蛋白水解酶的情况下可以维持膜蛋白和间充质干细胞的特性。因此，胰蛋白酶的替代品正在开发中，如细胞片细胞培养或水凝胶 3D 培养。

细胞片培养

在不使用蛋白水解酶的情况下，可以通过培养细胞片来促进细胞传代。Yamada 等开发了细胞薄片技术，该技术将细胞及其细胞外基质收集在一起，无须进行蛋白水解酶处理或采用任何工具提取细胞。培养板上涂有温度反应性聚合物，随着温度的变化，聚合物的细胞黏附性能也会发生变化。有些实验小组正在使用细胞薄片技术。已有研究表明，经过 3 次传代后，在细胞薄片中生长的细胞既保持了活力和增殖特性，也保持了一定程度的分化特性。

水凝胶三维（3D）技术

水凝胶可以根据组织和培养需求，通过改变细胞外基质的理化性质和组分，模拟组织特异性细胞的 3D 微环境。然而，在水凝胶 3D 培养中，如何适当地促进氧、可溶性因子，以及细胞营养物质运输的需求仍是一个挑战。水凝胶可用于在生物反应器中培养细胞，还是不需要使用蛋白水解酶的 3D 培养物，其还可作为 3D 细胞 / 器官打印的机械载体，以及生物相容性材料植入体内。尽管存在挑战，但水凝胶 3D 培养避免使用蛋白水解酶，是细胞外基质组分进行保存或操作的一个很好的方案。

三维培养技术

在过去的 40 年里，二维细胞培养系统已经被世界各地的研究机构普遍采用。二维细胞培养微环境会影响细胞功能，因为细胞只有一侧与细胞外基质，以及相邻的细胞接触。3D 支架的构建为细胞培养提供了更好的生理微环境，有望更好地发挥细胞的功能。

现在研究者已经开发了几种类型的 3D 皮肤培养系统，Ozbun 等发明了一种 3D 皮肤培养系统，模拟出有皮肤重要形态和生化功能的分化上皮组织。这种技术通常被称为器官型筏式培养，因为角质形成细胞生长在含有成纤维细胞的胶原晶格上，表现出明显的漂浮性质。器官型筏式培养在气液界面促进角质形成细胞分层和充分分化。Aoki 等证明了利用基于胶原凝胶的 3D 细胞培养系统来体外分析脂肪组织对各种细胞类型的优势影响。如前所述，水凝胶 3D 系统是一种有趣的培养选择。

生物工艺自动化

虽然静态组织培养足以产生用于实验目的的细胞，但在自体细胞治疗中生成大量皮肤源性前体（SKPs）以重新填充毛囊间充质或真皮以增强伤口愈合是不切实际的。手工操作和不可避免的细胞变异是导致静态组织培养方法费时费力的影响因素。因此，必须发展受控的细胞培养过程，以有效和安全地产生足够的干细胞数量来供临床使用。计算机控制的搅拌悬浮生物反应器（Stirred-suspension bioreactors）可达到这一目的，在保持其表型和维持一些固有的诱导功能的同时产生大量的 DSCs。

之前的研究使用的细胞类型包括小鼠胚胎干细胞、人类胚胎干细胞、来自骨髓的多能成体祖细胞、神经前体细胞、间充质干细胞、诱导多能干细胞等，这些研究表明，搅拌悬浮生物反应器是培养干细胞的有效选择。搅拌悬浮生物反应器比静态培养有几个优势，在减少劳动力和成本的同时达到了更高的产量，细胞更加均匀，满足了空间的要求，并增加了单位体积的细胞密度。它们还可以精确监测和控制关键过程的变量，如物理化学环境，从而为细胞提供一个健康的环境并经常促进细胞增殖。搅拌悬浮生物反应器中产生的剪切应力可以刺激干细胞的增殖和分化。此外，研究者已经证明，搅拌悬浮液中的剪切应力可以在干细胞标志物的表达中发挥作用。暴露于剪切力中可以将单个细胞从增殖的聚集物中解放出来，从而减少平均菌落的大小，形成了新菌落，并在搅拌－悬浮生物反应器中增加了活细胞的数量。

与静态培养相比，搅拌－悬浮生物反应器产生的有活力的 SKPs 增加了 5 倍，这些 SKPs 能够重建毛囊间充质，诱导新生毛囊形态发生，并重建真皮乳头和结缔组织鞘，尽管与静态扩展 SKPs 相比，生物反应器培养的 SKPs 在毛发形成能力上显著降低。无论是静态还是自动生物反应器扩增，SKPs 的表型差异都很小，除 SOX2 的表达外，大多数 DSC 的标记都能维持多个传代。在静态培养中，有一部分团聚体始终黏附在培养瓶上，并且随着传代团聚物的增加而增加。而在生物反应器中生长的所有 rSKPs 聚集物仍保持悬浮状态，因为反应器在使用前已硅化，从而防止了 rSKPs 聚集物与容器表面的黏附。黏附提示了分化，在静态培养中观察到的有限的扩增在很大程度上是有贡献的。

皮肤组织工程

在过去的 25 年里，无论是用于移植还是用于建立体外人类皮肤模型，人们在开发模拟人类皮肤的替代品方面都取得了重大进展（图 5-1-5）。目前已有几种保持皮肤结构和功能的皮肤构建方法。

发展生物学的见解已经指向"智能材料"的发展，这种材料与自然界自身的器官发生和修复机制协作。自动化（组织印迹）技术结合了生物活性，以及适当的基质和因子，旨在生产具有所需数量和恒定质量的新一代复杂皮肤替代品。组织工程正在成为组织和器官衰竭的潜在解决方案（图 5-1-6）。组织工程提供了覆盖大面积表面伤口的工具，而这是临床研究中的主要挑战之一。用皮肤替代品成功地再生皮肤取决于两个因素：自我更新的角质形成干细胞的存在以实现再上皮化；由适当的细胞和非细胞成分组成的功能性真皮替代品中不允许或只允许发育中的皮肤存在少量瘢痕。为防止发生免疫不相容性，可以使用自体细胞。然而，构建器官或组织所需的细胞数量远远大于从自体供体细胞来源获得的细胞数量。这样就需要在细胞培养中长期增加细胞数量，直到获得所需数量的细胞。然而，在整个细胞扩增过程中保持细胞特性是一个挑战，因为目前尚未建立细胞处理和细胞扩增方案。

　　除了皮肤移植，还存在几种"商业"治疗方式，但仍遇到各种各样的问题。血管化的创面需要

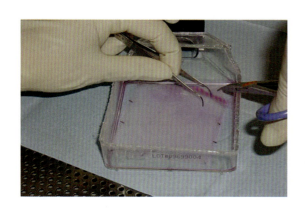

图 5-1-5　生物工程皮肤替代品的制备（转载自 Hakim 等的文献）

图 5-1-6　组织工程的概念（转载自 Pandey 等的文献）

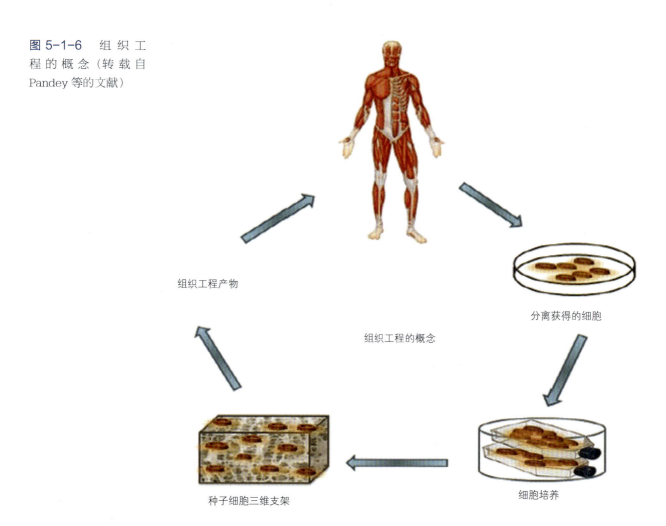

组织工程产物

分离获得的细胞

组织工程的概念

种子细胞三维支架

细胞培养

迅速附着移植物。如果真皮替代物达到阈值厚度，血管化过于缓慢，就会导致表皮坏死或移植物丢失。因此，大多数厚度超过1mm的真皮替代物（Integra®、Matriderm®）的应用采用两步法进行，使真皮替代物有足够的时间进行血管化。表皮组织的移植需要进行另外的手术。移植的表皮成分的特点可能是缺乏弹性、收缩性，缺乏色素沉着，以及缺乏对紫外线辐射的防护。

组织工程皮肤中的角化细胞和成纤维细胞产生正确浓度和组合的生长因子和细胞因子，这对有效且高效的伤口修复，以及提供必要的细胞外基质成分来说很重要。此外，使用皮肤替代品的优点之一是它们可以低温保存，并且在解冻后，成纤维细胞保留增殖能力和产生可观数量的VEGF、肝细胞生长因子、碱性FGF、TGF-β1和IL-8的能力。

在过去的30年里，人们已经开发了一些商业产品（表5-1-2）。这些由天然或合成材料制成的产品有自体的，有同种异体的，也有异种异体的，作用都是作为细胞附着的支架，它们可以分为3种类型。

表5-1-2 皮肤替代物

皮肤替代物	结构	参考文献
Bioseed-S	自体角质形成细胞，纤维蛋白胶	[61]
MySkin®	在含有辐射过的小鼠成纤维细胞的硅酮层上培养的自体角质形成细胞	[102，103]
Epicel®	自体表皮移植（在小鼠成纤维细胞存在下培养的自体角质形成细胞）	[104，105]
Epidex®	自体表皮移植（自体外根片毛囊细胞）	[106，107]
AlloDerm®	脱细胞同种异体真皮移植物	[108，109]
Dermagraft®	含有同种异体新生儿成纤维细胞的生物可吸收聚乳酸网状支架	[110，111]
Integra®	薄的聚硅氧烷（硅酮层），交联牛肌腱胶原I型和鲨鱼黏多糖（硫酸软骨素）	[112，113]
Matriderm®	牛真皮I、III、V型胶原蛋白和弹性蛋白	[114，115]
Hyalograft 3D	含有透明质酸的自体成纤维细胞和角质形成细胞	[116]
Cultured skin substitute	含有自体成纤维细胞和角质形成细胞的胶原	[161]
Composite skin replacement	脱细胞异体真皮中培养的自体角质形成细胞	[117]
Composite skin	自体角化细胞和前脂肪细胞融入Matriderm®中	[118]
Autologous bioengineered composite skin	血库同种异体血浆中的自体角化细胞和成纤维细胞	[119]
Apligraf®	人同种异体新生儿包皮角化细胞，人同种异体新生儿包皮成纤维细胞的牛I型胶原	[120，121]
OrCel®	含有人同种异体新生儿包皮角化细胞和同种异体新生儿成纤维细胞的牛胶原基质	[122，123]
PermaDerm®	含有自体角质形成细胞和成纤维细胞的胶原海绵	[61]
Biobrane®	含有薄硅胶膜和涂有猪多肽的编织尼龙网	[124]
TransCyte®	含有半透性硅胶膜和人新生成纤维细胞的猪胶原尼龙网	[125]

皮肤替代品的类型

表皮替代品

表皮替代品含有自体角质形成细胞，通常在小鼠成纤维细胞的存在下生长。大部分产品（Epicel®，epixtm，MySkin™）属于"自体培养表皮移植"范畴。通过皮肤活检开发获得最终的替代品大约需要 3 周。因此，烧伤伤口最初需要用临时敷料进行治疗。一些研究和多中心试验研究显示了广泛的采用率，平均值等于或低于 50%，因为使用了不同的方法，所以最终并没有可靠的结论。制备时间慢、植入率可变、处理困难，以及生产成本高都是这种方法的主要缺点，另一种表皮替代品采用的是悬浮液自体角质形成细胞（ReCell®）。

真皮替代品

真皮替代品作为真皮再生模板，通过促进创面愈合和瘢痕形成，在皮肤重建中发挥重要作用。真皮替代品通过分泌生长因子和真皮基质蛋白沉积促进新的组织生长并优化愈合条件。目前，存在一些真皮替代品，它们有的是细胞的，有的是非细胞的。其中一些由无细胞基质组成，它们会永久地融合到患者的伤口中（AlloDerm®、Integra®、Matriderm®），胶原蛋白、壳聚糖、透明质酸和羧甲基壳聚糖是经常使用的 4 种天然材料。需要用永久性表皮替代物覆盖在真皮替代物上面。这些替代品通常在植入后的 3 ~ 4 周就会被底层细胞定植和血管化。随着自体新的真皮重新生长起来，支架就会逐渐消失。活检的组织学评估表明皮肤表面没有任何的免疫反应。新方法采用了更薄的真皮层，可以只用一个步骤就能完成移植真皮表皮替代品，人工 3D 支架已经被用作治疗全层皮肤缺损的有效真皮再生模板。

将间质成纤维细胞加入真皮替代品在真皮替代品的修复中显示出巨大的应用前景。与同种异体细胞相比，自体成纤维细胞没有排斥或交叉感染的风险。但是，想要获得足够的自体细胞一般要花很多时间，而同种异体细胞是通过冷冻保存的，所以能够轻易得到同种异体细胞。人诱导多能干细胞为皮肤再生提供了一种新的自体细胞的来源。以后的再生疗法的疗效和功能也许会被诱导多能干细胞衍生的纤维细胞提高改进。

由于它的不稳定性，在大多数情况下，加入生长因子的尝试达不到预期效果。在支架中融合功能基因，是产生生长因子的一种方法，这个方法的缺点是去氧核糖核酸酶降解和细胞转染效率低。

真皮－表皮替代品

体外的皮肤替代品（CSS）由培养的自体表皮细胞和真皮成纤维细胞组成，距今已有 10 多年的历史。然而，培养的皮肤替代品不会重新生成附件。由分化角质形成细胞层组成的表皮成分与真皮细胞底物结合，形成双层皮肤替代物。

经过设计的、"现成的"真皮－表皮替代品被生产出来。人类同种异体新生儿角质形成细胞和成纤维细胞与支架结合成为临时覆盖物（Apligraf®、OrCel®）。第一个生产双层活体皮肤替代物的商家是Apligraf®。他们从烧伤患者的活检组织中获得角质形成细胞和成纤维细胞，并将其添加到胶原蛋白糖胺聚糖基质中，这样就得到了自体培养的真皮表皮替代物。在移植和瘢痕外观方面，这种替代品的治疗结果比传统技术的疗效要更好，但还需要进一步的临床研究来证明。它的缺点是成本高，并且需要长达 5 周的准备时间。

Keck 等描述了用来自皮下组织的人前体脂肪细胞构建多层皮肤替代品，并将培养的角质形成细胞植入支架（Matriderm®）。

皮肤附件

Wang 等发现了可用于毛囊和皮脂腺（SG）再生的临床干细胞，这表明，开发拥有附属物再生能力的新型生物工程皮肤替代品有巨大的前景。研究者证明，培养扩增的成人表皮源性的 Epi-SCs 和成人 SKPs 的组合足以再生新生毛囊和头发。此外，他们还证实了表皮上皮细胞在体外可分化为皮脂细胞，在体内经过适当诱导后则能形成有功能的皮脂腺。

生物组织工程中的干细胞

最近用于皮肤组织工程研究的干细胞主要集中在间充质干细胞（MSCs）、脂肪源性干细胞（ADSCs）、胚胎干细胞和诱导多能干细胞（iPSCs）。与此同时，有一部分研究人员开始把研究重心放到真皮衍生的干细胞上。这些干细胞因为有进行多向分化的能力而出名。

从中胚层和神经外胚层发育来的骨髓间充质干细胞具有分化成各种细胞和组织的能力。在某些条件下，人骨髓间充质干细胞还能够分化为表皮样细胞。所以，骨髓间充质干细胞被当作种子细胞去构建全层皮肤组织，目前，间充质干细胞已被用于组织工程支架的血管化诱导。

关于干细胞分化为表皮细胞的研究十分少，但这方面的研究可能会提高并改善严重创伤和大面积烧伤的治疗。因此，对于皮肤组织工程研究来说，干细胞可能是理想的种子细胞。

皮肤替代品的临床应用

使用皮肤替代品治疗的临床适应证如下：

慢性溃疡
真皮替代品和双层皮肤替代品已被用于治疗慢性不易愈合的伤口，如静脉性的伤口、糖尿病性的伤口和压疮等。

烧伤
烧伤可分为部分厚度烧伤，包括表皮和乳头状真皮损伤，以及损伤较深的全厚度烧伤。相对于不可避免会形成瘢痕的全层烧伤而言，局部浅表烧伤可通过再上皮化完全再生而不会形成瘢痕。然而，所有的烧伤都会导致液体和蛋白质的流失，并增加感染的风险，因此需要多加注意，也可以使用非生物性的局部治疗和生物敷料。组织工程皮肤替代品作为临时生物敷料（即 AlloDerm®）也有效，并且可以促进伤口愈合。另外，使用双层皮肤替代品，如 Apligraf® 或 OrCel®，只需一个步骤就可以修复皮肤。使用 Apligraf® 作为生物敷料的优点是容易获得，可重复性好，而且不会使患者易于感染。此外，Apligraf® 的生物敷料包含有具更高增殖率的新生儿成纤维细胞，并有了产生近乎正常真皮的可能性。另一方面，烧伤的治疗可分为两个步骤：首先，带有人造表皮的真皮替代物最初允许自体新生血管和自体成纤维细胞迁移到真皮支架中；然后在新真皮层形成后，移除临时表皮，并用自体表皮移植替换。这类产品的一个例子是 Integra®。

遗传性皮肤病和其他皮肤病

组织工程皮肤替代品在大疱性表皮松解症（EB）、坏疽性脓皮病、羟基脲诱发的腿部溃疡、牛痘性溃疡和溃疡性结节病中的应用取得了不同程度的成功。成纤维细胞的细胞基础疗法和基因疗法已被用于治疗隐性萎缩性大疱性表皮松解症。

美容和再生外科

组织工程皮肤替代品也被用于治疗癌症切除后的伤口。它们的优点是不会引起供体部位的缺损，并可监测局部肿瘤的复发。Dermagraft® 已被成功用于覆盖口腔鳞状细胞癌后的口腔内缺陷。此外，使用 Apligraf® 对 Mohs 手术或切除手术后的伤口产生更好的美容效果。

培养的成纤维细胞

培养的成纤维细胞可用于促进各种组织修复，包括急性和慢性伤口，还可应用于美容和重建外科手术。对于永久性移植，自体成纤维细胞是必要的。然而，异体成纤维细胞可作为生物敷料或者可以在移植前对创面进行预处理，特别是当创面很大时。此外，与同种异体真皮替代品相比，在真皮替代品中使用自体成纤维细胞可以更好地修复真皮组织并减少瘢痕形成。

皮肤干细胞

皮肤干细胞（SSCs）在临床上已使用了很长一段时间，并已被用于治疗白癜风、烧伤和其他色素性疾病。毛囊干细胞（HFSCs）也被用于基于细胞的临床需求，特别是白癜风。

hiPSC-SKPs 可以提供无限数量的真皮皮脂腺，并可促进因外伤或疾病而丧失的皮肤真皮再生。在计算机控制的混合悬浮生物反应器中加强 SKPs 的扩增，可能提供一种安全和有效的方法来产生大量的 DSCs，从而允许对可能影响毛囊生长的化合物进行药物筛选，或基于细胞的策略来重新填充受损后的皮肤和毛囊。

分泌因子

干细胞释放的分泌因子可能是干细胞治疗缺血性组织疾病的重要介质。

美容医学的临床应用

目前，细胞培养技术和组织工程在美容临床实践中的应用并不广泛。

成纤维细胞注射

成纤维细胞和细胞外基质在皮肤老化过程中减少，从而导致了皱纹的形成，因此便有了持续的细胞自体注射来减少皱纹的治疗方法，细胞注射的既不是真皮填充物，也不是干细胞（但可能含有干细胞，目前正在研究中），更不是生长因子。培养的自体成纤维细胞似乎是第一个成功治疗皱纹的细胞疗法。这种处理使得细胞持续生长拥有希望，并可能比其他填充物的维持时间更长。

自体成纤维细胞疗法是美国食品和药品监督管理局（FDA）批准的第一种也是唯一一种用于美容的细胞疗法，由患者活检中取得的组织中获得并注射回面部皮肤（图 5-1-7）。成纤维细胞注射似乎是治疗细纹的最佳方法，目前可用于矫正鼻唇皱纹。有证据表明，自体成纤维细胞注射可以改善面部皱纹和凹陷瘢痕的外观。其他指征还包括创伤和皮下萎缩。一些医生目前将该产品用于说明书外的适应证，如眉间褶皱、眼周丘疹、泪沟、上唇皱纹、木偶纹、胸部皱纹、颈纹和手背皮肤萎缩，预测的长期疗效还未获得证实。一些民间证据表明，8 年前在临床试验中接受治疗的患者仍显示 NLF 的临床益处。

成纤维细胞分泌不同种类的 ECM 蛋白，其中胶原蛋白最有可能参与改善皮肤和皮下缺陷。Ⅰ型和Ⅲ型胶原蛋白是皮肤中最丰富的胶原蛋白类型。在成人中，Ⅰ型胶原蛋白约占真皮胶原蛋白的 80%，而Ⅲ型胶原蛋白在愈合组织中较丰富，随后逐渐被更强、更坚韧的Ⅰ型胶原蛋白所取代。Zeng 等研究发现，两种类型的胶原蛋白均由移植的人成纤维细胞分泌，并在移植后的 3 个月内逐渐增多。

与传统的填充物不同，培养的自体成纤维细胞在更浅表的层次注射，治疗可能需要几个月才能出现疗效。因此，必须告知患者这种治疗不会立即起作用。经过 3 次连续的治疗，自体细胞在数周后逐渐体

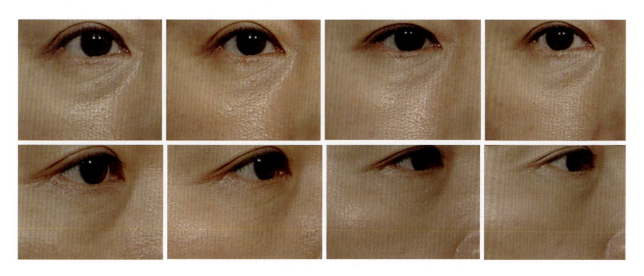

图 5-1-7　自体培养成纤维细胞注射矫正鼻静脉沟（转载自 Moon 等的文献）

现出效果。对于不想注射异物的患者，自体成纤维细胞注射可能是一个很好的选择。副作用很小，可与其他注射药物相媲美。与其他填充物相比，注射前的获取和培养过程中会产生额外的成本。自体成纤维细胞治疗可能与体积填充剂有协同作用。自体成纤维细胞可能为真皮胶原束的增加提供了一个长期的解决方案。此外，培养成纤维细胞可以延长牛胶原蛋白的寿命。

　　从 2001 年起，自体成纤维细胞治疗的临床试验便得到了开展。2007 年，研究者报道了一项使用活体自体成纤维细胞治疗面部轮廓缺陷的试验（$n = 215$），初步结果显示是有效的。活性成纤维细胞（2000 万 /mL）分 3 次给药，间隔 1～2 周。在第一次注射后 1 个月、2 个月、4 个月、6 个月、9 个月和12 个月时进行疗效评估。结果表明，活性成纤维细胞对皮肤畸形和痤疮瘢痕有更大的改善作用。在 12个月的随访中，接受活性成纤维细胞治疗的患者继续显示出治疗的益处。无严重不良事件报道。这一发现使我们得出初步结论，自体成纤维细胞注射可安全有效地改善皮炎、痤疮瘢痕和其他皮肤缺陷，在注射后至少维持 12 个月的效果。

　　Eça 等进行了一项研究，评估在患者自身血清中培养的自体成纤维细胞注射用于改善皮肤松弛和皱纹的安全性和有效性。在腹股沟区域进行皮肤活检。然后用机械方法将真皮与表皮和毛囊分离，再将真皮分离并转移到培养瓶中。待原代细胞培养到覆盖培养基底层的 70% 后，用胰蛋白酶液处理细胞，离心，用 PBS（磷酸盐缓冲盐水）重悬。然后分为两份：1mL 用于扩增，1mL 用于注射。扩增的构成第一个传代细胞。培养基覆盖率达 70% 时，再次将第一次倍增的细胞进行胰蛋白酶化处理，50% 的细胞用于注射，其余的细胞用于扩增，直到第二次倍增完成，此时注入所有细胞内容物。采用逆行线性注射技术对前额皱纹、口周皱纹、鼻唇沟、下颌和眶周皮肤进行真皮浅表注射。注射分 4 次进行，每个阶段的最小间隔为 15 天。第一次注射在第一次传代后进行。第 2～4 次注射分别间隔 15 天，细胞数量逐渐增加。在第 4 次扩增后，活细胞对培养基的覆盖率达到了 98%。完成 4 次皮内注射 60 天后，2 例眼窝周围松弛症有显著改善，1 例眼窝表面线条有轻微改善。在更深的皱纹中没有发现改善。治疗结束 6 个月后，没有发现进一步的变化。在总共的 6.4×10^6 个 /mL 成纤维细胞被注射后，眶周区域获得了良好的效果，尽管表面皱纹和更深的皱纹可能需要更多的成纤维细胞，就如先前 Weiss 的研究所述。

　　目前被称为 Isolagen therapy™（laviv™）的自体成纤维细胞治疗产品是 FDA 批准的第一种用于美容的细胞疗法，也是第一个在大型双盲对照试验中显示出显著益处的细胞疗法。将个性化的活检工具送到实践地点，第二天早上进行活检并培养。在耳后区域进行 3 次 3mm 的穿刺活检，深度刚好可以从真皮中获得细胞，但达不到脂肪层那么深，将活检组织放入运输培养瓶中。通过培养得到成纤维细胞后对其进行冷冻保存。使用前将细胞解冻，用 PBS 和 Dulbecco 改良的 Eagle 培养基洗涤，以（1.0～2.0）×10^7/mL个细胞重悬，在 2～8℃的温度下连夜运送到治疗中心，第二天给药。之后对其进行有效性和安全性测试，细胞悬浮液在治疗中心使用前，置于 2～8℃环境进行保存，然后加热至室温 30min 后使用。注射时仅使用表面麻醉剂，并在酒精挥发的时间内使用酒精清洗处理区域。将小瓶轻轻倒置，使用 22～25号针头将聚集的细胞抽吸到 1mL 或 3mL 注射器中。细胞悬浮液用 30 号针以逆向线性注射技术或以0.05～0.1mL 的小剂量直接注入皱纹。连续穿刺是最常用的方法。细胞悬浮液注射前无须添加利多卡因或肾上腺素，因为可能对细胞有害。通过皮肤变白以及形成风团，证实注射进入了真皮浅表乳头状上皮层，为了避免损害细胞不需要进行按摩或其他操作，在每次注射后的 72h 内，受试者应避免对面部使用肥皂或任何其他产品，当然温和清洗是被允许的，但不建议在治疗区域冰敷。治疗包括 3 个疗程，每 5周注射 0.1mL（1.0～2.0）×10^7/mL 细胞的悬浮液。开始治疗 2 个月后，NLF 皱纹开始展现改善效果，在连续 3 次注射后对其进行 2~6 个月的随访，发现有持续改善效果。与大多数真皮填充产品不同，自体成纤维细胞治疗的益处预计会维持 6 个月以上。有研究显示自体成纤维细胞治疗 1 年后有益处。Zhao 等证实体外培养的自体皮肤成纤维细胞在注射后至少能存活 5 个月。

培养的成纤维细胞与透明质酸（HA）联合注射可以获得更持久的效果。Solakoglu 等使用交联的透明质酸作为培养成纤维细胞的可降解生物聚合物支架。培养从大鼠皮肤活检中获得的真皮成纤维细胞，并以约为 $30 \times 10^6/mL$ 的细胞密度进行注射。在第 4 个月末和第 8 个月末发现注射的成纤维细胞及其产生的弹性蛋白和胶原蛋白稳定性和耐受性良好。被成纤维细胞包围的透明质酸团块表明透明质酸和成纤维细胞之间存在相互作用。HA 还能促进血管生成而没有凋亡、炎症或坏死的迹象，这在预料之中，因为注射的细胞是自体的。因此，培养的人真皮成纤维细胞结合透明质酸可以提供更持久的作用，这应该被视为一种真皮修复的新方法。

使用成纤维细胞治疗时应避免瘢痕形成和挛缩。在使皮肤保持完整的真皮和纠正皮下凹陷时，伤口收缩的可能性非常低。因此，纤维化和瘢痕形成是我们主要关注的问题，这可能是由移植后培养的成纤维细胞过度生长或过度分泌引起的。真皮提取物可抑制成纤维细胞的增殖。

干细胞条件培养基

点阵微针射频技术（Microneedle fractional radiofrequency）是一种安全有效的皮肤再生方法，与干细胞条件培养基联合使用有望取得更好的效果。干细胞条件培养基（hESC-EPC CM）由大量生长因子和细胞因子组成。在体外，hESC-EPC CM 显著改善真皮成纤维细胞和表皮角质形成细胞的增殖和迁移，并增加成纤维细胞的胶原合成。其分泌的细胞因子和趋化因子在血管生成和伤口愈合中非常重要。患者每 4 周接受 3 次治疗，组织学检查显示真皮厚度和真皮胶原蛋白含量明显增加且副作用很小。

有效性和安全性

自 1959 年首次从骨髓中移植成体干细胞以来，在科学文献中没有任何因注射这些细胞而导致肿瘤形成的记录。当细胞最多扩增到 4 倍时这种技术被认为是安全的。

同种异体细胞的免疫学影响

有一些研究调查了同种异体细胞的免疫学影响，同种异体细胞可被宿主细胞取代。此外，将同种异体皮肤替代物移植到静脉溃疡上的大型试验未发现患者在临床或免疫学上存在排斥反应。在患者中未发现同种异体细胞上的人类白细胞 I 类抗原的特异性抗体，也未发现 T 细胞的增殖。免疫能力强的宿主未出现急性排斥反应的原因之一是真皮成纤维细胞缺乏抗原呈递所需的主要组织相容性复合体 II 类抗原。也有人提出，在体外培养过程中，抗原呈递细胞如朗格汉斯细胞在连续传代后逐渐丢失。一项研究评估了在猪模型急性伤口中同种异体成纤维细胞的持久性，发现聚合酶链反应在 1 周后无法检测到同种异体成纤维细胞。

恶性肿瘤发展

当这些同种异体细胞被输注回患者体内时，确保临床安全是至关重要的。调查和了解细胞培养过程中的变化也很重要，这可以确保细胞不携带可能导致中长期病理问题的突变或不必要的分化。

Hayflick 等的研究表明，人类成纤维细胞在 40 代后仍能保持其基因组的稳定性，尽管第 10 代的细胞因过于衰老而无法注射。在临床上，从细胞数量、增殖和分泌活性来看，3~4 代的细胞最适合注射。Eça 等证实成纤维细胞扩增至第 4 代时没有发生基因改变。Zeng 等指出，培养的细胞群在第 5 代至第 10 代中增殖行为仍保持稳定，没有过度分裂或凋亡，保持了正常体细胞的二倍体核型，未发现突变或其他易位，体外扩增的人成纤维细胞也未出现染色体异常。注射后的第 1 个月细胞增殖活跃，随后恢复正常，说明注射细胞的增殖受到一定的调节从而避免了细胞过度增生，其中未发现巨噬细胞，提示注射细胞未出现异常凋亡或坏死。组织学切片观察细胞形态正常，未见异常增生，肉眼观察未见肿瘤，提示移植后至少 3 个月内未发生肿瘤转化或出现纤维化。然而，小片段突变或其他细微的分子事件并没有被完全排除。该体内研究有局限性，因为注射的细胞没有被标记。其次，注射细胞的活力和稳定性只能通过显微镜观察得到，端粒酶活性和致癌性有待进行进一步研究。

从理论上讲，自体细胞治疗会增加恶性肿瘤的风险。尽管在一个重要的试验中报道了一种治疗位点附近的基底细胞癌，但它与自体成纤维细胞的注射无关，原因有二：

（1）考虑到受试者的数量和试验的持续时间，皮肤恶性肿瘤的发生率与治疗前的发生率一致。

（2）基底细胞癌不是成纤维细胞来源的肿瘤。到目前为止，在数以千计的注射中还没有发生皮肤纤维肉瘤的报道。

动物疾病传播

在成纤维细胞培养基中使用胎牛血清（FBS）可能会增加牛疾病感染或增加对外源性蛋白反应的风险。此外，在人血清培养的自体真皮成纤维细胞中，成纤维细胞分裂的数量已被证明比胎牛血清培养的成纤维细胞更多。

自体成纤维细胞培养

注射活体自体填充物的好处显而易见，它可以长期改善或消除过敏和异物肉芽肿反应的问题。许多研究者研究了自体成纤维细胞注射的安全性和有效性，以及自体培养的人皮肤成纤维细胞的临床前安全性和有效性，并证明了其增殖和分泌活性。移植的成纤维细胞可在体内存活 5 个月以上，并持续分泌新的胶原蛋白。体外培养的人类皮肤源性成纤维细胞已被证明是安全的，为临床使用自体成纤维细胞移植提供了基础支持。

与其他注射药物相比较可发现培养的自体成纤维细胞的副作用是最小的并且仅是暂时的。2007 年报道的一项重大试验没有发现与治疗相关的严重不良事件，没有发现超敏反应、长期结节或其他局部问题。Solakoglu 等在联合注射培养成纤维细胞与稳定的透明质酸后未发现并发症。此外，目前还没有自体成纤维细胞注射后出现增生性肥大或瘢痕疙瘩的报道，这表明成纤维细胞增殖和胶原合成受到细胞间和细胞与细胞外基质接触和负反馈的自然调节。因此，自体成纤维细胞治疗与许多现有的填充疗法一样安全。

皮肤替代品

一项包括 20 个随机对照试验的系统综述评估了生物工程皮肤替代物在烧伤治疗中的安全性和有效性，并与标准方法进行了比较。然而，众多的亚组分析和皮肤替代品的多样性使得出的结论受到限制。生物工程皮肤替代品，如 Biobrane®、TransCyte®、Dermagraft®、Apligraf®、Integra® 和 CEA（培养的自体上皮细胞移植）已被证明至少与经典的皮肤替代品或伤口敷料一样安全。Apligraf® 由同种异体角化细胞和成纤维细胞组成，6 周后将无法检测。

细胞培养的现状和未来

干细胞

目前从胚胎干细胞中提取的体细胞治疗是再生医学的一个热门话题。尽管皮肤活检是角质形成细胞和皮肤干细胞的常规来源，但从人胚胎干细胞生成角质形成细胞可能是一项有用的技术，尽管从患者自己的皮肤中获取皮肤干细胞会使过程更简化。

Yamanaka 等对胚胎干细胞的研究发现，成体细胞可以回到胚胎阶段，并有可能产生所有特定的细胞类别，在不久的将来，细胞基因治疗有望取代组织和器官移植。

干细胞的使用可能有助于克服当前技术的局限性（即缺乏血管网络和感觉受体）。虽然干细胞的应用已部分显示出疗效，但仍需考虑干细胞形成恶性畸胎瘤的潜在风险和长期不良作用，因此还需要进行更广泛的研究。

组织工程

皮肤组织工程是基于 25 年的基础研究和强大的技术，以及细胞和分子生物学的背景而产生的。尽管最初的期望不切实际，但组织工程皮肤已经为烧伤、意外事故、感染和慢性创伤患者带来了相当大的好处。"皮肤组织工程"在这些方面，逐渐被发现有着巨大的潜力。目前仍然面临的挑战是如何制造出一种复杂的真皮表皮替代品，这种替代品能够安全有效地进行移植，并且在手术中留下尽可能小的瘢痕。皮肤再生的目的是实现结构和功能的重建，减少瘢痕的形成，提高伤口愈合质量，其中的关键是再生并避免形成瘢痕。

Integra® 的发明是皮肤工程的重要一步。从基质中受控释放血管生成因子，将内皮细胞直接接种到基质中，以及将脉管系统直接植入组织将大大加快这些皮肤移植物的血管生成。组织工程皮肤替代品与细胞因子和生长因子的结合在未来可能被用于促进伤口愈合，以及结合抗生素以获得抗菌效果。使用保留基质的细胞可以不需要额外的支架。

　　干细胞生物学也必须被整合到这个未来的概念中。成人干细胞可以在体外产生皮肤。诱导多能干细胞通过不同的信号转导途径促进细胞增殖和分化，为支架提供了新的生物活性来源。但现有的真皮替代品存在使用过程不方便、缺失毛囊、抗感染能力差等缺点，多数需要在自体皮肤中进行二次移植。另外还需要进一步研究胎儿无瘢痕创面愈合与成人创面愈合的差异，以及如何改善支架材料和种子细胞，尤其是干细胞的血管化。

皮肤 3D 打印

　　近年来，皮肤 3D 生物打印技术是一种有潜力的技术，可以生成分层结构来模拟自然皮肤的功能和形态。目前生物打印技术已经成功制作了由角质形成细胞和成纤维细胞组成的较简单的皮肤结构（图5-1-8）。这些皮肤结构被证实与天然皮肤有相似之处，并在体内研究中发挥出部分皮肤功能。

　　Cubo 等实现了在不到 35min 的时间内使用含有人血浆、原代成人成纤维细胞和角质形成细胞的生物原料生成人双层皮肤。此再生皮肤与人类皮肤非常相似，并且与制作的双层真皮–表皮替代品难以区分。皮肤的屏障功能与角质层的成熟和形成密切相关。因此，由于缺乏完全分化的表皮区域，生物打印皮肤结构无法实现完整的功能。在生物打印过程中，可以控制细胞外基质和细胞组分的密度，并在整

图 5-1-8　皮肤生物打印（转载自 Augustine 等的文献）

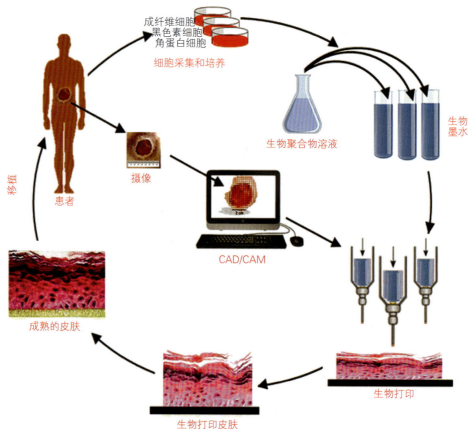

个打印过程中维持细胞活力。此外，打印结构体的厚度可以根据伤口深度定制和控制。因此，3D 生物打印是一种适合自动化生成，用于治疗和工业应用的生物工程的技术。

细胞培养

成纤维细胞在基因治疗方面的应用为未来治疗遗传性皮肤病提供了新的策略。在未来，自体成纤维细胞治疗可能会取代表面合成材料，但目前尚不确定。

人毛囊器官培养是一种多功能且易于使用的检测系统，它刚开始被用于人类遗传性皮肤病和 miRNA 功能的研究，时间生物学、皮肤神经内分泌学、毛囊相关的祖细胞生物学、黑素细胞生物学、上皮干细胞免疫病理学和线粒体生物学。

产后人类的皮肤附件因损伤而丧失后不能再生。Wang 等证实，移植培养得到的表皮干细胞和皮肤源性祖细胞可引起功能性毛囊和皮脂腺的再生。这一发现可能为开发具有表皮附属物再生能力的新型生物工程皮肤替代品奠定基础。

未来的研究将确定可能解释为生物反应器扩容后有限诱导能力的诱导信号。细胞广泛扩增后，诱导功能部分保留是有希望的。

细胞重组

将分化的体细胞重新编程分化为诱导多能干细胞提供了一个产生多能特异性细胞系的机会。这些诱导多能干细胞可以帮助人类建立疾病模型、发现新药物并且进行细胞移植治疗。然而，有许多安全因素需要解决。对细胞衰老理解更透彻将使各种原代细胞生存时间更长，这对再生医学和 3D 皮肤培养系统都至关重要。

结论

- 尽管还有很多工作要做，但细胞培养和组织工程的兴起为再生医学的发展提供了强有力的工具。
- 不仅要维持组织结构，还要保持其功能。
- 理想情况下，应有效且安全地获得大量高质量的产品，降低成本，并减少异体产品的使用，从而减少潜在的风险。
- 自动化处理的进一步发展可能会使得再现性和可靠性进一步改善，加速整个过程并降低成本，提高效率，并减少手工制作的不确定性。计算机控制的生物反应器和皮肤 3D 生物打印可以在这方面做出贡献。
- 细胞疗法的进步可能会使它更易获得且成本更低，在未来，再生治疗可能会和现在有所区别，但肯定会成为减少副作用的主要自体治疗。
- 进一步大规模、严格的长期随访会评估细胞培养和皮肤替代品的安全性。
- 干细胞的使用可能有助于克服目前组织工程技术的一些局限性（如血管生成及感觉受体的生成）。

- 这一领域已经取得了很大的进步，现在面临的挑战是如何将其应用到常规临床实践中。

参考文献

[1] Freshney RI. Culture of animal cells: a manual of basic technique and specialized applications. WileyBlackwell: Hoboken, NJ; 2016.

[2] Sugiyama-Nakagiri Y, Fujimura T, Moriwaki S. Induction of skin-derived precursor cells from human induced pluripotent stem cells. PLoS One. 2016;11:e0168451. https://doi.org/10.1371/journal.pone.0168451.

[3] Tavakolpour S, Daneshpazhooh M, Mahmoudi H. Skin cancer: genetics, immunology, treatments, and psychological care. In: Mehdipour P, editor. Cancer genetics and psychotherapy. Cham: Springer; 2017. https://doi.org/10.1007/978-3-319-64550-6_18.

[4] Choi M, Lee C. Immortalization of primary keratinocytes and its application to skin research. Biomol Ther (Seoul). 2015;23:391 – 399. https://doi.org/10.4062/biomolther.2015.038.

[5] Rheinwald JG, Green H. Serial cultivation of strains of human epidermal keratinocytes: the formation of keratinizing colonies from single cells. Cell. 1975;6:331 – 344.

[6] Rheinwald JG, Green H. Epidermal growth factor and the multiplication of cultured human epidermal keratinocytes. Nature. 1977;265:421 – 424.

[7] O'Connor N, Mulliken JB, Banks-Schlegel S, et al. Grafting of burns with cultured epithelium prepared from autologous epidermal cells. Lancet. 1981;1:75 – 78.

[8] Li A, Simmons PJ, Kaur P. Identification and isolation of candidate human keratinocyte stem cells based on cell surface phenotype. Proc Natl Acad Sci U S A. 1998;95:3902 – 3907.

[9] Webb A, Li A, Kaur P. Location and phenotype of human adult keratinocyte stem cells of theskin. Differentiation. 2004;72:387 – 395. https://doi.org/10.1111/j.1432-0436.2004.07208005.x.

[10] Limat A, Mauri D, Hunziker T. Successful treatment of chronic leg ulcers with epidermal equivalents generated from cultured autologous outer root sheath cells. J Invest Dermatol. 1996;107:128 – 135.

[11] Limat A, French LE, Blal L, et al. Organotypic cultures of autologous hair follicle keratinocytes for the treatment of recurrent leg ulcers. J Am Acad Dermatol. 2003;48:207 – 214. https://doi.org/10.1067/mjd.2003.69.

[12] Ohyama M, Terunuma A, Tock CL, et al. Characterization and isolation of stem cell-enriched human hair follicle bulge cells. J Clin Invest. 2006;116:249 – 260. https://doi.org/10.1172/JCI26043.

[13] Ohyama M, William J. Cunliffe scientific awards. Advances in the study of stem-cell-enriched hair follicle bulge cells: a review featuring characterization and isolation of human bulge cells. Dermatology. 2007;214:342 – 351. https://doi.org/10.1159/000100889.

[14] Biedermann T, Pontiggia L, Böttcher-Haberzeth S, et al. Human eccrine sweat gland cells can reconstitute a stratified epidermis. J Invest Dermatol. 2010;130(8):1996 – 2009. https://doi.org/10.1038/jid.2010.83.

[15] Hill R. Skin regeneration symposium Cambridge. Regen Med. 2016;11:443 – 457. https://doi.org/10.2217/rme-2016-0062.

[16] Penna V, Lipay MV, Duailibi M, et al. The likely role of proteolytic enzymes in unwanted differentiation of stem cells in culture. Future Sci OA. 2015;1:FSO28. https://doi.org/10.4155/fso.15.26.

[17] Maniotis AJ, Chen CS, Ingber DE. Demonstration of mechanical connections between integrins, cytoskeletal filaments, and nucleoplasm that stabilize nuclear structure. Proc Natl Acad Sci U S A. 1997;94:849 – 854.

[18] Lelièvre SA, Bissell MJ. Communication between the cell membrane and the nucleus: role of protein compartmentalization. J Cell Biochem Suppl. 1998;30–31:250 – 263.

[19] Alberts B, Johnson A, Lewis J, et al. Molecular biology of the cell. In: Ltda AMS, editor. Cell junctions, cell adhesion, and the extracellular matrix. 3rd ed. Brazil: Rio Grande do Sul; 2002. p. 949 – 1010.

[20] DeMali KA, Sun X, Bui GA. Force transmission at cell – cell and cell – matrix adhesions. Biochemistry. 2014;53:7706 – 7717. https://doi.org/10.1021/bi501181p.

[21] Faulk DM, Johnson SA, Zhang L, et al. Role of the extracellular matrix in whole organ engineering. J Cell Physiol. 2014;229:984 – 989. https://doi.org/10.1002/jcp.24532.

[22] Spencer VA, Xu R, Bissell MJ. Gene expression in the third dimension: the ECM-nucleus connection. J Mammary Gland Biol Neoplasia. 2010;15:65 – 71. https://doi.org/10.1007/s10911-010-9163-3.

[23] Ruszczak Z. Effect of collagen matrices on dermal wound healing. Adv Drug Deliv Rev. 2003;55:1595 – 1611.

[24] Zhou H, You C, Wang X, et al. The progress and challenges for dermal regeneration in tissue engineering. J Biomed Mater Res A. 2017;105:1208 – 1218. https://doi.org/10.1002/jbm.a.35996.

[25] Rolfe KJ, Grobbelaar AO. A review of fetal scarless healing. ISRN Dermatol. 2012;2012:698034. https://doi.org/10.5402/2012/698034.

[26] Böttcher-Haberzeth S, Biedermann T, Reichmann E. Tissue engineering of skin. Burns. 2010;36:450 – 460. https://doi.org/10.1016/j.burns.2009.08.016.

[27] Aoki S, Toda S, Ando T, et al. Bone marrow stromal cells, pre-adipocytes, and dermal fibroblasts promote epidermal regeneration in their distinctive fashions. Mol Biol Cell. 2004;15:4647 – 4657.

[28] Chang HY, Chi JT, Dudoit S, et al. Diversity, topographic differentiation, and positional memory in human fibroblasts. Proc Natl Acad Sci U S A. 2002;99:12877 – 12882. https://doi.org/10.1073/pnas.162488599.

[29] Wong T, McGrath JA, Navsaria H. The role of fibroblasts in tissue engineering and regeneration. Br J Dermatol. 2007;156:1149 – 1155. https://doi.org/10.1111/j.1365-2133.2007.07914.x.

[30] Igarashi A, Okochi H, Bradham DM, et al. Regulation of connective tissue growth factor gene expression in human skin fibroblasts and during wound repair. Mol Biol Cell. 1993;4:637 – 645.

[31] Werner S, Smola H. Paracrine regulation of keratinocyte proliferation and differentiation. Trends Cell Biol. 2001;11:143 – 146.

[32] El-Ghalbzouri A, Gibbs S, Lamme E, et al. Effect of fibroblasts on epidermal regeneration. Br J Dermatol. 2002;147:230 – 243.

[33] Trompezinski S, Berthier-Vergnes O, Denis A, et al. Comparative expression of vascular endothelial growth factor family members, VEGF-B, -C and -D by normal human keratinocytes and fibroblasts. Exp Dermatol. 2004;13:98 – 105. https://doi.org/10.1111/j.0906-6705.2004.00137.x.

[34] Rendl M, Polak L, Fuchs E. BMP signaling in dermal papilla cells is required for their hair follicle-inductive properties. Genes Dev. 2008;22:543 – 557.

[35] Langan EA, Philpott MP, Kloepper JE, et al. Human hair follicle organ culture: theory, application and perspectives. Exp Dermatol. 2015;24:903 – 911. https://doi.org/10.1111/exd.12836.

[36] Kumar A, Mohanty S, Nandy SB, et al. Hair & skin derived progenitor cells: in search of a candidate cell for regenerative medicine. Indian J Med Res. 2016;143:175 – 183. https://doi.org/10.4103/0971-5916.180205.

[37] Blanpain C, Fuchs E. Epidermal stem cells of the skin. Annu Rev Cell Dev Biol. 2006;22:339 – 373.

[38] Lee B, Dai X. Transcriptional control of epidermal stem cells. In: Hime G, Abud H, editors. Transcriptional and translational regulation of stem cells. Advances in experimental medicine and biology, vol. vol. 786. Dordrecht: Springer; 2013. https://doi.org/10.1007/978-94-007-6621-1_9.

[39] Ito M, Yang Z, Andl T, et al. Wnt-dependent de novo hair follicle regeneration in adult mouse skin after wounding. Nature. 2007;447:316 – 320. https://doi.org/10.1038/nature05766.

[40] Wang X, Wang X, Liu J, et al. Hair follicle and sebaceous gland de novo regeneration with cultured epidermal stem cells and skin-derived precursors. Stem Cells Transl Med. 2016;5:1695 – 1706. https://doi.org/10.5966/sctm.2015-0397.

[41] Mcheik JN, Barrault C, Levard G, et al. Epidermal healing in burns: autologous keratinocyte transplantation as a standard procedure: update and perspective. Plast Reconstr Surg Glob Open. 2014;2:e218. https://doi.org/10.1097/GOX.0000000000000176.

[42] Biernaskie J, Paris M, Morozova O, et al. SKPs derive from hair follicle precursors and exhibit properties of adult dermal stem cells. Cell Stem Cell. 2009;5:610 – 623. https://doi.org/10.1016/j.stem.2009.10.019.

[43] Agabalyan NA, Borys BS, Sparks HD, et al. Enhanced expansion and sustained inductive function of skin-derived precursor cells in computer-controlled stirred suspension bioreactors. Stem Cells Transl Med. 2017;6:434 – 443. https://doi.org/10.5966/sctm.2016-0133.

[44] Cohen J. The transplantation of individual rat and guinea pig whisker papillae. J Embryol Exp Morphol. 1961;9:117 – 127.

[45] Sabapathy V, Kumar S. hiPSC-derived iMSCs: NextGen MSCs as an advanced therapeutically active cell resource for regenerative medicine. J Cell Mol Med. 2016;20:1571 – 1588. https://doi.org/10.1111/jcmm.12839.

[46] Zhu WY, Zhang RZ, Ma HJ, et al. Isolation and culture of amelanotic melanocytes from human hair follicles. Pigment Cell Res. 2004;17:668 – 673. https://doi.org/10.1111/j.1600-0749.2004.00190.x.

[47] Kumar A, Mohanty S, Sahni K, et al. Extracted hair follicle outer root sheath cell suspension for pigment cell restoration in vitiligo. J Cutan Aesthet Surg. 2013;6:121 – 125. https://doi.org/10.4103/0974-2077.112679.

[48] Sieber-Blum M, Grim M, Hu YF, et al. Pluripotent neural crest stem cells in the adult hair follicle. Dev Dyn. 2004;231:258 – 269. https://doi.org/10.1002/dvdy.20129.

[49] Zabierowski SE, Fukunaga-Kalabis M, Li L, et al. Dermis derived stem cells: a source of epidermal melanocytes and melanoma? Pigment Cell Melanoma Res. 2011;24:422 – 429. https://doi.org/10.1111/j.1755-148X.2011.00847.x.

[50] Toma JG, Akhavan M, Fernandes KJ, et al. Isolation of multipotent adult stem cells from the dermis of mamma lian skin. Nat Cell Biol. 2001;3:778 – 784. https://doi.org/10.1038/ncb0901-778.

[51] Fernandes KJ, McKenzie IA, Mill P, et al. A dermal niche for multipotent adult skin-derived precursor cells. Nat Cell Biol. 2004;6:1082 – 1093. https://doi.org/10.1038/ncb1181.

[52] McKenzie IA, Biernaskie J, Toma JG, et al. Skin-derived precursors generate myelinating Schwann cells for the injured and

dysmyelinated nervous system. J Neurosci. 2006;26:6651－6660. https://doi.org/10.1523/JNEUROSCI.1007–06.2006.

[53] Hunt DP, Morris PN, Sterling J, et al. A highly enriched niche of precursor cells with neuronal and glial potential within the hair follicle dermal papilla of adult skin. Stem Cells. 2008;26:163－172.

[54] Krause MP, Dworski S, Feinberg K, et al. Direct genesis of functional rodent and human Schwann cells from skin mesenchymal precursors. Stem Cell Rep. 2014;3:85－100. https://doi.org/10.1016/j.stemcr.2014.05.011.

[55] Takahashi K, Tanabe K, Ohnuki M, et al. Introduction of pluripotent stem cells from adult human fibroblasts by defined factors. Cell. 2007;131:861－872. https://doi.org/10.1016/j.cell.2007.11.019.

[56] Yang R, Zheng Y, Burrows M, et al. Generation of folliculogenic human epithelial stem cells from induced pluripotent stem cells. Nat Commun. 2014;5:3071. https://doi.org/10.1038/ncomms4071.

[57] Billingham RE, Medawar P. Technique of free skin grafting in mammals. J Exp Biol. 1950;28:385－402.

[58] Karasek M. In vitro culture of human skin epithelial cell. J Invest Dermatol. 1966;47:533－540.

[59] Moscona A, Moscona H. The dissociation and aggregation of cells from organ rudiments of the early chick embryo. J Anat. 1952;86:287－301.

[60] Bell E, Ehrlich HP, Buttle DJ, et al. Living tissue formed in vitro and accepted as skin–equivalent tissue of full thickness. Science. 1981;211:1052－1054.

[61] Boyce ST, Goretsky MJ, Greenhalgh DG, et al. Comparative assessment of cultured skin substitutes and native skin autograft for treatment of full thickness burns. Ann Surg. 1995;222:743－752.

[62] Delvoye P, Pierard D, Noel A, et al. Fibroblasts induce the assembly of the macromolecules of the basement membrane. J Invest Dermatol. 1988;90:276－282.

[63] Burke JF, Yannas IV, Quinby WC Jr, et al. Successful use of a physiologically acceptable artificial skin in the treatment of extensive burn injury. Ann Surg. 1981;194:413－428.

[64] Zeng W, Zhang S, Liu D, et al. Preclinical safety studies on autologous cultured human skin fibroblast transplantation. Cell Transplant. 2014;23:39－49. https://doi.org/10.3727/096368912X659844.

[65] Philpott MP, Green MR, Kealey T. Human hair growth in vitro. J Cell Sci. 1990;97:463－471.

[66] Aoki S, Takezawa T, Sugihara H, et al. Progress in cell culture systems for pathological research. Pathol Int. 2016;66:554－562. https://doi.org/10.1111/pin.12443.

[67] Hayflick L. The limited in vitro lifetime of human diploid cell strains. Exp Cell Res. 1965;37:614－636.

[68] Kiyono T, Foster SA, Koop JI, et al. Both Rb/p16INK4a inactivation and telomerase activity are required to immortalize human epithelial cells. Nature. 1998;396:84－88. https://doi.org/10.1038/23962.

[69] Hayflick L, Moorhead PS. The serial cultivation of human diploid cell strains. Exp Cell Res. 1961;25:585－621.

[70] Cong YS, Wright WE, Shay JW. Human telomerase and its regulation. Microbiol Mol Biol Rev. 2002;66:407－425.

[71] Blanpain C, Fuchs E. Epidermal homeostasis: a balancing act of stem cells in the skin. Nat Rev Mol Cell Biol. 2009;10:207－217. https://doi.org/10.1038/nrm2636.

[72] Toma JG, McKenzie IA, Bagli D, et al. Isolation and characterization of multipotent skin–derived precursors from human skin. Stem Cells. 2005;23:727－737. https://doi.org/10.1634/stemcells.2004–0134.

[73] Malik N, Rao MS. A review of the methods for human iPSC derivation. Methods Mol Biol. 2013;997:23－33. https://doi.org/10.1007/978–1–62703–348–0_3.

[74] Eça LP, Pinto DG, de Pinho AM, et al. Autologous fibroblast culture in the repair of aging skin. Dermatol Surg. 2012;38:180－184. https://doi.org/10.1111/j.1524–4725.2011.02192.x.

[75] Phillips CL, Combs SB, Pinnell SR. Effects of ascorbic acid on proliferation and collagen synthesis in relation to the donor age of human dermal fibroblasts. J Invest Dermatol. 1994;103:228－332.

[76] Woan KV, Narain NR, Persaud I, et al. Coenzyme Q10 enhances the proliferation and migration of fibroblasts and keratinocytes: a possible implication for wound healing. J Invest Dermatol. 2005;124s:A57.

[77] Dame MK, Spahlinger DM, DaSilva M, et al. Establishment and characteristics of Gottingen minipig skin in organ culture and monolayer cell culture: relevance to drug safety testing. In Vitro Cell Dev Biol Anim. 2008;44(7):245－252. https://doi.org/10.1007/s11626–008–9091–3.

[78] Solakoglu S, Tiryaki T, Ciloglu SE. The effect of cultured autologous fibroblasts on longevity of cross–linked hyaluronic acid used as a filler. Aesthet Surg J. 2008;28:412－416. https://doi.org/10.1016/j.asj.2008.04.008.

[79] Weiss RA. Autologous cell therapy: will it replace dermal fillers? Facial Plast Surg Clin North Am. 2013;21:299－304. https://doi.org/10.1016/j.fsc.2013.02.008.

[80] Zhao Y, Wang J, Yan X, et al. Preliminary survival studies on autologous cultured skin fibroblasts transplantation by injection. Cell Transplant. 2008;17:775－783.

[81] Eves PC, Beck AJ, Shard AG, et al. A chemically defined surface for the co–culture of melanocytes and keratinocytes. Biomaterials. 2005;26:7068－7081. https://doi.org/10.1016/j.biomaterials.2005.05.015.

[82] Matsumoto T, Kano K, Kondo D, et al. Mature adipocyte–derived dedifferentiated fat cells exhibit multilineage potential. J Cell

Physiol. 2008;215:210 - 222. https://doi.org/10.1002/jcp.21304.

[83] Bayati V, Gazor R, Nejatbakhsh R, et al. Enrichment of skin-derived neural precursor cells from dermal cell populations by altering culture conditions. Stem Cell Invest. 2016;3:83 - 92. https://doi.org/10.21037/sci.2016.10.10.

[84] Bickenbach JR. Isolation, characterization, and culture of epithelial stem cells. Methods Mol Biol. 2005;289:97 - 102.

[85] Lee MJ, Kim J, Lee KI, et al. Enhancement of wound healing by secretory factors of endothelial precursor cells derived from human embryonic stem cells. Cytotherapy. 2011;13:165 - 178. https://doi.org/10.3109/14653249.2010.512632.

[86] Levenberg S, Golub JS, Amit M, et al. Endothelial cells derived from human embryonic stem cells. Proc Natl Acad Sci U S A. 2002;99:4391 - 4396. https://doi.org/10.1073/pnas.032074999.

[87] Monaco JL, Lawrence WT. Acute wound healing an overview. Clin Plast Surg. 2003;30:1 - 12.

[88] Westgate GE, Gibson WT, Kealey T, et al. Prolonged maintenance of human hair follicles in vitro in a serum-free medium. Br J Dermatol. 1993;129:372 - 379.

[89] Purba TS, Haslam IS, Poblet E, et al. Human epithelial hair follicle stem cells and their progeny: current state of knowledge, the widening gap in translational research and future challenges. BioEssays. 2014;36:513 - 525. https://doi.org/10.1002/bies.201300166.

[90] Brown TD. Techniques for mechanical stimulation of cells in vitro: a review. J Biomech. 2000;33:3 - 14.

[91] Huang HL, Hsing HW, Lai TC, et al. Trypsin-induced proteome alteration during cell subculture in mammalian cells. J Biomed Sci. 2010;17:36. https://doi.org/10.1186/1423-0127-17-36.

[92] Yamada N, Okano T, Sakai H, et al. Thermoresponsive polymeric surfaces: control of attachment and detachment of cultured cells. Makromol Chem Rapid Commun. 1990;11:571 - 576. https://doi.org/10.1002/marc.1990.030111109.

[93] Yang L, Cheng F, Liu T, et al. Comparison of mesenchymal stem cells released from poly(N-isopropylacrylamide) copolymer film and by trypsinization. Biomed Mater. 2012;7:035003. https://doi.org/10.1088/1748-6041/7/3/035003.

[94] Ozbun MA, Patterson NA. Using organotypic (raft) epithelial tissue cultures for the biosynthesis and isolation of infectious human papillomaviruses. Curr Protoc Microbiol. 2014;34:14B.3.1 - 18. https://doi.org/10.1002/9780471729259.mc14b03s34.

[95] Brindley D, Moorthy K, Lee JH, et al. Bioprocess forces and their impact on cell behavior: implications for bone regeneration therapy. J Tissue Eng. 2011;2011:620247. https://doi.org/10.4061/2011/620247.

[96] Gareau T, Lara GG, Shepherd RD, et al. Shear stress influences the pluripotency of murine embryonic stem cells in stirred suspension bioreactors. J Tissue Eng Regen Med. 2014;8:268 - 278. https://doi.org/10.1002/term.1518.

[97] Hakim N. Artificial organs, new techniques in surgery series 4. Springer-Verlag London Limited; 2009. https://doi.org/10.1007/978-1-84882-283-2_6.

[98] Cubo N, Garcia M, Del Cañizo JF, et al. 3D bioprinting of functional human skin: production and in vivo analysis. Biofabrication. 2016;9:015006. https://doi.org/10.1088/1758-5090/9/1/015006.

[99] Pandey AR, Singh US, Momin M, et al. J Polym Res. 2017;24:125. https://doi.org/10.1007/s10965-017-1286-4.

[100] MacNeil S. Progress and opportunities for tissueengineered skin. Nature. 2007;445:874 - 880. https://doi.org/10.1038/nature05664.

[101] Kubo K, Kuroyanagi Y. A study of cytokines released from fibroblasts in cultured dermal substitute. Artif Organs. 2005;29:845 - 849. https://doi.org/10.1111/j.1525-1594.2005.00138.x.

[102] Moustafa M, Simpson C, Glover M, et al. A new autologous keratinocyte dressing treatment for non-healing diabetic neuropathic foot ulcers. Diabet Med. 2004;21:786 - 789.

[103] Zhu N, Warner RM, Simpson C, et al. Treatment of burns and chronic wounds using a new cell transfer dressing for delivery of autologous keratinocytes. Eur J Plast Surg. 2005;28:319 - 330.

[104] Wright KA, Nadire KB, Busto P, et al. Alternative delivery of keratinocytes using a polyurethane membrane and the implications for its use in the treatment of fullthickness burn injury. Burns. 1998;24:7 - 17.

[105] Carsin H, Ainaud P, Le Bever H, et al. Cultured epithelial autografts in extensive burn coverage of severely traumatized patients: a five year single-center experience with 30 patients. Burns. 2000;26:379 - 387.

[106] Tausche AK, Skaria M, Böhlen L, et al. An autologous epidermal equivalent tissue-engineered from follicular outer root sheath keratinocytes is as effective as split-thickness skin autograft in recalcitrant vascular leg ulcers. Wound Repair Regen. 2003;11:248 - 252.

[107] Renner R, Harth W, Simon JC. Transplantation of chronic wounds with epidermal sheets derived from autologous hair follicle-- the Leipzig experience. Int Wound J. 2009;6:226 - 232. https://doi.org/10.1111/j.1742-481X.2009.00609.x.

[108] Wainwright DJ. Use of an acellular allograft dermal matrix (AlloDerm) in the management of fullthickness burns. Burns. 1995;21:243 - 248.

[109] Gordley K, Cole P, Hicks J, et al. A comparative, long term assessment of soft tissue substitutes: AlloDerm, Enduragen, and Dermamatrix. J Plast Reconstr Aesthet Surg. 2009;62:849 - 850. https://doi.org/10.1016/j.bjps.2008.05.006.

[110] Cooper ML, Hansbrough JF, Spielvogel RL, et al. In vivo optimization of a living dermal substitute employing cultured human fibroblasts on a biodegradable polyglycolic acid or polyglactin mesh. Biomaterials. 1991;12:243 - 248.

[111] Kearney JN. Clinical evaluation of skin substitutes. Burns. 2001;27:545 – 551.

[112] Branski LK, Herndon DN, Pereira C, et al. Longitudinal assessment of Integra in primary burn management: a randomized pediatric clinical trial. Crit Care Med. 2007;35:2615 – 2623. https://doi.org/10.1097/01.CCM.0000285991.36698.E2.

[113] Stiefel D, Schiestl C, Meuli M. Integra artificial skin for burn scar revision in adolescents and children. Burns. 2010;36:114 – 120. https://doi.org/10.1016/j.burns.2009.02.023.

[114] Haslik W, Kamolz LP, Nathschläger G, et al. First experiences with the collagen–elastin matrix Matriderm as a dermal substitute in severe burn injuries of the hand. Burns. 2007;33:364 – 368. https://doi.org/10.1016/j.burns.2006.07.021.

[115] Schneider J, Biedermann T, Widmer D, et al. Matriderm versus Integra: a comparative experimental study. Burns. 2009;35:51 – 57. https://doi.org/10.1016/j.burns.2008.07.018.

[116] Shevchenko RV, James SL, James SE. A review of tissue engineered skin bioconstructs available for skin reconstruction. J R Soc Interface. 2010;7:229 – 258. https://doi.org/10.1098/rsif.2009.0403.

[117] Sheridan RL, Morgan JR, Cusick JL, et al. Initial experience with a composite autologous skin substitute. Burns. 2001;27:421 – 424.

[118] Keck M, Haluza D, Lumenta DB, et al. Construction of a multi–layer skin substitute: simultaneous cultivation of keratinocytes and preadipocytes on a dermal template. Burns. 2011;37:626 – 630. https://doi.org/10.1016/j.burns.2010.07.016.

[119] Gómez C, Galán JM, Torrero V, et al. Use of an autologous bioengineered composite skin in extensive burns: clinical and functional outcomes. A multicentric study. Burns. 2011;37:580 – 589. https://doi.org/10.1016/j.burns.2010.10.005.

[120] Kirsner RS. The use of Apligraf in acute wounds. J Dermatol. 1998;25:805 – 811.

[121] Edmonds M, European and Australian Apligraf Diabetic Foot Ulcer Study Group. Apligraf in the treatment of neuropathic diabetic foot ulcers. Int J Low Extrem Wounds. 2009;8:11 – 18. https://doi.org/10.1177/1534734609331597.

[122] Eisenberg M, Llewellyn DM, Moran K, et al. Successful engraftment of cultured human epidermal allograft in a child with recessive dystrophic epidermolysis bullosa. Med J Aust. 1987;147:520 – 521.

[123] Windsor ML, Eisenberg M, Gordon–Thomson C, et al. A novel model of wound healing in the SCID mouse using a cultured human skin substitute. Australas J Dermatol. 2009;50:29 – 35. https://doi.org/10.1111/j.1440–0960.2008.00512.x.

[124] Tavis MJ, Thornton JW, Bartlett RH, et al. A new composite skin prosthesis. Burns. 1979;8:123 – 130.

[125] Demling RH, DeSanti L. Management of partial thickness facial burns (comparison of topical antibiotics and bio–engineered skin substitutes). Burns. 1999;25:256 – 261.

[126] Wood FM, Kolybaba ML, Allen P. The use of cultured epithelial autograft in the treatment of major burn injuries: a critical review of the literature. Burns. 2006;32:395 – 401. https://doi.org/10.1016/j.burns.2006.01.008.

[127] Meuli M, Raghunath M. Burns (Part 2). Tops and flops using cultured epithelial autografts in children. Pediatr Surg Int. 1997;12:471 – 477.

[128] Horch RE, Kopp J, Kneser U, et al. Tissue engineering of cultured skin substitutes. J Cell Mol Med. 2005;9:592 – 608.

[129] Wood FM. Clinical potential of cellular autologous epithelial suspension. Wounds. 2002;15:16 – 22.

[130] Pham C, Greenwood J, Cleland H, et al. Bioengineered skin substitutes for the management of burns: a systematic review. Burns. 2007;33:946 – 957. https://doi.org/10.1016/j.burns.2007.03.020.

[131] Mansbridge J. Commercial considerations in tissue engineering. J Anat. 2006;209:527 – 532. https://doi.org/10.1111/j.1469–7580.2006.00631.x.

[132] Wood FM, Stoner ML, Fowler BV, et al. The use of a non–cultured autologous cell suspension and Integra dermal regeneration template to repair fullthickness skin wounds in a porcine model: a onestep process. Burns. 2007;33:693 – 700. https://doi.org/10.1016/j.burns.2006.10.388.

[133] Boyce ST. Design principles for composition and performance of cultured skin substitutes. Burns. 2001;27:523 – 533.

[134] Sabeh G, Sabé M, Ishak S, et al. Greffes séquentielles de cellules cutanées: premiers résultats d'un nouveau procédé et revue de la littérature. J Med Liban. 2015;63:47 – 58.

[135] Driskell RR, Clavel C, Rendl M, et al. Hair follicle dermal papilla cells at a glance. J Cell Sci. 2011;124:1179 – 1182. https://doi.org/10.1242/jcs.082446.

[136] Hu MS, Rennert RC, McArdle A, et al. The role of stem cells during scarless skin wound healing. Adv Wound Care (New Rochelle). 2014;3:304 – 314. https://doi.org/10.1089/wound.2013.0471.

[137] Chun–mao H, Su–yi W, Ping–ping L, et al. Human bone marrow–derived mesenchymal stem cells differentiate into epidermal–like cells in vitro. Differentiation. 2007;75:292 – 298. https://doi.org/10.1111/j.1432–0436.2006.00140.x.

[138] Wang C, Lin K, Chang J, et al. Osteogenesis and angiogenesis induced by porous beta–CaSiO(3)/PDLGA composite scaffold via activation of AMPK/ERK1/2 and PI3K/Akt pathways. Biomaterials. 2013;34(1):64 – 77. https://doi.org/10.1016/j.biomaterials.2012.09.021.

[139] Kim HJ, Park SS, Oh SY, et al. Effect of acellular dermal matrix as a delivery carrier of adipose–derived mesenchymal stem cells on bone regeneration. J Biomed Mater Res B Appl Biomater. 2012;100:1645 – 1653. https://doi.org/10.1002/jbm.b.32733.

[140] Burd A, Chiu T. Allogeneic skin in the treatment of burns. Clin Dermatol. 2005;23:376 – 387. https://doi.org/10.1016/

j.clindermatol.2004.07.019.

[141] Waymack P, Duff RG, Sabolinski M. The effect of a tissue engineered bilayered living skin analog, over meshed split–thickness autografts on the healing of excised burn wounds. The Apligraf Burn Study Group. Burns. 2000;26:609‒619.

[142] Gath HJ, Hell B, Zarrinbal R, et al. Regeneration of intraoral defects after tumour resection with a bioengineered human dermal replacement (Dermagraft). Plast Reconstr Surg. 2002;109:889‒893.

[143] Gohari S, Gambla C, Healey M, et al. Evaluation of tissueengineered skin (human skin substitute) and secondary intention healing in the treatment of full thickness wounds after Mohs micrographic or excisional surgery. Dermatol Surg. 2002;28:1107‒1114.

[144] Moon KC, Lee HS, Han SK, et al. Aesth Plast Surg. 2018;42:815. https://doi.org/10.1007/s00266–017–1044–3.

[145] Watson D, Keller GS, Lacombe V, et al. Autologous fibroblasts for treatment of facial rhytids and dermal depressions: a pilot study. Arch Facial Plast Surg. 1999;1:165‒170.

[146] Gonzalez MJ, Sturgill WH, Ross EV, et al. Treatment of acne scars using the plasma skin regeneration (PSR) system. Lasers Surg Med. 2008;40:124‒127. https://doi.org/10.1002/lsm.20617.

[147] Velander P, Theopold C, Bleiziffer O, et al. Cell suspensions of autologous keratinocytes or autologous fibroblasts accelerate the healing of full thickness skin wounds in a diabetic porcine wound healing model. J Surg Res. 2009;157:14‒20. https://doi.org/10.1016/j.jss.2008.10.001.

[148] Li J, Chen J, Kirsner R. Pathophysiology of acute wound healing. Clin Dermatol. 2007;25:9‒18. https://doi.org/10.1016/j.clindermatol.2006.09.007.

[149] Weiss RA, Weiss MA, Beasley KL, et al. Autologous cultured fibroblast injection for facial contour deformities: a prospective, placebo–controlled, phase III clinical trial. Dermatol Surg. 2007;33:263‒268. https://doi.org/10.1111/j.1524–4725.2007.33060.x.

[150] Smith SR, Munavalli G, Weiss R, et al. A multicenter, doubleblind, placebo–controlled trial of autologous fibroblast therapy for the treatment of nasolabial fold wrinkles. Dermatol Surg. 2012;38:1234‒1243. https://doi.org/10.1111/j.1524–4725.2012.02349.x.

[151] Narins RS, Brandt FS, Lorenc ZP, et al. Twelve–month persistency of a novel ribose–cross–linked collagen dermal filler. Dermatol Surg. 2008;3:S31‒S39. https://doi.org/10.1111/j.1524–4725.2008.34240.x.

[152] Smith SR, Jones D, Thomas JA, et al. Duration of wrinkle correction following repeat treatment with Juvederm hyaluronic acid fillers. Arch Dermatol Res. 2010;302:757‒762. https://doi.org/10.1007/s00403–010–1086–8.

[153] Yoon ES, Han SK, Kim WK. Advantages of the presence of living dermal fibroblasts within restylane for soft tissue augmentation. Ann Plast Surg. 2003;51:587‒592. https://doi.org/10.1097/01.sap.0000096424.23397.2a.

[154] Muir I, Padilla–Lamb A, et al. Growth inhibition of culture fibroblast by extracts from human dermis. Br J Plast Surg. 1997;50:186‒193.

[155] Lee HJ, Lee EG, Kang S, et al. Efficacy of microneedling plus human stem cell conditioned medium for skin rejuvenation: a randomized, controlled, blinded split–face study. Ann Dermatol. 2014;26:584‒591. https://doi.org/10.5021/ad.2014.26.5.584.

[156] Wu Y, Wang J, Scott PG, et al. Bone marrowderived stem cells in wound healing: a review. Wound Repair Regen. 2007;15:S18‒S26. https://doi.org/10.1111/j.1524–475X.2007.00221.x.

[157] Thomas ED, Lochte HL Jr, Cannon JH, et al. Supralethal whole body irradiation and isologous marrow transplantation in man. J Clin Invest. 1959;38:1709‒1716. https://doi.org/10.1172/JCI103949.

[158] Gragnani A, Giannoccaro FB, Sobral CS, et al. Dimethylaminoethanol affects the viability of human cultured fibroblasts. Aesthet Plast Surg. 2007;31:711‒718. https://doi.org/10.1007/s00266–006–0208–3.

[159] Falanga V, Margolis D, Alvarez O, et al. Rapid healing of venous ulcers and lack of clinical rejection with an allogeneic cultured human skin equivalent. Human skin equivalent investigators group. Arch Dermatol. 1998;134:293‒300.

[160] Theobald VA, Lauer JD, Kaplan FA, et al. 'Neutral allografts' —lack of allogeneic stimulation by cultured human cells expressing MHC class I and class II antigens. Transplantation. 1993;55:128‒133.

[161] Phillips TJ, Manzoor J, Rojas A, et al. The longevity of a bilayered skin substitute after application to venous ulcers. Arch Dermatol. 2002;138:1079‒1081.

[162] Price RD, Das–Gupta V, Harris PA, et al. The role of allogenic fibroblasts in an acute wound healing model. Plast Reconstr Surg. 2004;113:1719‒1729.

[163] Barnas JL, Simpson–Abelson MR, Brooks SP, et al. Reciprocal functional modulation of the activation of T lymphocytes and fibroblasts derived from human solid tumors. J Immunol. 2010;185(5):2681‒2692. https://doi.org/10.4049/jimmunol.1000896.

[164] Mazlyzam AL, Aminuddin BS, Saim L, et al. Human serum is an advantageous supplement for human dermal fibroblast expansion: clinical implications for tissue engineering of skin. Arch Med Res. 2008;39:743‒752. https://doi.org/10.1016/j.arcmed.2008.09.001.

[165] Griffiths M, Ojeh N, Livingstone R, et al. Survival of Apligraf in acute human wounds. Tissue Eng. 2004;10:1180‒1195. https://doi.org/10.1089/ten.2004.10.1180.

- 自体移植物：供体和受体是同一个个体。
- 同种异体移植物：供体和受体是属于同一物种的不同个体。

移植还可以细分为同种移植或异种移植：前者是指供体和受体属于同一物种，但基因不同，通常使用捐赠者的遗体；后者是指供体和受体属于不同的物种，如牛或马作为供体，人作为受体。

皮肤是人体最大的组织，它的主要功能是构建防御屏障，防止组织损伤、创伤或感染。由于皮肤易于获取且总量一致，皮肤是移植过程和组织工程模型所需的主要组织，当皮肤完整性受损时需要移植皮肤组织。

微移植物时代

当今时代，大面积或慢性伤口的治愈仍然是外科医师面临的一大挑战。目前有不同的皮肤移植方法，如自体皮肤移植、同种异体移植、异种移植和组织工程人造皮肤移植，它们的主要作用都是快速提供一个临时的创面覆盖。移植费用通常极其昂贵，尤其是当创面大且供体组织有限时。为了弥补这些缺陷，理想的移植物应该具备快速供给、无免疫原性、永久性使用、受体发病率低等特性。微移植物（Micrografts）的概念指的是使用自体组织移植、最少量的供体皮肤来覆盖伤口，克服了上述缺点。微移植物的想法来源于经过培养和多次扩增的小块皮肤组织能够覆盖比供体部位更大的创面。表 5-2-1 总结了一些目前常用的获得微移植物的皮肤扩张技术。

在过去的几年里，人们对皮肤扩张技术进行了几项改进，使皮肤扩张比由标准的 1：（5～9）提高到 1：（100~700）。其中最常见的技术有真皮 - 表皮移植（Dermal‐epidermal grafting）和自体非培养细胞疗法（Autologous noncultured cell therapy）。所有这些技术都是基于 Meek 的概念，即由于较小的移植物之间的距离较小，具有更大的再生潜力。

真皮 - 表皮移植

真皮 - 表皮移植物是由不同数量的真皮和全层表皮构成的，能够提供创面的表面修复和维持创面的稳定性。此类型移植物的获取方法有多种，包括 Meek‐Waal 植皮刀（Meek‐Waal dermatome）、粘蝇纸技术（the Flypaper technique）、带网状物的皮肤扩张术（Skin expansion with meshers）、Xpansion® 系统（Xpansion® system）、点阵式皮肤采集（Fractional skin harvesting）、吸泡表皮移植等（Suction blister epider‐mal grafting）。Cicero Park Meek 是皮肤扩张技术的先驱，1958 年他使用植皮刀获得了 4mm×4mm 大小的皮片，并将其扩张了 10 倍。随后，在 1993 年，Kreis 等利用压缩空气植皮刀改进了 Meek 的技术。这一改进通过与培养移植物或同种异体移植物的使用相结合，用于改善严重烧伤患者的治疗，达到了 75% 的创面覆盖率。

粘蝇纸技术是由 Lee 等开发的。它通过将 5mm×5mm 大小的移植物放在凡士林浸渍的纱布上，这样可以在降低成本的同时获得类似于 Meek 技术的伤口上皮化的效果。

表 5-2-1 皮肤扩展技术

技术的比较

微移植物类型	移植物尺寸	扩张率	优点	缺点
Pinch graft	$2 \sim 5mm^2$	$(6 \sim 7) : 1$	容易切取，抗感染能力强，抗压能力比皮裂移植术强，可作为门诊手术操作，价格便宜	供体部位不能用于以后的移植，美容效果差，对 $> 4.6cm^2$ 的创面无效，大创面手术烦琐
Patch/postage stamp graft	$1.27mm^2$ 各种式样	$(6 \sim 9) : 1$	容易切取，抗感染能力强，可作为门诊手术操作，价格便宜	美容效果差，流程烦琐，膨胀率难以预测
Meek microdermagraft	$1.58mm^2$	$9 : 1$	移植物制备快速	需要定制的皮片
Chinese intermingled technique	$0.9 \sim 2.5mm^2$	$(7 \sim 10) : 1$	减少挛缩形成，使用异体移植保护层	程序烦琐，有排异的可能
Microskin graft	$< 1mm$	$(7 \sim 100) : 1$	易于准备，性价比高，抗感染能力强，抗创伤能力强	移植物的取向可能不均匀，增加瘢痕挛缩形成
Microscopic split-skin（"diced"）graft	$40 \sim 200\mu m^2$	$(20 \sim 26) : 1$	易于准备，可在门诊进行，可与网状皮肤的愈合率相媲美	移植物取向随机
Modified meek technique	$9mm^2$	$10 : 1$	对质量差的创面效果好，皮片分布均匀，方向是非随机的，扩张率显著	技术要求高，材料成本高
Modified postage stamp/fly paper graft	$25mm^2$	$9 : 1$	更便宜，有更大的移植面积，更容易处理和定位，所需材料最少，获得真实的扩张率	步骤烦琐
Autologous skin suspension	$0.4mm^2$	$10 : 1$	易于准备，愈合速度快	皮肤颗粒生存能力弱，美容效果差，瘢痕过度挛缩
Microskin spray	$0.04 \sim 0.25mm^2$	$(110 \sim 150) : 1$	使用方便，移植物分布均匀，手术时间短，供皮需要量少	需要自己定制皮片

表中总结和比较了最常见的皮肤扩张技术（源自"Biswas et al., J Diabetes Sci Technol Vol 4, Issue 4, July 2010"）

尽管通过努力提高了扩张率，提高了伤口上皮化，降低了成本和时间，但上述技术仍然需要繁重的操作，与原始的 Meek 技术相比，没有提供更高的扩张率。培养的自体上皮移植物也被当作一种替代方案进行研究，尽管它们可以提供高达 1 : 1000 的扩张率，但这些移植物很脆弱，移植物接合力差，缺乏真皮成分，并且极易受到机械剪切的影响。

为了改善真皮 - 表皮移植技术，我们开发了 Xpansion® 微移植系统和点阵式皮肤采集等新工具。Xpansion® 微移植系统（Applied Tissue Technologies，Newton，Mass.）包含 24 个平行旋转切割盘，间隔 0.8mm，在垂直方向切割移植物两次，产生 0.8mm×0.8mm 大小的微移植物（图 5-2-1a）。该系统的优点是，通过提供更小的移植物，增加移植物边界的长度，从而提高移植物的再生能力。此外，在湿润的环境中，无须考虑皮肤移植物的方向（真皮面朝上或朝下），因此简化了移植步骤。

在点阵式皮肤采集中，大量的显微全厚皮片移植物被采集，在确保良好的皮肤质量和保证供体部位快速愈合的前提下留下最小的瘢痕。这项技术是由光 - 热解术发展而来的，在光 - 热解术中，皮肤受到直径为 300μm 的激光微束照射，形成微热区，表皮在 24h 内闭合，皮肤在 2 周内愈合。该部分皮

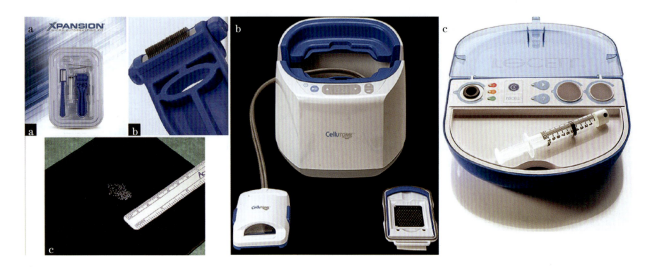

图 5-2-1　商业上可用于获取真皮 – 表皮移植的新工具。(a) Xpansion® 微移植系统（Applied Tissue Technologies, Newton, Mass.）；(b) CelluTome™ 表皮采集器 [Kinetic Concepts, Inc.（KCI）, San Antonio, Texas]；(c) ReCell® （Avita Medical Europe Ltd., UK）（所有的数据都源自各自的网站）

肤移植使用的是经定制的 700μm 直径的双刃皮下针采集的全厚皮片。这些组织被吸引到一个收集篮中，然后微移植物不分真皮朝向地随机散布在伤口上。

　　对于后两种技术，临床结果显示伤口愈合效果可与劈裂皮移植（Split–skin graft）技术相媲美。

　　综上所述，真皮和表皮移植技术具有非常广阔的发展前景，但是仍需更多的研究来进一步验证其相对于传统中厚皮片移植的优势。

表皮移植

　　同时包含真皮和表皮的移植物在促进伤口愈合中更有效，这是因为伤口收缩减少，成纤维细胞诱导生长因子的释放，延长了伤口愈合过程的增殖阶段。然而，某些技术已经发展到仅使用表皮移植，表皮移植物不稳定且抵抗力差，但是不刺激皮肤疼痛感受器，可以在门诊进行。表皮移植最常用的技术是负压吸疱表皮移植和自体非培养细胞治疗。

　　Falabella 首次描述了负压吸疱表皮移植，通过在真皮 – 表皮交界处施加 200 ~ 500mmHg 的负压，诱导真皮 – 表皮交界处的生理性断裂，获得仅由表皮组成的超薄皮片。移植物以水疱的形式获取，形成水疱所需的时间与皮肤温度呈反比。该方法先前已被证明是治疗白癜风和难愈创面的有效方法；然而，由于缺乏可靠的、自动化的表皮获取方法，其在临床实践中的应用受到限制。此外，它会引起不适，而且相当耗时。

　　在过去的几年里，文献报道了一种商用自动化表皮采集工具，它基于对正常皮肤的加热和抽吸来形成微细表皮移植物。该工具的市场名为 CelluTome™ 表皮采集器 [Kinetic Concepts, Inc.（KCI）, San Antonio, Texas]（图 5-2-1b），可在大腿内侧供区创建微移植物。简而言之，在去除体毛并用 70% 异丙醇清洁供体部位后，将无菌采集器固定在受试者大腿内侧，并将真空吸头卡在采集器上。全自动吸疱式表皮采集系统启动后，在供体部位保持真空并进行加热，直至形成微细表皮移植物（切除时间为3～45min）。在收获时，将真空头从收割机上取下，然后立即将透明薄膜敷料放在微移植物的顶部，然后将其剥离。有关这一方法的更多信息，请访问网站 www.cellutome.com。

最近有文献报道，这种自动化的微创采集系统提供了一种简单、低成本的方法，可以生产出均匀有活性的自体表皮微移植物，将患者的不适感降低到最小，表面供体部位的伤口可在2周内愈合。此外，表皮微移植物保留了其原有的角质形成细胞结构，这对于伤口的再上皮化和色素沉着至关重要。

从临床的角度来看，最近的一项研究表明，在对于保守治疗无效的继发性坏疽脓皮病的未愈合溃疡的治疗中，该方法能在7周内促进完全的再上皮化。

总而言之，水疱表皮移植物就像生物工程皮肤一样，通过释放自体角质形成细胞生长因子促进伤口愈合。

自体非培养细胞疗法也是一种获取表皮移植物的新兴技术，适用于各种皮肤创伤，尤其是烧伤的治疗。该技术从供体组织中分离细胞，并立即自体再植到患者的创面上，减少了2～3周的上皮细胞培养时间。基于这种技术制造的一种商业化产品是 ReCell® (Avita Medical Europe Ltd., UK)（图5-2-1c），在采集皮肤移植物后，通过胰蛋白酶消化和机械搅拌分离细胞。最后，将细胞悬浮在乳酸溶液中，并喷洒在伤口上，类似于喷雾技术。

Wood 等的研究结果显示每立方厘米供体中厚皮片的供体分层皮肤移植物中平均活细胞数量为170万个左右，在4℃环境中保存24h后，86%的原始细胞存活。用荧光激活细胞分选进行体外分析时，研究者报道了悬浮液中含有角质形成细胞（65%）和成纤维细胞（30%），还有少量提供皮肤色素沉着的黑色素细胞（3.5%）。

这项技术的优点是可以快速应用，而且不需要支架就可以治疗大面积创面，扩张率达到1∶80，类似于喷雾一样进行自体上皮细胞移植。但是，该技术由于高昂的成本和胰蛋白酶处理过程不允许接种悬浮液，在临床上的使用受到限制。

Rigenera® 技术

在科技创新的时代背景下，一项名为 Rigenera® 的新技术非常流行，它能够以简单、快速、安全和无创的方式获得自体微移植物，并且不需要进行细胞操作。

Rigenera® 技术是一种很有发展前景的临床方案，可以在一次手术时间内完成人体组织再生；微移植物的供者和接受者可以是同一个人。实际运用上，该方案需要用到经 CE 和 FDA 认证的一次性医疗设备 Rigeneracons 和机器 Rigenera (Human Brain Wave srl, Turin, Italy)（图5-2-2a）。Rigeneracons 通过机械分解获得自体微移植物，这其中包括一些能够分化为几种细胞类型的祖细胞，可用于修复或再生损伤组织，恢复多种组织的形态和功能，包括皮肤、骨骼和软骨。这些祖细胞与来自起始组织的生长因子结合形成的自体微型移植组织，可单独使用或与不同的生物支架如胶原蛋白、聚乳酸 - 羟基乙酸（PLGA）等结合使用。

Rigenera® 技术是基于这样一种假设存在的，即在胎儿和成人的组织中都存在一些生存在特定区域

图 5-2-2 Rigenera® 技术用于获得自体和校准的微型移植物。(a) Rigeneracons 和 Rigenera 机器 (Human Brain wave srl, Turin, Italy); (b) 收集一小块皮肤; (c) 用 Rigeneracons 加 1.5mL 无菌生理盐水溶液分解皮肤; (d) 使用无针注射器收集分解后获得的自体微型移植物

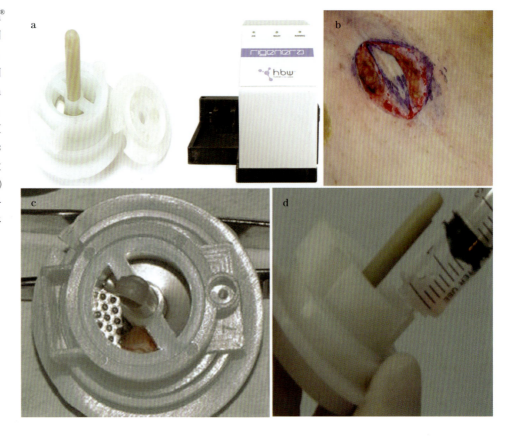

的边缘群细胞。这是一个细胞亚群，与主要群体相比，表现出不同的生物学特征，如干细胞样特征。这项技术起源于意大利一组研究人员进行的科学研究，初步显示在人的牙髓中有一个边缘群体，分离出一种称为基质骨生成 DPSCs（SBP/DPSCs）的牙髓干细胞（DPSCs）亚群，能够在体外分化为成骨细胞，产生活的自体纤维骨（LAB）组织。而后一种新的分离方法被运用，对人牙髓的研究证实了 DPSCs 的再生作用。事实上，为了延长这些细胞的收集时间和提高细胞活力，Rigeneracons 设备用机械分解取代了酶解。Rigeneracons 是一种人体组织的生物粉碎机，由 100 个六边形刀片组成，能够粉碎和过滤大小为 50~70μm 的细胞群。

体外实验表明，来源于该系统的人牙髓或骨膜的微移植物能够保持较高的细胞存活率，并且间充质干细胞标志物有较高的阳性表达率，提示其具有再生潜能。心脏心耳活检和眼球外直肌活检也观察到同样的结果。

Rigenera® 技术在不同的临床环境中都有实际应用，包括牙科、美容医学和伤口护理。多项研究表明这些微移植物可促进复杂的术后创面、创伤后的创面、创面裂开、慢性溃疡和病理性瘢痕的愈合。最近，有报道称微移植物还能够修复鼻畸形或鼻翼软骨缺损。

在牙科应用方面，有报道称人牙髓或骨膜来源的微移植可以促进牙周再生，促进萎缩的上颌骨再生，并通过减少骨吸收和增加骨形成来保护拔牙后的牙槽窝。

Rigenera 操作简单易行，不需要操作人员具备专门知识，可分为 4 个步骤：

（1）从距受体部位较远的供体部位收集一小片皮肤，大小 1~10mm：如图 5-2-2b 所示，这一步骤

可以使用活组织打孔器或手术刀进行。从收集的组织中排出脂肪和上皮成分是非常重要的，这样才不会影响分解的效率。

(2) 用 Rigeneracons 加 1.2mL 无菌生理盐水溶液分解皮肤：添加无菌生理盐水对于微移植物的最终收集和保持微移植物的完整性和活性都是很重要的（图 5-2-2c）。Rigeneracons 装置插入 Rigenera 机器，开始旋转，然后机械解聚组织。

(3) 分解后收获自体微移植物：使用不带针头的注射器，将一次性注射器稍稍倾斜，完成微移植物的收集，如图 5-2-2d 所示。

(4) 损伤部位注射微移植物：获得的微移植物可以随时使用，不需要进一步的操作或扩张，可以直接应用于病变部位，也可以根据组织情况与胶原、透明质酸、PLGA 等生物支架联合使用进行再生。

Rigenera 方案的优点是多方面的：首先是同时性，事实上，该方案通过一次手术即可完成，患者既是供体又是经过校准的微移植物的受体；这一过程导致受体部位需要再生的祖细胞富集；该过程是非侵入性的，尽管采集了很小的样本，但供体部位的发病率极大地降低了。

组织工程

到目前为止，移植已经为再生医学做出了重大的贡献，根据伤口类型和患者的病史为临床医生提供了广泛的治疗选择。

近年来，随着移植技术的发展，组织工程学逐渐发展起来，其目的是通过联合使用支架和生物介质（如干细胞和生长因子）来修复或再生组织，以改善伤口的愈合过程，为再生医学领域提供了一种新的工具。如上所述，在过去几年中，研究者已报道了各种真皮、表皮或真皮 - 表皮来源的移植物，并已在商业上使用，通过修复伤口来恢复皮肤组织的结构。生物工程皮肤替代物不仅能修复伤口，还能提供各种补充剂，如生长因子、抗生素，加快伤口愈合过程。为了设计这些替代物，人们已经开发了各种支架基质来促进三维结构中的细胞生长。支架是恢复、维持和改善组织功能的最佳材料，在修复和组织再生中发挥关键作用，提供与细胞存活、增殖和分化相关的各种因子的基本供应。这种支架与皮肤组织具有高度的生物相容性，本质上是一种可降解材料，作为伤口愈合的敷料，可由合成的或可吸收的、天然的、生物的、可降解的或不可降解的聚合物组成。

通过组织工程获得的产品通常被称为皮肤替代物、真皮或表皮替代物，可分为天然替代物和人造替代物。天然真皮基质或脱细胞真皮基质由异体或异种皮肤、成纤维细胞和角质形成细胞组成，这些细胞散在结合于支架内。它们的组织成分是最接近自体皮肤的，通过这种方法，一旦它调节和启动伤口愈合，就可以促进伤口更好地生长，减轻患者的疼痛。此外，天然真皮替代物具有良好的生物相容性，能够复制胶原的三维结构。最具代表性的产品是 Allderm™（LifeCell Corporation，Branchburg，NJ），它是从遗体捐赠者的皮肤中提取的，通过反复冷冻和解冻来去除细胞。Allderm™ 已被广泛应用于鼻整形、腹壁重建、同种异体乳房重建、前臂桡侧游离皮瓣供区覆盖和阴道修复等领域，取得了良好的效果。

表 5-2-2 和表 5-2-3 总结了目前可用的和主要使用的合成和天然支架。

表 5-2-2　最常见的合成支架的优缺点［改编自"Chaudhari AA et al., Int J Mol Sci. 2016 Nov 25；17（12）. pii：E1974"］

合成支架类型	优点	缺点
Porous scaffolds	高孔隙度为细胞外基质（ECM）的分泌和营养供给提供了合适的环境	多孔性限制了细胞的均匀分布。不同类型的细胞需要不同的孔径，因此很耗时
Fibrous scaffolds	高微孔结构最适合细胞黏附、增殖和分化。植入时炎症反应少	表面功能化是制造这些支架的纳米纤维所必需的
Hydrogel scaffolds	高度的生物相容性和可控的生物降解速率	结构软，机械强度有限
Microsphere scaffolds	增强的细胞附着和迁移特性	有时与细胞不相容，降低细胞活力
Composite scaffolds	高度的可生物降解性，提供机械强度。更好的可吸收性	降解时会产生酸性副产品。弱的细胞亲和力
Acellular scaffolds	原有的 ECM 得以保留，从而保持了正常的解剖特征。炎症和免疫反应少，机械强度高	不完全脱细胞是免疫逃逸反应所必需的

表 5-2-3　最常见的天然支架的优缺点［改编自"Chaudhari AA et al., Int J Mol Sci. 2016 Nov 25；17（12）。pii：E1974"］

生物材料类型	优点	缺点
天然生物材料，如胶原、明胶、蚕丝和纤维蛋白原	都是高度生物相容性的，胶原蛋白提供抗张强度，明胶增强细胞黏附力，蚕丝为营养物质提供极大的渗透性，纤维蛋白原转化为纤维蛋白并表现出抗炎特性	明胶比胶原蛋白更有优势，因为它的免疫原性较低
动物来源的生物材料，如角蛋白和牛血清白蛋白（BSA）	角蛋白用于各种敷料材料中以释放抗生素或生长因子，而牛血清白蛋白纳米纤维用于伤口闭合缝合	
多糖生物材料，如壳聚糖、透明质酸（HA）、海藻酸钠	壳聚糖具有止血、抗菌、抗真菌等特性，透明质酸可促进伤口快速愈合，无瘢痕形成，促进上皮细胞有丝分裂，调节吞噬机制	HA 的高黏度和高表面张力导致其水容能力增强，但由于静电纺丝能力差，限制了其在支架设计中的应用
聚乳酸（PLA）、聚乙醇酸（PGA）、聚己内酯（PCL）等合成生物材料	机械强度高，性能灵活，易于加工，无毒降解	与天然或动物来源的生物材料相比，机械强度和生物相容性较低
由不同的天然或合成聚合物或两者的组合组成的复合生物材料	高度生物相容性和生物可降解性，在药物输送和伤口敷料方面具有潜在的应用前景	

　　人造真皮替代物按其组成可分为天然真皮替代物和人工合成真皮替代物两大类。第一类的代表性产品是 Integra™（Integra Life Science Corporation，Plainsboro，NJ），它由胶原糖胺聚糖和硅胶组成，成功用于治疗大面积烧伤或三度烧伤。人工合成真皮替代物主要由合成的高分子材料组成，包括聚乳酸、聚乙醇酸和聚氨酯。人工合成真皮替代物的代表产品是由聚乳酸或聚乙醇酸与新生成纤维细胞复合而成的 Dermagraft™（Advanced Tissue Science Inc., La Jolla, CA, USA），可用于烧伤创面和慢性皮肤溃疡的治疗，特别是糖尿病足的溃疡。

　　综上所述，市场上有各种各样的生物工程皮肤替代品，它们都有各自的生物相容性、适用性和安全性等特点，以便临床医生为患者的健康提供更好的选择。

结论

与现在用于获得皮肤替代品的多种移植技术相比，这些技术在再生医学中非常有用，可以促进伤口愈合或替换损伤组织，恢复组织功能，提高患者的生活质量。

参考文献

[1] Hauben DJ, Baruchin A, Mahler A. On the histroy of the free skin graft. Ann Plast Surg. 1982;9(3):242–245.

[2] Reverdin JL. Graffe epidermique. Experience faite dans le service de M. le docteur Guyon, a l'hopital Necker. Bull Imp Soc Chir Paris. 1869;10:511–515.

[3] Thiersch C. Ueber die feineren anatomischen Veränderungen bei Aufheilung von Haut auf Granulationen. Verhandlungen der deutschen Gesellschaft für Chirurgie. 1874;3:69–75.

[4] Pierce GW. Grafting of skin: advantages of the padgett dermatome. Cal West Med. 1942;57(1):16–18.

[5] Tanner JC Jr, Vandeput J, Olley JF. The mesh skin graft. Plast Reconstr Surg. 1964;34:287–292.

[6] Rheinwald JC, Green H. Serial cultivation of strains of human epidermal keratinocytes: the formation of keratinizing colonies from single cells. Cell. 1975;6(3):331–343.

[7] Biswas A, Bharara M, Hurst C, et al. The micrograft concept for wound healing: strategies and applications. J Diabetes Sci Technol. 2010;4:808–819.

[8] Lin TW. The algebraic view-point in microskin grafting in burned patients. Burns. 1994;20(4):347–350.

[9] Hackl F, Bergmann J, Granter SR, et al. Epidermal regeneration by micrograft transplantation with immediate 100-fold expansion. Plast Reconstr Surg. 2012;129:443e–452e.

[10] Tam J, Wang Y, Farinelli WA, et al. Fractional skin harvesting: Autologous skin grafting without donorsite morbidity. Plast Reconstr Surg Glob Open. 2013;1:e47.

[11] De Angelis B, Migner A, Lucarini L, et al. The use of a non cultured autologous cell suspension to repair chronic ulcers. Int Wound J. 2015;12:32–39.

[12] Meek CP. Successful microdermagrafting using the Meek-Wall microdermatome. Am J Surg. 1958;96:557–558.

[13] Kadam D. Novel expansion techniques for skin grafts. Indian J Plast Surg. 2016;49(1):5–15. https://doi.org/10.4103/0970-0358.182253.

[14] Kreis RW, Mackie DP, Vloemans AW, et al. Widely expanded postage stamp skin grafts using a modified Meek technique in combination with an allograft overlay. Burns. 1993;19:142–145.

[15] Lee SS, Tsai CC, Lai CS, et al. An easy method for preparation of postage stamp autografts. Burns. 2000;26:741–749.

[16] Singh M, Nuutila K, Kruse C, Robson MC, Caterson E, Eriksson E. Challenging the conventional therapy: emerging skin graft techniques for wound healing. Plast Reconstr Surg. 2015;136:524e–530e.

[17] Svensjö T, Pomahac B, Yao F, et al. Autologous skin transplantation: comparison of minced skin to other techniques. J Surg Res. 2002;103:19–29.

[18] Manstein D, Herron GS, Sink RK, et al. Fractional photothermolysis: a new concept for cutaneous remodeling using microscopic patterns of thermal injury. Lasers Surg Med. 2004;34:426–438.

[19] Kiwanuka E, Hackl F, Philip J, et al. Comparison of healing parameters in porcine full-thickness wounds transplanted with skin micrografts, split-thickness skin grafts, and cultured keratinocytes. J Am Coll Surg. 2011;213:728–735.

[20] Kanapathy M, Hachach-Haram N, Bystrzonowski N, et al. Epidermal grafting for wound healing: a review on the harvesting systems, the ultrastructure of the graft and the mechanism of wound healing. Int Wound J. 2017;14(1):16–23. https://doi.org/10.1111/iwj.12686.

[21] Falabella R. Epidermal grafting. An original technique and its application in achromic and granulating areas. Arch Dermatol. 1971;104:592–600.

[22] Budania A, Parsad D, Kanwar AJ, et al. Comparison between autologous noncultured epidermal cell suspension and suction

blister epidermal grafting in stable vitiligo: a randomized study. Br J Dermatol. 2012;167:1295－1301.

[23] Patel NS, Paghdal KV, Cohen GF.　Advanced treatment modalities for vitiligo. Dermatol Surg. 2012;38(3):381－391. https://doi. org/10.1111/j.1524–4725.2011.02234.x.

[24] Gou D, Currimbhoy S, Pandya AG.　Suction blister grafting for vitiligo: efficacy and clinical predictive factors. Dermatol Surg. 2015;41:633－639.

[25] Ichiki Y, Kitajima Y.　Successful treatment of scleroderma–related cutaneous ulcer with suction blister grafting. Rheumatol Int. 2008;28:299－301.

[26] Hanafusa T, Yamaguchi Y, Katayama I.　Intractable wounds caused by arteriosclerosis obliterans with end–stage renal disease treated by aggressive debridement and epidermal grafting. J Am Acad Dermatol. 2007;57:322－326.

[27] Burm JS, Rhee SC, Kim YW. Superficial dermabrasion and suction blister epidermal grafting for postburn dyspigmentation in Asian skin. Dermatol Surg. 2007;33:326－332.

[28] Costanzo U, Streit M, Braathen LR. Autologous suction blister grafting for chronic leg ulcers. J Eur Acad Dermatol Venereol. 2008;22:7－10.

[29] Serena TE.　Use of epidermal grafts in wounds: a review of an automated epidermal harvesting system. J Wound Care. 2015;24(4):30－34. https://doi.org/10.12968/jowc.2015.24.Sup4b.30.

[30] Osborne SN, Schmidt MA, Harper JR. An automated and minimally invasive tool for generating autologous viable epidermal micrografts. Adv Skin Wound Care. 2016;29(2):57－64. https://doi.org/10.1097/01.ASW.0000476072.88818.aa.

[31] Osborne SN, Schmidt MA, Derrick K, et al. Epidermal micrografts produced via an automated and minimally invasive tool form at the dermal/epidermal junction and contain proliferative cells that secrete wound healing growth factors. Adv Skin Wound Care. 2015;28(9):397－405. https://doi.org/10.1097/01.ASW.0000470024.81711.b8.

[32] Richmond NA, Lamel SA, Braun LR, et al. Epidermal grafting using a novel suction blisterharvesting system for the treatment of pyoderma gangrenosum. JAMA Dermatol. 2014;150:999－1000.z.

[33] Böttcher–Haberzeth S, Biedermann T, Reichmann E.　Tissue engineering of skin. Burns. 2010;36:450－460.

[34] Gravante G, Di Fede MC, Araco A, et al. A randomized trial comparing ReCell system of epidermal cells delivery versus classic skin grafts for the treatment of deep partial thickness burns. Burns. 2007;33:966－972.

[35] Wood FM, Giles N, Stevenson A, et al. Characterization of the cell suspension harvested from the dermal epidermal junction using a ReCell®kit. Burns. 2012;38:44－51.

[36] Lee H. Outcomes of sprayed cultured epithelial autografts for full–thickness wounds: a single–centre experience. Burns. 2012;38:931－936.

[37] Goodell MA, Brose K, Paradis G, et al. Isolation and functional properties of murine hematopoietic stem cells that are replicating in vivo. J Exp Med. 1996;183:1797－1806.

[38] Lin KK, Goodell MA.　Detection of hematopoietic stem cells by flow cytometry. Methods Cell Biol. 2011;103:21－30. https://doi. org/10.1016/B978–0–12–385493–3.00002–4.

[39] Yellamilli A, van Berlo JH.　The role of cardiac side population cells in cardiac regeneration. Front Cell Dev Biol. 2016;4:102. https://doi.org/10.3389/fcell.2016.00102.

[40] Masuda H, Maruyama T, Gargett CE, et al. Endometrial side population cells: potential adult stem/progenitor cells in endometrium. Biol Reprod. 2015;93(4):84. https://doi.org/10.1095/biolreprod.115.131490.

[41] Laino G, d'Aquino R, Graziano A, et al. A new population of human adult dental pulp stem cells: a useful source of living autologous fibrous bone tissue (LAB). J Bone Miner Res. 2005;20(8):1394－1402.

[42] Graziano A, d'Aquino R, Laino G, et al. Human CD34(+) stem cells produce bone nodules in vivo. Cell Prolif. 2008;41:1－11. https://doi.org/10.1111/j.1365–2184.2007.00497.x.

[43] Graziano A, d'Aquino R, Laino G, et al. Dental pulp stem cells: a promising tool for bone regeneration. Stem Cell Rev. 2008;4(1):21－26. https://doi.org/10.1007/s12015–008–9013–5.

[44] Tatullo M, Marrelli M, Shakesheff KM, et al. Dental pulp stem cells: function, isolation and applications in regenerative medicine. J Tissue Eng Regen Med. 2015;9(11):1205－1216. https://doi.org/10.1002/term.1899.

[45] Graziano A, Carinci F, Scolaro S, et al. Periodontal tissue generation using autologous dental ligament micro–grafts: case report with 6 months follow–up. Ann Oral Maxillofac Surg. 2013;1(2):20.

[46] Trovato L, Monti M, Del Fante C, et al. A new medical device rigeneracons allows to obtain viable micrografts from mechanical disaggregation of human tissues. J Cell Physiol. 2015;230:2299－2303.

[47] Giaccone M, Brunetti M, Camandona M, et al. A new medical device, based on rigenera protocol, in the management of complex wounds. J Stem Cells Res, Rev & Rep. 2014;1(3):1013.

[48] Purpura V, Bondioli E, Graziano A, et al. Tissue characterization after a new disaggregation method for skin micrografts generation. J Vis Exp. 2016;(109):e53579. https://doi.org/10.3791/53579.

[49] Baglioni E, Trovato L, Marcarelli M, et al. Treatment of oncological postsurgical wound dehiscence with autologous skin micrografts. Anticancer Res. 2016;36(3):975－980.

[50] Marcarelli M, Trovato L, Novarese E, et al. Rigenera protocol in the treatment of surgical wound dehiscence. Int Wound J. 2017;14(1):277 – 281. https://doi.org/10.1111/iwj.12601.

[51] Trovato L, Failla G, Serantoni S, et al. Regenerative surgery in the management of the leg ulcers. J Cell Sci Ther. 2016;7:238. https://doi.org/10.4172/2157–7013.1000238.

[52] De Francesco F, Graziano A, Trovato L, et al. A regenerative approach with dermal micrografts in the treatment of chronic ulcers. Stem Cell Rev. 2017;13(1):139 – 148. https://doi.org/10.1007/s12015–016–9692–2.

[53] Svolacchia F, De Francesco F, Trovato L, et al. An innovative regenerative treatment of scars with dermal micrografts. J Cosmet Dermatol. 2016;15(3):245 – 253. https://doi.org/10.1111/jocd.12212.

[54] Gentile P, Scioli MG, Bielli A, et al. Reconstruction of alar nasal cartilage defects using a tissue engineering technique based on a combined use of autologous chondrocyte micrografts and platelet–rich plasma: preliminary clinical and instrumental evaluation. Plast Reconstr Surg Glob Open. 2016;4(10):e1027.

[55] Gentile P, Scioli MG, Bielli A, et al. A combined use of chondrocytes micro grafts (CMG) mixed with platelet rich plasma (PRP) in patients affected by pinch nose deformity. J Regen Med. 2016;5:2. https://doi.org/10.4172/2325–9620.1000129.

[56] Brunelli G, Motroni A, Graziano A, et al. Sinus lift tissue engineering using autologous pulp micro–grafts: a case report of bone density evaluation. J Indian Soc Periodontol. 2013;17(5):644 – 647. https://doi.org/10.4103/0972–124X.119284.

[57] d'Aquino R, Trovato L, Graziano A, et al. Periosteumderived micro–grafts for tissue regeneration of human maxillary bone. J Transl Sci. 2016;2(2):125 – 129. https://doi.org/10.15761/JTS.1000128.

[58] Shevchenko RV, James SL, James SE. A review of tissue–engineered skin bioconstructs available for skin reconstruction. J R Soc Interface. 2010;7:229 – 258. https://doi.org/10.1098/rsif.2009.0403.

[59] Norouzi M, Boroujeni SM, Omidvarkordshouli N, et al. Advances in skin regeneration: application of electrospun scaffolds. Adv Healthc Mater. 2015;4:1114 – 1133. https://doi.org/10.1002/adhm.201500001.

[60] Nyame TT, Chiang HA, Leavitt T, et al. Tissue–engineered skin substitutes. Plast Reconstr Surg. 2015;136:1379 – 1388. https://doi.org/10.1097/PRS.0000000000001748.

[61] Fergal OBJ. Biomaterials and scaffolds for tissue engineering. Mater Today. 2011;14:88 – 95.

[62] Jansen LA, De Caigny P, Guay NA, et al. The evidence base for the acellular dermal matrix AlloDerm: a systematic review. Ann Plast Surg. 2013;70(5):587 – 594. https://doi.org/10.1097/SAP.0b013e31827a2d23.

[63] Hart CE, Loewen–Rodriguez A, Lessem J. Dermagraft: use in the treatment of chronic wounds. Adv Wound Care (New Rochelle). 2012;1(3):138 – 141.

5.3 微移植物的注射／应用

Letizia Trovato，Antonio Graziano，Riccardo D'Aquino

Rigenera® 技术

在前一章中，笔者描述了在自体微粒的获取过程中所使用的 Rigenera® 技术，证明了将它们单独使用或与最常见的支架如胶原蛋白和聚乳酸－羟基乙酸（PLGA）结合使用的可能性。正如已经报道的那样，微移植物由原组织的祖细胞组成，这些细胞中间充质干细胞的标志物呈高阳性，提示有很强的再生潜能。此外，通过该方案获得的自体微粒不需要进行扩增培养即可使用。

Rigenera® 技术获得的微移植物目前已被用于不同的临床环境，包括牙科、伤口护理和美容医学。因此，在本章中，笔者将根据临床应用这种微移植物的经验提供证据。

微移植物在牙科中的应用

使用 Rigenera® 技术获得的自体微移植物在牙科领域的临床应用开始于几年前，据报道，人类牙髓或骨膜衍生的微移植物能够促进牙周再生及萎缩上颌骨的再生，并通过减少骨吸收和增加新骨形成来保护拔牙后的牙槽。D'Aquino 等的论文首次提出了人类牙髓微移植物具有再生特性的证据，研究者展示了这些微移植物与胶原海绵相结合的再生能力，可以在需要拔除第三磨牙的患者中完全修复下颌骨损伤。Graziano 等进一步证实了微移植物的再生作用，表明来源于牙髓的干细胞在胶原海绵上是萎缩上颌骨骨再生的有效方法。这些结果和证据表明人牙髓衍生的微移植物联合胶原海绵也提高了慢性牙周炎患者的外露骨缺损的治疗效果。在所有的研究中，微移植物是从人类牙髓中获得的，人类牙髓在临床实践中容易获得。因此，这种移植物被证实是临床再生治疗中容易获得的干细胞来源。先前分离的人类牙髓干细胞（DPSCs）已被证明能够在体外牙髓样结构中分化多能干细胞、成骨细胞和内皮细胞。

L. Trovato · A. Graziano · R. D'Aquino (✉)
Human Brain Wave, Turin, Italy
e-mail: info@hbwsrl.com

© Springer Nature Switzerland AG 2019

H. Pinto, J. Fontdevila (eds.), *Regenerative Medicine Procedures for Aesthetic Physicians*,
https://doi.org/10.1007/978-3-030-15458-5_17

通常，DPSCs 可以通过酶消化法和外植体生长法进行培养。在第一种方法中，在无菌条件下收集牙髓组织并用适当的酶消化，所得细胞悬浮液接种在培养皿中，直到汇合并实现之后的细胞分化。在外植体生长法中，将提取的牙髓组织切割，通过微载体固定在合适的基质上，并在培养皿中直接培养至少 2 周，然后产生足够的细胞量。从临床角度来看，由于牙髓操作的艰难性，这两种方法都不适合用于临床治疗。Rigenera® 技术克服了这一限制，避免了细胞培养和操作。下面笔者将介绍从人类牙髓中获得微移植物的典型方案，来说明其在临床中应用的可行性。

牙髓在无菌条件下可用 Gracey 刮匙轻轻收集，使用 Rigeneracons 无菌过滤器使其分离，加入 1.5mL 无菌生理溶液。这一系统可以进行牙髓的机械分离，并同时通过 50μm 的过滤器进行过滤。搅拌 60s 后，收集细胞悬液，并由胶原海绵支架支持，轻轻放置即可完全填充需要修复的缺损。上面引用的所有研究都报道了从应用微移植物开始平均 4~6 个月后的临床益处。为了证实牙髓干细胞在使用 Rigenera® 技术进行机械分解后的再生特性，最近的一项体外研究表明，这些细胞能够分化为脂肪细胞、成骨细胞和软骨细胞。此外，在同一项研究中，6 名患者进行的相关细胞的临床移植显示，在用由 DPSCs 和胶原组成的生物复合体治疗的部位，形成具有良好分化骨的哈佛式系统，而在仅用胶原治疗的部位，观察到形成不良的组织。

令人惊讶的是，除了牙髓，骨膜也是一个干细胞来源，文献报道在动物模型中，骨折后骨膜祖细胞经历了令人印象深刻的扩增并分化成为成骨细胞和软骨细胞。骨膜的这一鲜明特性促使人们对骨膜来源的细胞用于再生途径进行了广泛的研究，如今，骨膜来源的祖细胞（PDPCs）被广泛用于软骨再生、骨愈合和口腔颌面部组织工程等多个临床实践中。在这方面，最近的一篇论文表明，由骨膜来源的自体微移植物和胶原蛋白组成的生物复合体与单独使用胶原蛋白相比，在牙槽的保护过程中使用胶原蛋白与骨膜衍生自体微移植物组成的生物复合物更有效，可在微移植物应用 4 个月后减少骨吸收并增加新骨形成。其他尚未发表的研究表明，骨膜来源的自体微移植物可用于鼻窦提升手术，使用其他支架，如 PLGA 和 PLGA/ 羟基磷灰石（数据未公布）。获取骨膜来源的自体微粒的方案类似于人牙髓。简而言之，将一小块骨膜（1~10mm）与 1.5mL 生理溶液一起插入 Rigeneracons 装置，并在 Rigenera 机器中旋转（75r/min 和 15Ncm）进行分解。2min 后，用专用孔的注射器收集微粒悬浮液，并将其浸泡于胶原海绵中 10mn，以构建直接移植到牙槽窝上的生物复合体。

总之，这一段讲述了由人牙髓和骨膜衍生的微移植物在治疗口腔颌面部缺损如骨内缺损、萎缩的上颌骨和牙槽窝保存中的功效。此外，已知微移植物具有与不同支架如胶原或 PLGA 相互作用的能力，因此可以更好地实现患者的临床益处。

微移植物在伤口护理中的应用

慢性伤口仍然是伤口护理专家面临的重大挑战。虽然急性伤口的愈合通常是以常规方式进行的，但慢性伤口通常不会遵循有序的再生和修复过程，表现出漫长的愈合过程，需要频繁地就诊和换药。皮肤替代物的使用提供了一种有效的替代疗法，与传统疗法相比显示出优越的疗效，在某些情况下，具有类似的成本效益，并且费用在某些情况下是相当的。

最近几年有报道称，通过 Rigenera® 技术获得的自体微移植物能够促进严重的术后伤口和创伤后伤口的愈合，以及手术后裂开和慢性溃疡伤口的愈合。

值得一提的是，据报道，应用微移植物后平均3~4周伤口愈合情况有所改善，在牙科应用上，往往单独将微粒与胶原海绵结合使用，而不使用其他药物支持。Giaccone 等在论文中首次报道了微移植物在伤口愈合中的功效，研究者描述了两个复杂的术后伤口愈合的临床案例。在第一个病例中，一名女性患者在腹部整形手术后皮瓣末端出现坏死，尽管用真空疗法进行了治疗，但2个月后皮瓣边缘仍然受损，该区域不在皮肤的中轴上。在这个伤口上，将自体皮肤微粒直接注射到伤口的肉芽组织中，随着受损区域的愈合和伤口与皮肤表面的平整化，伤口逐渐得到改善。在第二个病例中，一名患有糖尿病和食管裂孔疝等多种疾病的男子因结肠粘连、腹水、肠－皮肤瘘和其他并发症而接受了多种不同的手术治疗。伤口首先用真空疗法治疗，然后用自体皮肤移植物治疗，之后伤口表面的愈合情况良好，创面的尺寸减小，尽管患者的一般情况和伤口局部情况不是很好，且伤口处有铜绿假单胞菌的定植感染。

在两次彻底清创术和负压治疗后，这些微移植物还可用于与胶原海绵形成生物复合体，以治疗创伤后损伤，可以对伤口进行再上皮化，并且改善创口柔韧度。在同一项研究中，体外实验证实了微移植物具有高细胞活性，并可以使间充质干细胞带上阳性标志物。

自体皮肤微粒成功用于处理不同组患者术后伤口裂开的情况。在一份病例报告中描述了一例肿瘤和免疫受损的患者，他接受了减压椎板切除术和椎体固定术，随后出现了伤口裂开的情况。治疗1个月后，患者接受了先进的敷料治疗，但没有改善，同时开始化疗。随后，患者接受了2个月的伤口负压治疗（NWPT），观察到伤口裂开的直径和深度减小，但在应用微移植物70天后伤口没有完全再上皮化。在接受不同整形外科干预的老年患者中也得到了类似的结果。在所有患者中，微移植物都是在大转子区域获得的，并通过病灶周围浸润或与嵌入微移植物的支架结合而注射到损伤部位。对于所有患者，研究者报道说，从应用微移植物开始，平均1个月后伤口裂开情况得到好转，缓解需要的时间为15~60天，具体取决于伤口情况。

众所周知，难治性溃疡，尤其是下肢静脉性溃疡，在今天仍然是所有专科医生面临的医学挑战。此外，受到溃疡影响的患者生活质量下降、社会流动性降低和被社会孤立，这种情况是一个经济和社会问题。慢性静脉性溃疡的管理包括压迫治疗、必要时进行溃疡清创和伤口护理，但在大多数情况下，这些治疗并不能完全解决问题。

在最近发表的两篇论文中，研究者描述了微移植物促进不同病因的慢性腿部溃疡愈合的能力，包括静脉性溃疡、糖尿病性溃疡和创伤后溃疡。对于所有治疗过的溃疡，如前所述，通过一小块皮肤获得微移植物。论文中报道的所有病例都会在治疗3周后出现肉芽组织，4周后，新的组织覆盖了病变周围的区域。研究还报道说，伤口周围的皮肤没有炎症迹象，应用微移植物可以缓解疼痛。为了证实微移植物在治疗难愈合溃疡中的作用，在另一项独立研究中研究者也观察到类似的结果，该研究评估了皮肤微颗粒改善静脉、糖尿病、压力和创伤后溃疡愈合的能力，治疗后出现伤口尺寸减小、肉芽增多和渗出减少等情况。此外，在同一研究中，体外实验显示培养的微粒呈现成纤维细胞样形态，并证实了可以在间充质干细胞中表达出标志物。此外，假设胶原海绵上微移植物的局部递送可以改善溃疡的伤口愈合，体外结果表明，当移植物与创口结合时，形成了一种可以增殖的生物复合体，证实了它们的再生潜力。

治疗慢性伤口的另一种方法是使用碎片微移植物技术，该技术包括使用两个手术刀片将自体皮肤样品（2cm²）切碎并包裹在无菌水凝胶中，然后放置在伤口床上。论文中报道，使用这种技术的 6 天后会最先出现的表现是再上皮化，并且在几周内即可完成伤口修复。

其他研究也证实了上皮微移植物在慢性伤口治疗中的成功应用，显示了更稳定和完全的伤口愈合效果，并增加了治疗区域的韧性和柔软度。

总之，有报道提供了证据，认为自体微移植物与支架的结合在不同类型的伤口愈合中可以发挥作用，表明当微粒与支架结合形成再生生物复合体时，展现最佳的生物相互作用或协同作用。

微移植物在美容医学中的应用

微移植物在美容医学中的一个主要临床应用是毛发移植，其中对于微移植物的使用，在治疗男性秃发时，可以大量地应用 1~2 个单位的毛囊微移植物（> 1000 个移植物）。显微发株（1 个或 2 个毛囊单位移植物）和迷你发株（3 个或 4 个毛囊单位移植物）的使用彻底改变了美容和重建病例中的毛发修复，并迅速成为大多数病例的选择。

这种方法也用于治疗雄激素性脱发或烧伤性脱发，以获得最大的存活率和生长率，以及面部和头皮的美学重建。

显微发株和迷你发株可以在脸上的任意部位生长，因此对修复鬓角、颞部发际线、眉毛、小胡子、胡须等很有用。这些技术可用于不同的情况，例如矫正此前毛发移植手术带来的不良影响，进行外伤后损伤、脱发烧伤或先天性疾病的矫正，例如由于先天性毛痣切除、动静脉畸形或草莓状血管瘤消退后引起的脱发。

1、2 根头发的微移植是通过将每个毛囊作为一个整体分离来进行的，以在整个毛囊周围保留大量组织。微移植物技术还被用于烧伤后头皮和面部的毛发修复，特别是用于眉毛重建，因为这种技术可获得精细的控制和自然的效果。

另一种常用于毛发移植的方法是注射自体富血小板血浆（PRP），这种方法能够缓解肿胀和疼痛，增加毛发密度。根据这些研究，通过 Rigenera® 技术获得的自体微移植物在毛发移植中进行了测试，显示了它们的功效，可以促进移植毛发的持续生长，甚至在手术后 2 个月，缩短了休眠阶段，并加快了微伤口的愈合。在这种情况下，自体微移植物是从头皮切割后的皮下组织和枕部脂肪组织中获得的，并注射或滴在为植入毛发而制作的微切口上。在插入头发前和后都可以使用悬浮液。

微移植物还在美容医学的其他方面进行应用，如最近的论文所示，研究者描述了自体皮肤微粒改善病理性和肥厚性瘢痕的能力，以及在受鼻畸形或鼻翼软骨缺损影响的患者中诱导软骨修复的能力。关于病理性瘢痕，在不使用支架的情况下，自体微粒移植治疗 4 个月后，夸张瘢痕的外观和质地有显著改善。研究者还证实，微粒由间充质干细胞组成，能够恢复表皮下的结构层，促进乳头状真皮中胶原纤维的水平重新排列。

对于皮肤再生，人们已经提出了一种方案，该方案主要用于治疗痤疮瘢痕或由再生治疗引起的皮肤损伤，例如使用自动微针滚轮（Dermaroller）或皮肤机械擦伤而造成的瘢痕。在这两种情况下，对患者的诊断极其重要，年轻化治疗基于皮肤 Fitzpatrick 分类方法，而对于痤疮瘢痕，有必要对瘢痕的种类进行正确诊断，这种方法仅被建议用于治疗除冰锥样瘢痕以外的瘢痕。

要执行该程序必须做到如下几点：

- 正确的诊断。
- 使用消毒剂（氯雷西丁，70% 酒精）进行皮肤清洁。
- 将局部麻醉剂涂在皮肤上至少 20min。
- 之后，去除麻醉剂并清洁皮肤表面。
- 该操作由自动皮肤磨砂机或任何其他机械性皮肤剥脱模式开始，进行圆周运动，并在皮肤上轻柔地滑动，以获得与出血标点类似的出血程度。
- 之后，在没有毛发的颈部区域进行直径 2.5mm 的打孔。
- 在无菌条件下收集一小块组织，用 Rigeneracons 装置分解至少 1min，之前在装置中加入 1.5mL 无菌生理盐水溶液或其他溶液（如非网状透明质酸），以在不降低微粒细胞活力的情况下培养获得细胞悬浮液。
- 为确保 Rigenera® 技术的有效性，细胞悬浮液必须明显混浊且不透明。
- 细胞悬浮液可以用 5mL 或 6mL 血清稀释，以确保在需要治疗的区域有更一致的浸润。
- 准备好之后，如果可能的话，在 30min 内将微粒涂在受损区域表面，以保持细胞活力。用足够量的细胞悬浮液覆盖整个受影响区域以获得最大效果是非常重要的。
- 治疗后，敷一个具有消炎作用的清爽面膜，并与患者一起制订使用修复霜或乳液计划。

在美容医学中，除了真皮再生外，软骨修复 / 再生也很重要；事实上，软骨移植物可用于软骨切除和切除后的鼻结构复位、增大或重建。迄今为止，体外和体内研究表明，不同的支架材料类型、干细胞或生长因子在软骨组织修复中提供了有利结果。研究者还在软骨重建中测试了微粒移植物的功效，在最近的两项研究中，研究者描述了自体软骨细胞衍生的微移植物和 PRP 联合用于重建鼻翼软骨缺损和促进受外鼻瓣膜塌陷影响的患者的软骨再生。软骨细胞微移植物 –PRP 的构建体产生了具有适当形态的持久性软骨组织，中央营养灌注充分而没有中央坏死或骨化，并且进一步增大了鼻背而没有明显的收缩和变形。

总结

自体微移植物有不同的临床应用，如应用于牙科、伤口护理和美容医学，如**表 5-3-1** 所总结的，并且可以单独注射或与大部分支架结合注射。特别是，在本章中，描述它们在口腔颌面部缺损骨再生、不同伤口处理中的功效，例如术后和创伤后伤口、慢性溃疡和裂开。此外，它们在美容医学领域的再生作用也得到了证实，包括毛发移植、病理性和增生性瘢痕的治疗，以及软骨重建。

表 5-3-1　微移植物注射及其临床应用概述

微移植物的来源	微移植物注射方式	牙科领域应用
牙髓、韧带和骨膜	微移植物主要浸润在不同的支架上，如胶原蛋白和PLGA	微移植物注射促进牙周再生，促进萎缩上颌骨的骨再生，保留拔牙后的牙槽窝，减少骨吸收，增加新骨形成，修复人下颌骨骨缺损和非保留骨内缺损
微移植物的来源	微移植物注射方式	伤口护理领域应用
皮肤	通过微泵将微移植物直接注射到伤口周围或浸泡在胶原支架上	微移植物注射促进复杂的术后和创伤后伤口、手术后裂开和慢性溃疡的伤口愈合，诱导损伤区域的再上皮化和表面重建
微移植物的来源	微移植物注射方式	美容医学领域应用
毛囊单位、皮下组织、脂肪组织、真皮、鼻中隔	用微泵将微移植物直接注射到需要修复的区域	微粒注射可以成功地用于毛发移植、治疗病理性瘢痕，包括增生性瘢痕和烧伤瘢痕，以及用于软骨再生

该表报道了可获得微移植物的来源、微移植物的注射方式以及微移植物的主要临床应用

参考文献

[1] Trovato L, Monti M, Del Fante C, et al. A new medical device rigeneracons allows to obtain viable micro-grafts from mechanical disaggregation of human tissues. J Cell Physiol. 2015;230:2299 - 2303.

[2] Graziano A, Carinci F, Scolaro S, et al. Periodontal tissue generation using autologous dental ligament micro-grafts: case report with 6 months follow-up. Ann Oral Maxillofac Surg. 2013;1(2):20.

[3] Brunelli G, Motroni A, Graziano A, et al. Sinus lift tissue engineering using autologous pulp micro-grafts: a case report of bone density evaluation. J Indian Soc Periodontol. 2013;17(5):644 - 647. https://doi.org/10.4103/0972-124X.119284.

[4] d'Aquino R, Trovato L, Graziano A, et al. Periosteumderived micro-grafts for tissue regeneration of human maxillary bone. J Transl Sci. 2016;2(2):125 - 129. https://doi.org/10.15761/JTS.1000128.

[5] d'Aquino R, De Rosa A, Lanza V, et al. Human mandible bone defect repair by the grafting of dental pulp stem/progenitor cells and collagen sponge biocomplexes. Eur Cell Mater. 2009;18:73 - 85.

[6] Aimetti M, Ferrarotti F, Cricenti L, et al. Autologous Dental Pulp Stem in periodontal regeneration: A Case Report. Int J Periodontics Restorative Dent. 2014;34(suppl):s27 - s33. https://doi.org/10.11607/prd.1991.

[7] Aimetti M, Ferrarotti F, Mariani GM, et al. Use of dental pulp stem cells/collagen sponge biocomplex in the treatment of non-contained intrabony defects: a case series. Clin Adv Periodontics. 2013; https://doi.org/10.1902/cap.2013.130047.

[8] Mitsiadis TA, Barrandon O, Rochat A, et al. Stem cells niches in mammals. Exp Cell Res. 2007;313:3377 - 3385.

[9] Tziafas D, Kodonas K. Differentiation potential of dental papilla, dental pulp, and apical papilla progenitor cells. J Endod. 2010;36:781 - 789.

[10] d'Aquino R, Graziano A, Sampaolesi M, et al. Human postnatal dental pulp cells co-differentiate into osteoblasts and endotheliocytes: a pivotal synergy leading to adult bone tissue formation. Cell Death Differ. 2007;14:1162 - 1171.

[11] Sonoyama W, Liu Y, Yamaza T, et al. Characterization of the apical papilla and its residing stem cells from human immature permanent teeth: a pilot study. J Endod. 2008;34(2):166 - 171.

[12] Saito T, Ogawa M, Hata Y, et al. Acceleration effect of human recombinant bone morphogenetic protein-2 on differentiation of human pulp cells into odontoblasts. J Endod. 2004;30(4):205 - 208.

[13] Monti M, Graziano A, Rizzo S, et al. In vitro and in vivo differentiation of progenitor stem cells obtained after mechanical digestion of human dental pulp. J Cell Physiol. 2017;232:548 - 555. https://doi.org/10.1002/jcp.25452.

[14] Wang T, Zhang X, Bikle DD. Osteogenic differentiation of periosteal cells during fracture healing. J Cell Physiol. 2017;232(5):913 - 921. https://doi.org/10.1002/jcp.25641.

[15] Ferretti C, Mattioli-Belmonte M. Periosteum derived stem cells for regenerative medicine proposals: boosting current knowledge. World J Stem Cell. 2014;6:266 - 277.

[16] Ceccarelli G, Graziano A, Benedetti L, et al. Osteogenic potential of human oral–periosteal cells (PCs) isolated from different oral origin: an in vitro study. J Cell Physiol. 2016;231:607‐612.

[17] Nicholas MN, Yeung J. Current status and future of skin substitutes for chronic wound healing. J Cutan Med Surg. 2017;21(1):23‐30.

[18] Giaccone M, Brunetti M, Camandona M, et al. A new medical device, based on rigenera protocol, in the management of complex wounds. J Stem Cells Res, Rev & Rep. 2014;1(3):1013.

[19] Purpura V, Bondioli E, Graziano A, et al. Tissue characterization after a new disaggregation method for skin micrografts generation. J Vis Exp. 2016;109:e53579. https://doi.org/10.3791/53579.

[20] Baglioni E, Trovato L, Marcarelli M, et al. Treatment of oncological postsurgical wound dehiscence with autologous skin micrografts. Anticancer Res. 2016;36(3):975‐980.

[21] Marcarelli M, Trovato L, Novarese E, et al. Rigenera protocol in the treatment of surgical wound dehiscence. Int Wound J. 2017 Feb;14(1):277‐281. https://doi.org/10.1111/iwj.12601.

[22] Trovato L, Failla G, Serantoni S, et al. Regenerative surgery in the management of the leg ulcers. J Cell Sci Ther. 2016;7:238. https://doi.org/10.4172/2157‐7013.1000238.

[23] De Francesco F, Graziano A, Trovato L, et al. A regenerative approach with dermal micrografts in the treatment of chronic ulcers. Stem Cell Rev. 2017;13(1):139‐148. https://doi.org/10.1007/s12015‐016‐9692‐2.

[24] Cooper MA, Qazi U, Bass E, et al. Medical and surgical treatment of chronic venous ulcers. Semin Vasc Surg. 2015;28(3‐4):160‐164. https://doi.org/10.1053/j.semvascsurg.2015.12.003.

[25] Boggio P, Tiberio R, Gattoni M, et al. Is there an easier way to autograft skin in chronic leg ulcers? "Minced micrografts," a new technique. J Eur Acad Dermatol Venereol. 2008;22:1168‐1172.

[26] Buehrer G, Arkudas A, Horch RE. Treatment of standardised wounds with pure epidermal micrografts generated with an automated device. Int Wound J. 2017;14(5):856‐863. https://doi.org/10.1111/iwj.12721.

[27] Prakash TV, Chaudhary DA, Purushothaman SKVS, et al. Epidermal grafting for chronic complex wounds in india: a case series. Cureus. 2016;8(3):e516. https://doi.org/10.7759/cureus.516.

[28] Barrera A. Hair restoration. Clin Plastic Surg. 2005;32:163‐170.

[29] Raposio E, Caruana G. Experimental evidence in hair restoration procedures: plucked hair survival and growth rate. J Clin Aesthet Dermatol. 2016;9(3):39‐41.

[30] Barrera A. The use of micrografts and minigrafts for the treatment of burn alopecia. Plast Reconstr Surg. 1999;103:581‐584.

[31] Barrera A. The use of micrografts and minigrafts in the aesthetic reconstruction of the face and scalp. Plast Reconstr Surg. 2003;112(3):883‐890.

[32] Motamed S, Davami B. Eyebrow reconstruction following burn injury. Burns. 2005;31:495‐499.

[33] Nordström RE. Eyebrow reconstruction by punch hair transplantation. Plast Reconstr Surg. 1977;60:74‐76.

[34] Li ZJ, Choi HI, Choi DK, et al. Autologous platelet–rich plasma: a potential therapeutic tool for promoting hair growth. Dermatol Surg. 2012 Jul;38(7 Pt 1):1040‐1046. https://doi.org/10.1111/j.1524‐4725.2012.02394.x.

[35] Zanzottera F, Lavezzari E, Trovato L, et al. Adipose derived stem cells and growth factors applied on hair transplantation. Follow-up of clinical outcome. JCDSA. 2014;24:268‐274. https://doi.org/10.4236/jcdsa.2014.44036.

[36] Svolacchia F, De Francesco F, Trovato L, et al. An innovative regenerative treatment of scars with dermal micrografts. J Cosmet Dermatol. 2016;15(3):245‐253. https://doi.org/10.1111/jocd.12212.

[37] Gentile P, Scioli MG, Bielli A, et al. Reconstruction of alar nasal cartilage defects using a tissue engineering technique based on a combined use of autologous chondrocyte micrografts and platelet–rich plasma: preliminary clinical and instrumental evaluation. Plast Reconstr Surg Glob Open. 2016;4(10):e1027.

[38] Gentile P, Scioli MG, Bielli A, et al. A combined use of chondrocytes micro grafts (CMG) mixed with platelet rich plasma (PRP) in patients affected by pinch nose deformity. J Regen Med. 2016;5:2. https://doi.org/10.4172/2325‐9620.1000129.

[39] Brenner MJ, Hilger PA. Grafting in rhinoplasty. Facial Plast Surg Clin North Am. 2009;17(1):91‐113, vii. https://doi.org/10.1016/j.fsc.2008.09.009.

[40] Jazayeri HE, Tahriri M, Razavi M, et al. A current overview of materials and strategies for potential use in maxillofacial tissue regeneration. Mater Sci Eng C Mater Biol Appl. 2017;70(Pt 1):913‐929. https://doi.org/10.1016/j.msec.2016.08.055.

5.4 分离干细胞和基质血管成分细胞的技术和加工方法

Severiano Dos-Anjos，José Miguel Catalán

概述

再生医学领域正在不断发展，并成为当今医学实践的重要组成部分。在过去的 20 年里，这个领域取得了一系列进展。再生医学主要使用人体细胞，其目的是替换或再生受损的组织或器官，以恢复组织或器官的正常功能。广义上的再生医学领域也包括其他学科，如组织工程（使用支架）或生长因子的使用也属于再生医学的广泛领域。

这种利用细胞进行治疗的方法有其理论基础，即模拟我们身体的生理再生能力，在由于各种原因而出现缺陷或故障的部位增加健康细胞。

有许多不同的细胞类型可用于此目的，从同种异体（来自不同个体）纯化的培养干细胞到使用不同组织来源的新鲜分离的自体（来自同一人）细胞。

干细胞为再生疗法提供了巨大的潜力，可以阻止或逆转退行性疾病的影响。干细胞是一种能够分裂产生自身副本（自我更新）和至少一种特化细胞类型（分化能力）的细胞（干细胞是一种自我复制和有分化能力的细胞）。

我们可以将不同的干细胞分为三大类：胚胎干细胞、诱导多能干细胞和成体干细胞。

胚胎干细胞是从人类胚泡的内部细胞团中获得的，胚泡是一种球状结构，在人类卵子受精后约 5 天形成。这些多能干细胞在实验室中生长和扩增，可以产生来自内胚层、中胚层和外胚层的所有组织。

诱导多能干细胞是在实验室中通过将终末分化的特定细胞（如成纤维细胞和皮肤细胞）转化为未分化细胞（相当于胚胎多能干细胞）而工程化设计的细胞。这些细胞经过基因重组，成为具有多能性的干细胞。这些细胞在实验室中经过修饰，引入编码 4 种转录因子（Oct4、Sox2、Klf-4 和 c-Myc）的基因。

成体干细胞由多种不同的祖细胞组成，可以从人类绝大多数组织中分离出来。

S. Dos-Anjos (✉)
Área de Biología Celular, Universidad de León, León, Spain

J. M. Catalán
Dr. Catalán Traumatología Deportiva, Palma de Mallorca, Spain

© Springer Nature Switzerland AG 2019
H. Pinto, J. Fontdevila (eds.), *Regenerative Medicine Procedures for Aesthetic Physicians*,
https://doi.org/10.1007/978-3-030-15458-5_18

这一组细胞包括存在于骨髓中的造血干细胞、来自不同组织的间充质干细胞、肌卫星细胞等。

成人间充质干细胞可能是更接近临床实际的细胞类型，因为它们存在于许多不同的人体组织中，并在组织再生和免疫调节中发挥作用。骨髓间充质干细胞分离的主要组织来源是骨髓和脂肪组织，后者是每克组织中这些细胞产量最高的组织。

在基于细胞的疗法中，对于给定的临床适应证，对应最佳细胞类型仍有很大的争议。这是由生物技术公司开发的不同细胞产品造成的。不同的细胞产物或细胞类型在其中具有显著的生物学差异，包括：细胞表面标志的表达、分化能力、血管生成潜能等。然而，理想的细胞类型和 / 或组织来源应该是自体的、丰富的、易于分离的、生物学上有效的，并且可以用于临床应用的。

不同的细胞类型可以从不同的组织来源中获得，或在实验室中获得，或在手术室中获得新鲜的组织，并且可以使用大量不同的分离方法或分离系统进行处理。

当然，使用在培养中扩增的细胞可以让研究人员拥有更均匀的细胞群（经过几次传代后干细胞相对纯净）；然而，由于降低的成本和程序的简单性，在临床实践中倾向于用最少的操作获得新鲜分离的细胞。现有的临床前文献没有显示支持这些方法的明确证据，仍然有必要进行比较研究来阐明这一问题。

本章旨在回顾和总结术中短时间内可以开发的不同细胞分离技术，重点是骨髓和脂肪组织。简要讨论还包括一些可用的临床信息和有希望在未来应用的细胞和再生疗法。

人脂肪抽吸物的细胞分离技术

20 世纪 60 年代，Rodbell 和合作者开发了一种利用大鼠脂肪组织样本分离细胞的方法。他们大体上提取并切碎大鼠的脂肪垫，用生理盐水溶液清洗数次，然后用胶原酶孵育组织块以破坏富含胶原的细胞外基质，产生解离的组织样品。离心分离出含有油和脂肪细胞的黄色漂浮层，所有其他细胞在样品管底部形成沉淀。细胞颗粒含有基质血管成分（SVF），这是一种非常异质的细胞群，由许多不同的细胞类型组成：血液衍生细胞（红细胞、淋巴细胞、单核细胞等），内皮细胞，成纤维细胞，以及其他祖细胞（包括 MSCs）。这种简单的方法可以将所有成熟的脂肪细胞（组织实质）与其他支持细胞（基质）分离开来（图 5-4-1）。

将近 40 年后，2001 年在匹兹堡工作的一组科学家（由整形外科医师领导）证明，在体外培养 SVF后，能够在培养物中黏附和生长的细胞是多能的。他们报道说，这些细胞（他们称之为聚乳酸加工的脂肪抽吸细胞）具有成脂、成软骨、成骨和成肌谱系分化的能力。这些细胞现在被称为脂肪基质细胞 /源性干细胞（ADSCs），可以通过表型和功能标准来表征：对塑料的黏附（图 5-4-2），增殖潜力，特定细胞膜标记的存在或不存在，以及分化成其他细胞类型的能力。据所使用的细胞分离方法和效率，SVF 细胞内的 ADSCs 相对丰度可高达所有有核 SVF 细胞的 5% ~ 10%。

在过去的 10 年中，我们看到了关于 SVF 的发表的研究文献数量的惊人增长，这些发表的研究文献关注不同的特征：作用机制、体外和体内模型的再生能力、分离技术等。

有大量不同的技术旨在提取或分离脂肪来源的细胞，这些技术会导致不同的细胞释出，从而导致影响临床结果的不同生物反应。

根据释出细胞的方法不同，所有获取细胞的技术可以分为两类：机械方法和酶方法。然而，两者

图 5-4-1 SVF 分离程序概述：脂肪在 Falcon 管中消化，显示组织分解、细胞释放和通过离心浓缩 SVF 沉淀

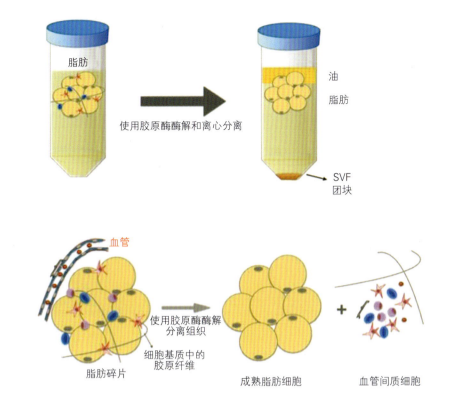

胶原酶酶解分离脂肪组织

图 5-4-2 显示通过细胞培养扩增从 SVF 中富集 ADSCs 的图像

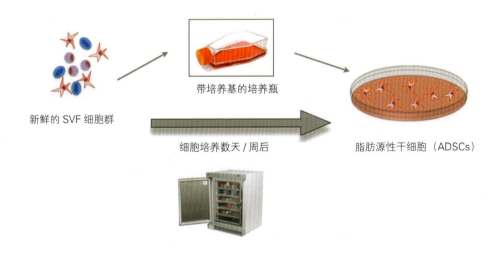

通过细胞培养选择

可以在同一个过程中结合。

机械方法基于不同的物理方法来促进细胞从组织中释出。包括摇晃、离心、过滤等。

酶解法利用蛋白水解酶（蛋白酶）分解组织细胞外基质，分解将细胞连接在一起的支架。可以使用不同的蛋白酶或它们的混合物，但最常见和最有效的是使用细菌胶原酶。

机械细胞分离方法

使用脂肪抽吸物样品进行细胞分离或浓缩的机械方法是通过多种不同技术进行的。几位研究者最近对此进行了评论。

非常重要的一点是，它们中的一些是物理提取分离的基质血管成分细胞，而另一些仅通过去除最终获得的产品中的大部分脂肪细胞来减少脂肪细胞的相对数量。

第一组的提取方式主要基于涡旋、振动或摇晃，然后离心以浓缩通过这些过程释放的细胞。

第二组的提取装置或方法都是在每单位体积的基质细胞中进行一定的相对浓缩。这是由于手动技术或即时设备的机械力已经去除了大多数脂肪细胞了。

其中一些技术由于简单易行和处理时间短而变得非常受欢迎，但其仍然缺乏原理证明和科学支持。

酶促细胞分离方法

研究者首次描述了使用细菌胶原酶的酶促组织分解，这显然是使用脂肪组织样品获得最高分离细胞产量的方法。此处必须指出的是，具体的操作过程决定了细胞的分离效率和最终产品的生物学特性。许多不同的因素在细胞分离过程中起着重要作用：特定胶原酶混合物的效力、使用的浓度、消化时间、振荡方法、培养温度等。

市场上有各种各样的分离系统可用于 SVF 的分离，而且数量还在不断增加。需要强调的是，它们的临床应用受到不同国家不同方式的监管。监管框架仍未明确界定，并且仍会因新的科学和临床发现而发生变化。

其中一些系统通过使用特定的医疗设备或几乎全自动的封闭工作系统来简化整个过程，而另一些系统则是依赖于使用一次性塑料用品的全手动操作。

在过去的几年里，我们开始看到这些方法的比较研究，这能帮助专科医生选择更有优势的方法。

在不同系统之间进行比较的各种重要因素中，我们希望强调以下几点：支持科学和临床信息的可用性、可支配成本、处理时间和用户友好性。关于科学和临床信息，我们希望有尽可能多的关于最终细胞产品的质量控制和安全性分析的信息。这包括关于流式细胞术的参数、细胞产量、胶原酶残留活性、内毒素水平等的科学报道。

机械法和酶解法的比较

从脂肪组织样本中分离细胞的可能性很多，可选择的即时医疗设备也很多，凸显了批判性分析所有可能的重要性，以便根据最终的临床用途选择最佳的可能。

为了做出客观的决定，需要考虑不同的因素，其中最重要的是那些与最终获得的细胞产品、安全性和效果相关的因素。自动化水平是另一个重要因素，因为有手动、半自动或全自动的商业系统，这导致处理时间和使用的简便性不同。

关于特定细胞产品的安全性问题，了解加工技术是否在严格的无菌条件下封闭进行是很重要的。此外，关于微生物培养没有微生物污染、内毒素水平低或残余胶原酶活性可忽略不计的数据至关重要。

需要记住的最重要的参数是细胞产量（以处理每克组织获得的有核细胞数量来衡量）、细胞活性和使用特定膜标志物进行流式细胞术而形成的表型细胞特征。

生物效价测定法或生物测定法可以通过评估活性生物系统中的特定细胞产物来提供生物活性的客观测量，包括体内动物研究、离体模型或体外细胞培养系统。

这些生物效价测定可能给出关于免疫调节功能、血管生成活性或分泌具有再生特性的不同生长因子的能力等信息。

有大量证据表明，酶解法可以通过相同数量的组织产生更多的有核细胞。相对于获得的总细胞群，基质细胞/干细胞（体内 CD34 标记阳性）的出现频率也显著增加。这些数据总结在表 5-4-1 中。

表 5-4-1 机械法和酶解法分离 SVF 在产量、活力和总细胞特征方面的比较（本表中酶解法的平均细胞产量值为每克 659 800 个有核细胞，而机械法仅为每克 49 571 个有核细胞）

产量（每克脂肪有核细胞）	生存力（%）	方法	出版年份	第一作者	杂志	CD34+细胞(%)	CD45+细胞(%)
480 000	NA	胶原酶消化	2013	Shah	*Cytotherapy*	81.2	27.7
25 000	NA	机械法（清洗和离心）	2013	Shah	*Cytotherapy*	23.7	81.7
125 000	NA	机械法（摇晃和离心）	2014	Raposio	*Plastic and Reconstructive Surgery*	5	95
1 310 000	NA	胶原酶消化	2006	Yoshimura	*Journal of Cellular Physiology*	20～40	20～40
719 000	83	胶原酶消化	2014	Dos-Anjos	*Cytotherapy*	NA	NA
560 000	90	胶原酶酶促	2016	Chaput	*Plastic and Reconstructive Surgery*	21.45	30.59
80 000	54	机械法（涡流和离心）	2016	Chaput	*Plastic and Reconstructive Surgery*	5.81	41.17
50 000	45	机械法（迷路间分离）	2016	Chaput	*Plastic and Reconstructive Surgery*	38.11	19.17
230 000	80～90	胶原酶	2014	CondeGreen	*Plastic and Reconstructive Surgery*	NA	32
12 000	80～90	机械法（涡流和离心）	2014	CondeGreen	*Plastic and Reconstructive Surgery*	NA	70～85
30 000	＞90	机械法（mystem）	2015	Gentile	*PRS GO*	NA	NA

总的来说，机械法有几个优点，如成本低、耗时少。然而，由于产率更高，分离的细胞组成明显更好，酶解法更适合应用于临床。

用骨髓抽吸物分离细胞

在术中使用骨髓和松质骨非常普遍，尤其是骨科医生常将其用于骨愈合。

骨形成、重塑和愈合依赖于内皮祖细胞（EPCs）、造血干细胞（HSCs）、间充质干细胞（MSCs）及其支持的辅助细胞在损伤部位的募集。

骨髓位于中轴骨和长骨的中央空腔内。它由造血组织岛和脂肪细胞组成，被分布在小梁骨网内的血管窦包围。骨髓是人类的主要造血器官，负责所有血细胞（白细胞、红细胞和血小板）的产生，并参与骨转换和重塑。

在医院中，骨移植广泛应用于修复创伤、老化或患病的骨骼组织。然而，用于骨再生的自体骨移植的材料数量有限，其获取需要额外的手术干预，伴随有一定的死亡率、疼痛和并发症。

自体骨髓单核细胞（含 MSCs）的使用，以及通过相对简单且无创的方法抽取获取它们的方法非常流行。Hernigou 在 2002 年率先提出了提取和浓缩骨髓抽吸物的想法。在同一手术过程中，可使用医疗护理设备快速实施该操作。

目前，最直接的生物再生策略之一是使用自体骨髓抽吸浓缩物（BMAC），特别是针对那些无法通过标准护理治疗解决的临床状况。这种方法是基于使用 CE 标记的试剂盒或市售设备浓缩骨髓单核细胞，在手术过程中进行。该过程不涉及任何实质的细胞操作，并且当细胞被注射到相同的组织学环境（骨内）中时，也符合同源使用的要求。因此，这种疗法可以避免采用欧洲药品监督管理局（EMA）监管先进疗法药品所采用的相关分类和特定法规。此外，这些手术的安全性，以及重要的临床证据已得到许多研究人员的证实。

骨髓抽吸浓缩物的使用是肌肉骨骼损伤领域中不同的生物再生疗法之一，常被整形外科医师使用。

骨髓抽吸物离心后最终会获得单核细胞的浓缩物，其中包括含量较少的间充质干细胞（占所有有核细胞的 0.001% ~ 0.01%）。BMAC 中还包括血小板，这也可能与观察到的临床反应有关。

科学证据表明，将其用作单一或补充性再生疗法可增强生理性骨修复能力，使患者更好、更快地康复。

这种策略已用于多种临床适应证，如骨折、假关节病（骨不连）、股骨头缺血性坏死（AVN）或骨软骨病变。

BMAC 是如何获得的

骨髓浓缩物的抽吸通常在手术室的镇静和局部麻醉下进行。在待治疗病变的同侧髂嵴部位，使用 13G 套管针进行经皮穿刺抽吸。

在穿透髂嵴后，套管针插入约 5cm 深。必须持续改变套管针的位置（深度和方向），每次最多抽吸 5mL。抽吸技术对于获得最高数量的祖细胞和避免外周血污染至关重要。

这一步至关重要是因为使用高容量仅从单个点抽吸可能会导致外周血污染抽吸物，并且我们不会获得黏附在骨中或血管壁周围的祖细胞（骨母细胞和骨髓间充质干细胞）。有时，也可以在髂嵴上使用增加几个抽吸点来改进抽吸技术。

在抽吸后，抽吸物被过滤，以便丢弃血凝块或骨屑。通常获得 60~120mL 的骨髓吸出物，然后离心并重新悬浮，得到 8~16mL 的 BMAC。BMAC 在包括血沉棕黄层在内的较低等离子相被吸出，避开了底部的大多数红细胞。

最后，通过微创技术进行 BMAC 注射，或者通过套管针直接在骨内进行，或者作为其他外科手术的辅助手段，例如有或没有支架的关节镜下软骨下微骨折手术。

相较于其他治疗方法的优点和缺点

在相同适应证的治疗过程中比较 BMAC 和 PRP（富血小板血浆）的使用，该程序允许包含存在于骨髓中的祖细胞。目前市场上有几种用于提取和浓缩骨髓抽吸物的护理设备。

关于从其他组织，如脂肪中获取细胞，主要优点是整形外科医师进行髂嵴抽吸比进行吸脂更容易、更方便。

将 BMAC 的使用与传统的外科手术如假关节的假体手术或骨缝合进行比较，该手术可以获得满意的临床结果（疼痛改善和功能恢复），而不会增加手术的侵略性。

关于缺点，文献中有很好的描述，每克脂肪组织获得的骨髓间充质干细胞数量比 1mL 骨髓抽吸物高得多。脂肪基质血管成分还含有较高数量的具有血管生成潜力的其他细胞类型，如内皮祖细胞或周细胞。一些研究者认为，由于分离细胞的优越表型和功能（即成骨分化），脂肪可能是骨髓间充质干细胞更好的来源。然而，这一争论观点仍有争议，因为已经有文献报道了相互矛盾的结果。

另一个需要仔细分析的问题是外周血对骨髓抽吸物的"污染"，这被称为外周血混合物。当骨髓吸出量增加或大部分体积来自同一位置时，就会出现这种情况。这可能导致骨髓抽吸物中来自血液的有核细胞百分比显著增加。

骨髓浓缩物的临床应用

有几份临床报道支持在股骨头减压后使用骨髓浓缩物治疗髋关节缺血性坏死（AVN），结果令人鼓舞，特别是在疾病的早期阶段（AVN Ⅰ~Ⅱ级）。

AVN 的操作总结如下：将患者安置在牵引台上，使用荧光镜，将引导针经皮放置在冠状和矢状髋关节平面上的坏死病变的中心。然后用一个 4mm 的钻头创建一个隧道，将 BMAC 注射到股骨头的受影响区域。

患者在当天出院，使用部分负荷的拐杖和预防性使用肝素 10 天。

此外，几项研究报道了其在假关节和骨不连中的应用，其中治疗效果最好的骨折是祖细胞数量较多的骨折。假关节病（骨不连）被定义为骨折后纤维组织形成的异常愈合，具有骨愈合问题。在这些情况下，使用钻头穿过近端和远端骨折部位，将未愈合的损伤穿孔。不使用任何类型的骨缝合材料，通过在非结合部位形成的通道，引入插管并且将 BMAC 注射到病灶的近端和远端。

据报道，骨髓浓缩物在治疗的早期至中期（Ⅰ~Ⅱ期）的膝骨关节炎时也取得了令人鼓舞的疗效。根据所使用的最终细胞剂量，这种反应可能是剂量依赖性的，这一点得到了一些研究人员的支持。

骨关节炎的发病机制非常复杂，人们尚未完全了解。正如几位研究者所提出的，软骨下骨似乎起着重要的作用，并会影响关节软骨的退化。因此，在软骨下受影响的骨处注射 BMAC 或任何其他生物制品的方法是有利的。这种浸润甚至对更严重的骨关节炎有效，促进产生抑制软骨降解的细胞因子来刺激软骨生成或促使软骨细胞产生透明质酸和润滑素。

利用新鲜分离的脂肪（基质血管成分，SVF）细胞进行人体临床研究

有大量好的临床前和临床结果支持使用从脂肪组织样本中新鲜分离的自体细胞。脂肪 SVF 细胞目前正在不同的临床环境中使用。截至 2016 年 4 月，共有 75 项临床研究在 clinicaltrials.gov 注册，美国和欧洲是全球最活跃使用该技术的地区（图 5-4-3）。总数中有 42 项登记为招募患者的积极研究。

主要的干预目标是软组织病（放射性伤口、糖尿病溃疡等），肌肉骨骼组织病（骨缺损、腱病、骨关节炎等），缺血性损伤，以及免疫紊乱。

骨科领域是临床上 SVF 应用最活跃的领域。在这方面，许多研究报道了 SVF 技术对骨关节炎的临床改善显著，特别是在膝关节和髋关节。最近的临床报道也表明，SVF 细胞对跟腱病和骨再生有有益的作用。在烧伤和其他与外周血管疾病或糖尿病相关的慢性伤口患者中，也成功应用了 SVF。

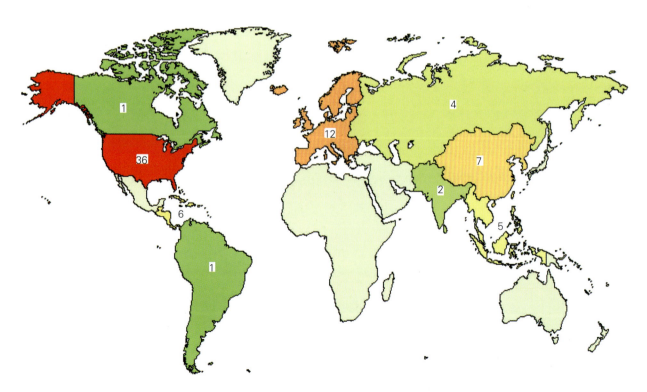

图 5-4-3　世界各地使用 SVF 的临床研究（按数量着色）（图源：https://ClinicalTrials.Gov）

所有这些研究都清楚地证明了 SVF 的安全性和可行性。患者的临床疗效也常被报道。然而，仍然需要精心设计包括对照的随机临床试验来证实这一初步但令人信服的证据。此外，细胞的任何临床应用都必须遵守适用的法规。

结语

再生医学和生物疗法领域发展非常迅速，并且在不断地变化。不同医学领域的许多发现（临床前和临床）支持这种使用基于细胞的疗法治疗患者。当前的传统方法不能提供令人满意的临床结果时，这种方法尤其重要。

然而，对于每种临床适应证，哪种组织来源或细胞产品是最好的，目前仍然没有一致的意见。此外，许多不同的设备或方法可用于相同的目的，这会使问题更加复杂。任何基于生物或细胞产品的临床决策必须仅基于科学和临床证据后才能开展。不同的方法会产生完全不同的终产物。医生负责根据疾病的严重程度，针对给定的临床适应证，选择成本效益最佳的方法，重点关注患者的安全和所有可用的科学信息，以提供最佳的患者护理。

目前有一个很好的机会，通过解决这些问题，利用不同的细胞分离方法或针对特定医学问题的方法开展比较研究，来促进科学进步。整形和美容医学领域可以走在这些研究的前列。所有评估都必须基于精心设计的细胞质量和效力检测，同时将患者的安全性保持在最高水平。在这项研究中，基础科学和临床研究应该相辅相成。

参考文献

[1] Nelson TJ, Behfar A, Yamada S, et al. Stem cell platforms for regenerative medicine. Clin Transl Sci. 2009;2(3):222 - 227.

[2] Thomson JA. Embryonic stem cell lines derived from human blastocysts. Science. 1998;282(5391):1145 - 1147.

[3] Takahashi K, Tanabe K, Ohnuki M, et al. Induction of pluripotent stem cells from adult human fibroblasts by defined factors. Cell. 2007;107(5):861 - 872.

[4] Hombach-Klonisch S, Panigrahi S, Rashedi I, et al. Adult stem cells and their trans-differentiation potential-perspectives and therapeutic applications. J Mol Med (Berl). 2008;86(12):1301 - 1314.

[5] Murphy MB, Moncivais K, Caplan AI. Mesenchymal stem cells: environmentally responsive therapeutics for regenerative medicine. Exp Mol Med. 2013;45:e54.

[6] Perdisa F, Gostynska N, Roffi A, et al. Adipose-derived mesenchymal stem cells for the treatment of articular cartilage: a systematic review on preclinical and clinical evidence. Stem Cells Int. 2015.

[7] Rodbell M. Metabolism of isolated fat. Cell. 1964;239(1):375 - 380.

[8] Zimmerlin L, Donnenberg VS, Pfeifer ME, et al. Stromal vascular progenitors in adult human adipose tissue. Cytometry A. 2010;77(1):22 - 30.

[9] Zuk PA, Zhu M, Mizuno H, et al. Multilineage cells from human adipose tissue: implications for cell-based therapies. Tissue Eng. 2001;7(2):211 - 228.

[10] Bourin P, Bunnell BA, Casteilla L, et al. Stromal cells from the adipose tissue-derived stromal vascular fraction and culture expanded adipose tissue-derived stromal/stem cells: a joint statement of the International Federation for Adipose Therapeutics and Science (IFATS) and the International So. Cytotherapy. 2013;15(6):641 - 648.

[11] Aronowitz JA, Lockhart RA, Hakakian CS. Mechanical versus enzymatic isolation of stromal vascular fraction cells from adipose tissue. Springerplus. 2015;4:713.

[12] Oberbauer E, Steffenhagen C, Wurzer C, et al. Enzymatic and non-enzymatic isolation systems for adipose tissue-derived cells: current state of the art. Cell Regen (Lond). 2015:4:7.

[13] Shah FS, Wu X, Dietrich M, et al. A non-enzymatic method for isolating human adipose tissue-derived stromal stem cells. Cytotherapy. 2013;15(8):979 - 985.

[14] Markarian CF, Frey GZ, Silveira MD, et al. Isolation of adipose-derived stem cells: a comparison among different methods. Biotechnol Lett. 2014;36(4):693 - 702.

[15] Raposio E, Caruana G, Bonomini S, et al. A novel and effective strategy for the isolation of adiposederived stem cells: minimally manipulated adiposederived stem cells for more rapid and safe stem cell therapy. Plast Reconstr Surg. 2014;133(6):1406 - 1409.

[16] Baptista LS, do Amaral RJFC, Carias RBV, et al. An alternative method for the isolation of mesenchymal stromal cells derived from lipoaspirate samples. Cytotherapy. 2009;11(6):706 - 715.

[17] Bianchi F, Maioli M, Leonardi E, et al. A new nonenzymatic method and device to obtain a fat tissue derivative highly enriched in pericyte-like elements by mild mechanical forces from human lipoaspirates. Cell Transplant. 2013;22(11):2063 - 2077.

[18] Tonnard P, Verpaele A, Peeters G, et al. Nanofat grafting: basic research and clinical applications. Plast Reconstr Surg. 2013;132(4):1017 - 1026.

[19] Dos-Anjos Vilaboa S, Navarro-Palou M, et al. Age influence on stromal vascular fraction cell yield obtained from human lipoaspirates. Cytotherapy. 2014;16(8):1092 - 1097.

[20] Fraser JK, Hicok KC, Shanahan R, et al. The celution($^{®}$) system: automated processing of adipose-derived regenerative cells in a functionally closed system. Adv Wound Care. 2014;3(1):38 - 45.

[21] Mitchell JB, McIntosh K, Zvonic S, et al. Immunophenotype of human adipose-derived cells: temporal changes in stromalassociated and stem cell-associated markers. Stem Cells. 2006;24(2):376 - 385.

[22] Aronowitz JA, Ellenhorn JDI. Adipose stromal vascular fraction isolation: a head-to-head comparison of four commercial cell separation systems. Plast Reconstr Surg. 2013;132(6):932e - 939e.

[23] Rodriguez J, Pratta A, Abbassi N, et al. Evaluation of three devices for the isolation of the stromal vascular fraction from adipose tissue and for ASC culture: a comparative study. Stem Cells Int. 2017;2017:9289213.

[24] Galipeau J, Krampera M. The challenge of defining mesenchymal stromal cell potency assays and their potential use as release criteria. Cytotherapy. 2015:125 - 127.

[25] Yoshimura K, Shigeura T, Matsumoto D, et al. Characterization of freshly isolated and cultured cells derived from the fatty and fluid portions of liposuction aspirates. J Cell Physiol. 2006;208(1):64 - 76.

[26] Chaput B, Bertheuil N, Escubes M, et al. Mechanically isolated stromal vascular fraction provides a valid and useful collagenase-free alternative technique: a comparative study. Plast Reconstr Surg. 2016;138(4):807 - 819.

[27] Dimitriou R, Tsiridis E, Giannoudis PV. Current concepts of molecular aspects of bone healing. Injury. 2005;36(12):1392 - 1404.

[28] Travlos GS. Normal structure, function, et al. Toxicol Pathol. 2006;34(5):548 - 565.

[29] Jäger M, Hernigou P, Zilkens C, et al. Cell therapy in bone healing disorders. Orthop Rev (Pavia). 2010;2(2):e20.

[30] Hernigou P, Beaujean F. Treatment of osteonecrosis with autologous bone marrow grafting. Clin Orthop Relat Res. 2002;405:14 - 23.

[31] Hermann PC, Huber SL, Herrler T, et al. Concentration of bone marrow total nucleated cells by a point-of-care device provides a high yield and preserves their functional activity. Cell Transplant. 2008;16(10):1059 - 1069.

[32] Mazzanti B, Urbani S, Dal Pozzo S, et al. Fully automated, clinicalgrade bone marrow processing: a single-centre experience. Blood Transfus. 2016:1 - 8.

[33] Hernigou P, Poignard A, Zilber S, et al. Cell therapy of hip osteonecrosis with autologous bone marrow grafting. Indian J Orthop. 2009;43(1):40 - 45.

[34] Hernigou P, Poignard A, Beaujean F, et al. Percutaneous autologous bone-marrow grafting for nonunions. Influence of the number and concentration of progenitor cells. J Bone Joint Surg Am. 2005;87(7):1430 - 1437.

[35] Hendrich C, Franz E, Waertel G, et al. Safety of autologous bone marrow aspiration concentrate transplantation: initial experiences in 101 patients. Orthop Rev (Pavia). 2009;1(2):e32.

[36] Hernigou P, Homma Y, Flouzat Lachaniette CH, et al. Benefits of small volume and small syringe for bone marrow aspirations of mesenchymal stem cells. Int Orthop. 2013;37(11):2279 - 2287.

[37] Gigante A, Cecconi S, Calcagno S, et al. Arthroscopic knee cartilage repair with covered microfracture and bone marrow concentrate. Arthrosc Tech. 2012;1(2).

[38] Li C, Wu X, Tong J, et al. Comparative analysis of human mesenchymal stem cells from bone marrow and adipose tissue under xeno-free conditions for cell therapy. Stem Cell Res Ther. 2015;6(1):55.

[39] Houdek MT, Wyles CC, Martin JR, et al. Stem cell treatment for avascular necrosis of the femo ral head: current perspectives. Stem Cells Cloning. 2014;7:65 - 70.

[40] Hernigou P, Guissou I, Homma Y, et al. Percutaneous injection of bone marrow mesenchymal stem cells for ankle non-unions decreases complications in patients with diabetes. Int Orthop. 2015;39(8):1639 - 1643.

[41] Singh AK, Sinha A. Percutaneous autologous bone marrow injections for delayed or non-union of bones. J Orthop Surg (Hong Kong). 2013;21(2):267.

[42] Chahla J, Dean CS, Moatshe G, et al. Concentrated bone marrow aspirate for the treatment of chondral injuries and osteoarthritis of the knee: a systematic review of outcomes. Orthop J Sport Med. 2016;4(1):2325967115625481.

[43] Centeno CJ, Al-Sayegh H, Bashir J, et al. A dose response analysis of a specific bone marrow concentrate treatment protocol for knee osteoarthritis. BMC Musculoskelet Disord. 2015;16(1):258.

[44] Sánchez M, Fiz N, Guadilla J, et al. Intraosseous infiltration of plateletrich plasma for severe knee osteoarthritis. Arthrosc Tech. 2014;3(6):e713 - e717.

[45] Casteilla L, Planat-Benard V, Laharrague P, et al. Adipose-derived stromal cells: their identity and uses in clinical trials, an update. World J Stem Cells. 2011;3(4):25 - 33.

[46] Gimble JM, Bunnell BA, Guilak F. Human adiposederived cells: an update on the transition to clinical translation. Regen Med. 2012;7(2):225 - 235.

[47] Pak J. Regeneration of human bones in hip osteonecrosis and human cartilage in knee osteoarthritis with autologous adipose-tissue-derived stem cells: a case series. J Med Case Rep. 2011;5:296.

[48] Koh YG, Choi YJ, Kwon SK, et al. Clinical results and second-look arthroscopic findings after treatment with adipose-derived stem cells for knee osteoarthritis. Knee Surg Sports Traumatol Arthrosc. 2015;23(5):1308 - 1316.

[49] Michalek J, Moster R, Lukac L, et al. Autologous adipose tissue-derived stromal vascular fraction cells application in patients with osteoarthritis. Cell Transplant. 2015:1 - 36.

[50] Fodor PB, Paulseth SG. Adipose derived stromal cell (ADSC) injections for pain management of osteoarthritis in the human knee joint. Aesthet Surg J. 2016;36(2):229 - 236.

[51] Garza JR, Maria DS, Palomera T, et al. Use of autologous adipose-derived stromal vascular fraction to treat osteoarthritis of the knee: a feasibility and safety study. J Regen Med. 2015;4:1.

[52] Usuelli FG, Grassi M, Maccario C, et al. Intratendinous adipose-derived stromal vascular fraction (SVF) injection provides a safe, efficacious treatment for Achilles tendinopathy: results of a randomized controlled clinical trial at a 6-month follow-up. Knee surgery, sport traumatol arthrosc. Berlin, Heidelberg: Springer; 2017.

[53] Saxer F, Scherberich A, Todorov A, et al. Implantation of stromal vascular fraction progenitors at bone fracture sites: from a rat model to a first-in-man study. Stem Cells. 2016;34(12):2956 - 2966.

[54] Prins H-J, Schulten EAJM, ten Bruggenkate CM, et al. Bone regeneration using the freshly isolated autologous stromal vascular fraction of adipose tissue in combination with calcium phosphate ceramics. Stem Cells Transl Med. 2016;1:98 - 107.

[55] Atalay S, Coruh A, Deniz K. Stromal vascular fraction improves deep partial thickness burn wound healing. Burns. 2014;40(7):1375 - 1383.

[56] Carstens MH, Gómez A, Cortés R, et al. Non-reconstructable peripheral vascular disease of the lower extremity in ten patients treated with adipose-derived stromal vascular fraction cells. Stem Cell Res. 2017;18:14 - 21.

6.1 美容医生应用的再生医学手术

Martinez-Redondo Diana, Gartzia Itxaso, Castro Begoña

基质血管成分（SVF）是种高度异质性的细胞池，包括间充质干细胞、脂肪细胞、血细胞（红细胞和白细胞······）、内皮细胞和上皮细胞等。为了从复杂的细胞基质中纯化脂肪源性干细胞（ADSCs），我们利用其贴壁生长的能力来筛除那些不能贴壁生长的细胞，并在能促进 ADSCs 生长的特定条件下，在适宜培养基中进行体外培养。

为了获得原代脂肪源性干细胞，通过台盼蓝（Trypan Blue）细胞活力排除法分离出 SVF 细胞颗粒后，必须使用血细胞计数仪（Neubauer or Burker）首次估计单核细胞数。此时，应该考虑到单核细胞的首轮预估不仅包括 ADSCs 还包括具有相同悬浮外观的其他细胞类型。因此，所有的黄色有核细胞都被计算在内（在标记为橙色和绿色的细胞图片中），这些细胞并非都是 ADSCs。有核细胞中，内皮细胞、造血细胞和周细胞系分别占总数的 10%～20%、25%～45% 和 3%～5%。为了原代细胞的体外培养能以最佳的细胞密度播种，该计数法对于有核细胞总数的预估很重要（图 6-1-1）。

有文献报道了经酶消化处理后的细胞产量，从每毫升脂肪提取液中有 10 万个有核细胞增加到 131 万个有核细胞。影响 SVF 中细胞数量的因素不仅有脂肪组织样本，如供体年龄、类型、位置和手术操作过程，而且还取决于分离方式和实验室人员。我们的实验结果表明，抽取的脂肪组织源于 43 位不同的健康患者，在供体年龄或抽吸部位方面没有观察到 SVF 或 ADSCs 细胞产量的差异，但与男性相比，女性中 SVF 和 ADSCs 原代培养下产生的细胞数量更多（表 6-1-1）。

对于原代体外细胞培养，有核细胞以 3 万～6 万个 /cm² 的密度接种在 DMEM 谷氨酰胺血清和 10% 胎牛血清（完全培养基）中，在 37℃、5% CO_2 的细胞培养箱中孵育，该细胞对应于第 0 代（P0 代）。在第一次过夜培养后，仅贴壁细胞附着在培养皿内，那些非贴壁细胞，如红细胞和其他贴壁能力较低的细胞将被移除。此时的 ADSCs 相当小，形态呈圆形（图 6-1-2）。为了 ADSCs 生长在洁净的环境，用无菌 PBS 或培养液（24h 的培养液）吹洗至少 2～3 遍，然后用新鲜的培养基替换，以消除死细胞和细胞碎片可能产生的毒性。在 P0 代细胞中，保留在培养皿中的细胞主要是 ADSCs，但也存在其他黏附的次级细胞群（如淋巴细胞和内皮细胞等），这些次级群体在随后的传代中逐渐去除（图 6-1-3）。

培养 3～5 天后，ADSCs 开始融合，这时进入第 1 代。为此，细胞培养物在胰蛋白酶 –EDTA 溶液

M.–R. Diana · G. Itxaso · C. Begoña (✉)

Histocell S.L., Bizkaia Technology Park, Derio, Bizkaia, Spain

e-mail: bcastro@histocell.com

© Springer Nature Switzerland AG 2019

H. Pinto, J. Fontdevila (eds.), *Regenerative Medicine Procedures for Aesthetic Physicians*,

https://doi.org/10.1007/978-3-030-15458-5_19

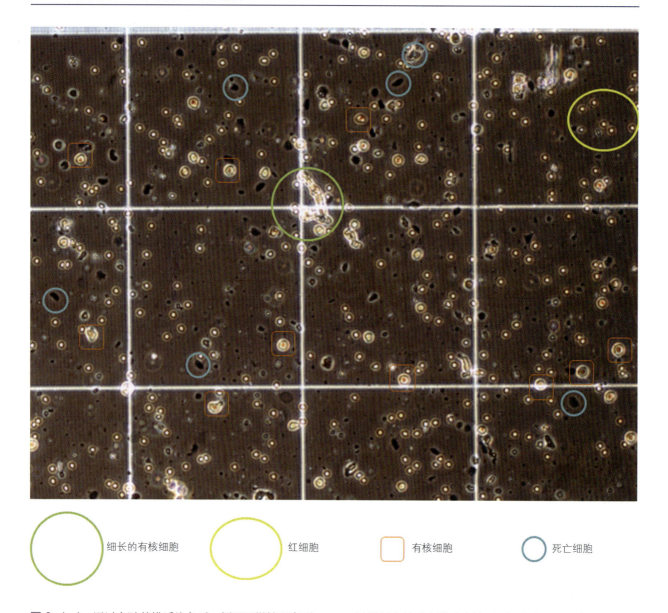

细长的有核细胞　　红细胞　　有核细胞　　死亡细胞

图 6-1-1　通过台盼蓝排斥染色后，倒置显微镜观察到 Burker 计数板中基质血管成分的不同细胞类型（10 倍放大）

表 6-1-1　供者信息表：年龄、性别、每毫升脂肪组织提取液的细胞含量

序号	性别	年龄	抽吸部位	脂肪组织量	SVF 含量	SVF 个 /mL	P0–ADSCs 含量	ADSCs 个 /mL
1	男	19	A	100	9 600 000	96 000	3 960 000	39 600
2	男	21	A	100	14 400 000	144 000	12 852 000	128 520
3	男	21	A	200	27 600 000	138 000	11 100 000	55 500
4	男	36	T	80	9 600 000	120 000	480 000	6 000
5	男	38	T	30	4 800 000	160 000	560 000	18 667
6	男	39	A	100	13 200 000	132 000	8 800 000	88 000
7	男	39	A	100	13 200 000	132 000	11 200 000	112 000
8	男	45	A	70	9 072 000	129 600	3 328 000	47 543

续表

序号	性别	年龄	抽吸部位	脂肪组织量	SVF 含量	SVF 个 /mL	P0–ADSCs 含量	ADSCs 个 /mL
9	男	47	A	100	10 800 000	108 000	3 000 000	30 000
10	男	47	A、F	100	10 800 000	108 000	4 080 000	40 800
11	男	49	A、T	100	8 400 000	84 000	2 880 000	28 800
12	男	56	A	150	18 000 000	120 000	4 080 000	27 200
13	男	57	A	200	25 200 000	126 000	17 200 000	86 000
14	男	58	T	60	7 200 000	120 000	1 200 000	20 000
15	男	60	T	40	3 960 000	99 000	1 220 000	30 500
16	男	61	T	60	6 739 200	112 320	2 000 000	33 333
17	男	63	T	100	19 200 000	192 000	12 600 000	126 000
18	男	68	T	150	22 880 000	152 533	5 600 000	37 333
19	男	72	T、K	75	12 000 000	160 000	12 524 000	166 987
20	男	89	T	100	14 800 000	148 000	5 580 000	55 800
21	女	19	F、Tr	500	91 600 000	183 200	39 305 000	78 610
22	女	22	A	300	63 920 000	213 067	5 660 000	18 867
23	女	29	T	250	50 000 000	200 000	28 640 000	114 560
24	女	32	T	140	41 000 000	292 857	4 315 000	30 821
25	女	33	A、F	350	38 660 000	110 457	3 000 000	8 571
26	女	34	A、F	300	86 400 000	288 000	10 130 000	33 767
27	女	34	A、F	450	38 400 000	85 333	9 170 000	20 378
28	女	38	H、K	500	46 200 000	92 400	41 200 000	82 400
29	女	38	F	100	13 600 000	136 000	4 660 000	46 600
30	女	38	F	100	18 133 000	181 330	7 500 000	75 000
31	女	41	A	400	51 580 000	128 950	20 410 000	51 025
32	女	41	T	100	13 200 000	132 000	17 200 000	172 000
33	女	47	A	100	33 600 000	336 000	41 500 000	415 000
34	女	47	A、F、H	450	116 000 000	257 778	76 290 000	169 533
35	女	48	A	200	28 600 000	143 000	6 780 000	33 900
36	女	48	L	150	48 000 000	320 000	6 680 000	44 533
37	女	49	A、F	300	36 800 000	122 667	39 600 000	132 000
38	女	51	A、T	100	14 400 000	144 000	13 920 000	139 200
39	女	56	F	230	58 800 000	255 652	3 460 000	15 043
40	女	58	A	150	32 800 000	218 667	22 800 000	152 000
41	女	60	A	150	27 600 000	184 000	8 000 000	53 333
42	女	60	A	300	35 700 000	119 000	23 000 000	76 667
43	女	79	A	100	13 760 000	137 600	5 332 000	53 320

注：P0–ADSCs 表示 P0 代的脂肪干细胞（体外培养 4～5 天的血管基质成分中分离获得）；

A：腹部；F：侧腰部；H：臀部；K：膝部；L：腰部；T：腿部；Tr：小腿

中，以 37℃ 环境下孵育 5min 后进行细胞分离，以 $500 \times g$ 速度离心 5min 后，获得细胞沉淀。通过这种方法，实现每平方厘米 2000~3000 个细胞的速度进行接种的细胞扩增。为了使 ADSCs 细胞生长良好，必须每 48h 进行一次细胞换液。通常 ADSCs 的扩增时间为 2~4 天，ADSCs 细胞培养物会在 5~7 天后融合，但具体情况还取决于细胞系（供体年龄、脂肪组织的类型和位置、培养条件、培养密度和培养基配方），如：新细胞扩增到 P2 代（图 6-1-3）或直接使用冻存细胞。尽管 ADSCs 效力和特征可以一直保持到 P9 代，但通常实际应用中不会超过 6 代，以在细胞衰老的同时确保细胞遗传的稳定性。Roemeling-van Rhijn 等发现，P0~P4 代的 ADSCs 中非整倍体的百分比稳定。此外，目前体外扩增的临床干细胞产品不能超过 12 代，这意味着单个细胞经过 12 代增殖周期，可获得 4096 个具有相同再生能力的子细胞。因此，如果 ADSCs 细胞含量为每毫升脂肪组织 75 000 个细胞（表 6-1-1），相当于 100mL 的 ADSCs，经过体外细胞扩增后可获得具有临床治疗意义的 30.7×10^9 的 ADSCs。然而，也可以不进行细胞扩增到第 5~6 代这一步，通过几种外源性补充剂刺激 ADSCs 增

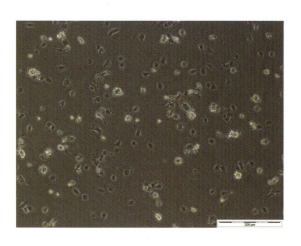

图 6-1-2　脂肪来源原代细胞的离体培养，基质血管成分种植过夜培养后的倒置显微镜图像。在这个阶段，细胞群主要为脂肪来源细胞，但也有其他贴壁细胞，如淋巴细胞或内皮细胞（10 倍放大）

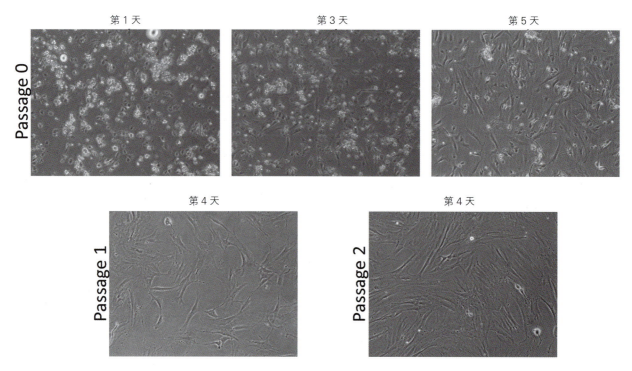

图 6-1-3　脂肪来源原代细胞体外培养的倒置显微镜图像。在整个 P0 中，脂肪来源细胞通过冲洗污染的细胞和清除细胞碎片，最终形成纺锤样成纤维细胞。这种形态在随后的细胞传代中保持，如 P1 和 P4 所示（10 倍放大）

殖，在更短的时间内获得最大量的 P12 代 ADSCs 或通过使用生物反应器，可以在更短的时间内最大化地获得 ADSCs。

胎牛血清（FBS）常常用作细胞培养基的补充剂，可提供高浓度的生长刺激因子、高分子营养物、脂质载体蛋白、微量元素、附着和扩散的因子、低分子量营养素、激素和低浓度免疫球蛋白。然而，血清含量少是使用 FBS 的一个重要限制因素。

因此，人们已经研究了从成熟生物体中提取各种血液成分作为胎牛血清的合适替代品，以满足（人）ADSCs 的扩增，包括拮抗剂激活的富血小板血浆和含有细胞扩增所必需元素的人血小板裂解液（hPL）。有研究表明，在培养基中使用 hPL 代替胎牛血清可使 ADSCs 扩增时间缩短、生长更快，还增强了 ADSCs 对淋巴细胞增殖的抑制作用，能在较短的时间内达到纯 ADSCs 细胞培养。然而，使用人源性成分提取物还存在其他潜在的风险，如常规的血液筛查可能不足以提供所需的安全水平。还有提取供应的安全性和批次间的变化带来的隐患，这可能会影响 hPL 在临床中的应用。

胎牛血清和人源补充剂（如 hPL 的使用）引发了越来越多的争议，这表明开发化学合成物应用于干细胞的培养是十分必要的。在不使用动物源性或人源性产品的情况下，对细胞培养介质进行混合的主要困难之一是人血白蛋白的替代，人血白蛋白中携带大量支持和 / 或刺激干细胞的生长因子。人血白蛋白中包含的这些生长因子可能是通过平衡细胞培养基进行治疗的药物中最关键的成分。白蛋白不仅为非永生化细胞提供了必要的有丝分裂信号，而且它们的稳态可维持所需的特定细胞表型。因此，一种优化的干细胞体外扩增生长因子补充策略仍在开发中，并且仍然是干细胞治疗的一个主要挑战。

除此之外，另一种能够经济有效地获取所需数量 ADSCs 的方式是应用细胞培养生物反应器。各种生物反应器已与微载体一起使用，微载体可以提供高表面积与体积比，从而增加用于细胞治疗的干细胞产量，包括搅拌系统（如搅拌瓶和搅拌池生物反应器），以及非搅拌系统（如振荡和多板生物反应器）。所有这些系统都提高了 ADSCs 扩增的数量，同时保留了 ADSCs 的基本特征，如细胞表面标志物的表达和分化潜能。

在临床实际应用中所面临的另一个重要的问题即 ADSCs 扩增后的纯度。2006 年，国际细胞治疗学会（ISCT）提出了从骨髓间充质干细胞（MSCs）中提取基质细胞的最低标准，这些标准也适用于 ADSCs：①贴壁生长；②表达 CD73、CD90 和 CD105，以及不表达 CD11b /CD14、CD19、CD45 和 HLA-DR。然而，随着 ADSCs 在实际应用中的大幅增长并引发了全球新的研究领域和行业的发展，ISCT 在 2013 年更新了描述脂肪组织 SVF 和 ADSCs 基质细胞的标准。

从 SVF 中提取的 ADSCs 若满足以下标准，都将被视为备选的治疗方法：可大量获取，微创操作，可控且可重复地区分各类组织，安全有效地移植到自体或异体宿主，可按照当前生产工艺制造。

除 P2 代的 ADSCs 外，与 SVF 细胞相比，它不再表达 T 细胞的标记蛋白 HLA-DR 和 CD86。虽然 SVF 在异体外周血单核细胞中能引起强烈的混合淋巴细胞的反应，但体外扩增的 ADSCs 相对无反应。此外，ADSCs 的存在抑制了异体外周血单核细胞之间持续的混合淋巴细胞反应。ADSCs 的免疫抑制性大多是由前列腺素 E2 和吲哚胺 2,3- 双加氧酶引起的。这些独特的免疫调节特征表明，异体和自体 ADSCs 都可成功应用于组织再生。一方面，对于自体治疗，单个供体也被称为"一对一"治疗的接受者，在给药前可能需要抑或不需要扩增细胞；因此，这些技术的规模被认为是"扩充"，利用这种技术，患者的细胞也可以同时得到处理，至少需要 1 个月内将细胞产品应用于植入区域。另一方面，在异体治疗中，单一供体产生用于治疗的原代细胞，这些细胞可以作用于多种受体。对于同种异体治疗，需要细胞扩增才能产生能满足多个患者随时使用的剂量；这些被认为是"扩增"的应用，需要更大容积来满足需求。

最后，ADSCs 的体外扩增技术和同种异体移植技术在治疗中应用的另一个优势是，可以产生能冷冻保存的细胞库，以便在临床医生需要时随时使用。这样，冷冻保存方式的优化就成了需要考虑的问题，以确保新鲜分离的细胞保留其对应物质的特征。目前，临床使用的间充质干细胞常在 5% 或 10%Me2SO 且含蛋白质（人血白蛋白）的电解质溶液中保存。研究者已经证明，ADSCs 在不影响其生物学功能的情况下，可以稳定保存至少 6 个月，也许细胞库能在低温下保存更长时间并仍然维持其特征和功能，并且解冻后存活率超过 70%。因此，细胞的保存能力，以及细胞在收集、处理和至临床给药地点的运输，在使用前必须通过质量安全测试。在治疗后细胞的保存能力的增强有助于促进与患者护理方案的协调，还能减少临床细胞生产设施的人员配备需求。

参考文献

[1] AJ, March KL, Redl H, et al. Stromal cells from the adipose tissue–derived stromal vascular fraction and culture expanded adipose tissue–derived stromal/stem cells: a joint statement of the international federation for adipose therapeutics and science (IFATS) and the international society for cellular therapy (ISCT). Cytotherapy. 2013;15:641 – 648.

[2] Aronowitz JA, Lockhart RA, Hakakian CS. Mechanical versus enzymatic isolation of stromal vascular fraction cells from adipose tissue. Springerplus. 2015;4:713.

[3] Aust L, Devlin B, Foster SJ, et al. Yield of human adipose–derived adult stem cells from liposuction aspirates. Cytotherapy. 2004;6:7 – 14.

[4] Oedayrajsingh–Varma MJ, van Ham SM, Knippenberg M, et al. Adipose tissue–derived mesenchymal stem cell yield and growth characteristics are affected by the tissue–harvesting procedure. Cytotherapy. 2006;8:166 – 177.

[5] Mizuno H. Adipose–derived stem cells for tissue repair and regeneration: ten years of research and a literature review. J Nippon Med Sch. 2009;76:56 – 66.

[6] Roemeling–van Rhijn M, de Klein A, Douben H, et al. Culture expansion induces non–tumorigenic aneuploidy in adipose tissue–derived mesenchymal stromal cells. Cytotherapy. 2013;15:1352 – 1361.

[7] Schäffler A, Büchler C. Concise review: adipose tissue–derived stromal cells–basic and clinical implications for novel cell–based therapies. Stem Cells. 2007;25:818 – 827.

[8] Brindley DA, Davie NL, Culme–Seymour EJ, et al. Peak serum: implications of serum supply for cell therapy manufacturing. Regen Med. 2012;7:7 – 13.

[9] Van der Valk J, Brunner D, De Smet K, et al. Optimization of chemically defined cell culture media – replacing fetal bovine serum in mammalian in vitro methods. Toxicol In Vitro. 2010;24:1053 – 1063.

[10] Castegnaro S, Chieregato K, Maddalena M, et al. Effect of platelet lysate on the functional and molecular characteristics of mesenchymal stem cells isolated from adipose tissue. Curr Stem Cell Res Ther. 2011;6:105 – 114.

[11] Doucet C, Ernou I, Zhang Y, et al. Platelet lysates promote mesenchymal stem cell expansion: a safety substitute for animal serum in cell–based therapy applications. J Cell Physiol. 2005;205:228 – 236.

[12] Schnitzler AC, Verma A, Kehoe DE, et al. Bioprocessing of human mesenchymal stem/stromal cells for therapeutic use: current technologies and challenges. Biochem Eng J. 2016;108:3 – 13.

[13] Jung S, Panchalingam KM, Rosenberg L, et al. Ex vivo expansion of human mesenchymal stem cells in defined serum–free media. Stem Cells Int. 2012;123030:21.

[14] Dominici M, Le Blanc K, Mueller I, et al. Minimal criteria for defining multipotent mesenchymal stromal cells. The international society for cellular therapy position statement. Cytotherapy. 2006;8:315 – 317.

[15] Baer PC, Geiger H. Adipose–derived mesenchymal stromal/stem cells: tissue localization, characterization, and heterogeneity. Stem Cells Int. 2012;2012:e812693.

[16] Kolaparthy LK, Sanivarapu S, Moogla S, et al. Adipose tissue—adequate, accessible regenerative material. Int J Stem Cells. 2015;8:121 – 127.

[17] Gimble JM, Grayson W, Guilak F, et al. Adipose tissue as a stem cell source for musculo–skeletal regeneration. Front Biosci Sch

Ed. 2011;3:69.

[18] McIntosh K, Zvonic S, Garrett S, et al. The immunogenicity of human adiposederived cells: temporal changes in vitro. Stem Cells. 2006;24:1246‐1253.

[19] Cui L, Yin S, Liu W, et al. Expanded adipose‐derived stem cells suppress mixed lymphocyte reaction by secretion of prostaglandin E2. Tissue Eng. 2007;13:1185‐1195.

[20] DelaRosa O, Lombardo E, Beraza A, et al. Requirement of IFN‐γ‐mediated indoleamine 2, 3‐dioxygenase expression in the modulation of lymphocyte proliferation by human adipose‐derived stem cells. Tissue Eng Part A. 2009;15:2795‐2806.

[21] Gonda K, Shigeura T, Sato T, et al. Preserved proliferative capacity and multipotency of human adipose‐derived stem cells after long‐term cryopreservation. Plast Reconstr Surg. 2008;121:401‐410.

[22] Marquez‐Curtis LA, Janowska‐Wieczorek A, McGann LE, et al. Mesenchymal stromal cells derived from various tissues: biological, clinical and cryopreservation aspects. Cryobiology. 2015;71:181‐197.

[23] Hanna J, Hubel A. Preservation of stem cells. Organogenesis. 2009;5:134‐137.

6.2　美容医学中的干细胞研究

Pablo Sutelman

背景介绍

干细胞是一种高度特化的细胞，它是我们体内各个组织和器官的基础。

我们的身体内包含超过 200 种不同类型的细胞，所有这些细胞都可以追溯到早期胚胎阶段。

在我们的发育过程中，以及在整个生命过程中，干细胞产生各种分化细胞，最终执行有机体的每一个独特的功能。

此外，干细胞可以帮助机体替换和再生因损伤或老化而丢失的受损细胞。

人类对再生的兴趣最早可以追溯到古希腊，也

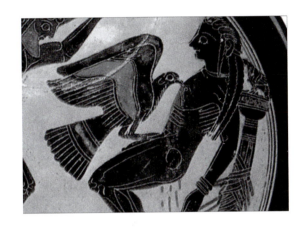

图 6-2-1　普罗米修斯的神话

有普罗米修斯的神话（图 6-2-1）表明了人的再生能力。他在偷了象征文明的火后受到了丘比特的惩罚。普罗米修斯被锁在喀尔巴阡山脉，在那里一只鹰每天会选择啄食他的一部分肝脏，但肝脏又可以在一夜之间再生。亚里士多德也认为未分化的物质可以产生各种生命。

因此，人类一直着迷于再生的能力，但直到 20 世纪初，研究人员才发现不同类型的血细胞来源于一种独特的干细胞。第一次成功的人类细胞治疗是由医生 Donnall Thomas 在 1956 年进行的骨髓移植。

此外，由 Alexis Carrel 与飞行员 Charles Lindbergh 合作开展的研究涉及移植程序和器官修复技术，这为现代再生医学的发展提供了基础。

20 世纪 80 年代，研究者首次从小鼠中提取胚胎干细胞，1998 年，Wisconsin 大学的一个科学家小组首次在实验室条件下完全分离出人类胚胎干细胞。

目前关于晚期器官衰竭的治疗方法最终还是落脚于器官移植，但由于器官供体供应有限，且慢性免

P. Sutelman (✉)

Cardiology Service, Zabala Clinic, Buenos Aires, Argentina

e-mail: pablo.sutelman@swissmedical.com.ar

© Springer Nature Switzerland AG 2019

H. Pinto, J. Fontdevila (eds.), *Regenerative Medicine Procedures for Aesthetic Physicians*,

https://doi.org/10.1007/978-3-030-15458-5_20

疫移植治疗相关的不良反应较为严重，所以这个过程变得越来越复杂。

再生医学是一场革命，意味着我们进入了一种新的医学模式，通过再生取代人类细胞、组织或器官，以恢复其正常特性和生理功能。

这一新的研究领域包括几种策略，从使用定向细胞疗法来促进再生，到3D打印生物材料和支架的临床使用，它们模拟了组织和器官的天然细胞外基质，使新组织的结构支持和发挥功能成为可能。同时，干细胞可以调节免疫系统，增强人体的正常愈合能力，以改善其功能，最终揭示细胞生物学的隐藏机制。

干细胞研究的未来建立在基于靶基因和细胞治疗，以及组织生物工程的个性化医学前景上。

干细胞的特性

干细胞的3种一般特性：
- 它们是非特化的细胞，不具有组织特异性的结构或标志物。
- 它们的分裂能力能够维持较长的时间。
- 它们可以产生特殊的细胞类型。

干细胞的分化能力完全依赖于它们的进化程度（图6-2-2）。全能性的定义是指产生所有可用的细胞类型的能力，包括整个胚胎和胎盘。由受精卵产生的细胞是全能的，但在几次分裂中，它们会转化为多

图6-2-2　干细胞获能流程图

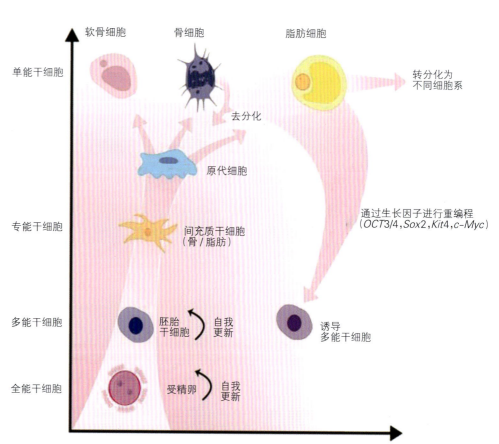

能细胞。多能性是指可以形成 3 种胚层（外胚层、中胚层和内胚层）中多种细胞类型的能力，但不能形成完整的生物体。已知胚胎干细胞具有多能性，能够产生任何类型的细胞。然而，它们多能性的表现被一些部分分化状态的不稳定特征及有限的特化信号所掩盖。同时，一旦开始发育，组织特异性的干细胞是专能的，产生适应其所在部位的细胞。虽然其细胞类型发育的范围受到限制，但它们更适合控制分化。

分化，转分化

成体干细胞的正常分化途径受到 DNA 中包含的每个细胞的遗传物质的严格控制，它们携带着每个细胞功能所需的信息。参与细胞分化的外部信号包括微环境中存在的化学物质和分子，以及与其他细胞的物理接触。分化过程中这种类型的相互作用导致 DNA 链获得表观遗传标记，限制 DNA 的表达。

干细胞能够长时间保持其未分化状态，然后进入有丝分裂周期，产生特定组织的特化细胞。另一方面，大量实验数据证实了一种被称为转分化的独特过程的存在，这一特性说明成体干细胞可以不只按照谱系预测进行分化，而是还可以分化为不同组织中的其他细胞类型。

干细胞的类型

胚胎干细胞

从干细胞研究的早期阶段开始，来自各种物种的胚胎干细胞（ESCs）就被用来产生体内所有不同类型的细胞。鉴于其多能性，胚胎干细胞已被证明可以分化出三胚层来源的所有细胞。

ESCs 由 GailMartin 于 1981 年首次报道，它们通常是在非常早的发育阶段从囊胚中获得的，在植入前的第 5~6 天，由大约 200 个细胞组成。

人类囊胚主要来源于用于辅助生殖的体外受精过程，经知情同意捐赠用于研究目的。与成体干细胞相比，它们更容易识别、收集和培养。

胚胎干细胞的另一个来源是通过一种被称为体细胞核转移的技术，该技术包括从未受精卵中去除 DNA，并用体细胞的靶向遗传信息取代它。1952 年，Briggs 和 King 报道了核转移，它已被用于生产胚胎，目的是移植与供体细胞具有相同遗传标志的 ESCs 系。

由于使用这种特殊细胞类型所引发的伦理辩论，它们的潜在用途尚未得到充分开发。此外，由于有引起肿瘤和异常组织形成的可能，它们的应用需要被严格控制。

组织特异性干细胞

组织特异性干细胞是一种未分化的细胞，其主要功能是维持组织稳态，通过分化为其所在器官的特殊细胞类型来修复潜在的损伤。

人们已在大多数具有独特再生特性的器官中发现了它们的存在，如骨髓、皮肤、骨骼肌、大脑、心脏和外周血，以及脂肪组织等。它们经常位于每个器官的一个特定区域，被称为干细胞生态位，这意味

组织的愈合。

2013 年，Peeters 等发表了一项对 844 例患者进行的 Meta 分析，结果显示，在外周关节中注射间充质干细胞的效果要好于单次注射透明质酸的效果。

除了细胞植入，一些生物材料和 3D 构建已经被评估用于治疗软骨变性。这些支架要么是由天然蛋白质模型构成，要么是合成的聚合物，如聚乙二醇。

Shafiee 等评估联合纳米材料的间充质干细胞的治疗效果，结果显示有足够的 MSCs 支持分化为软骨谱系，同时软骨的愈合得到了整体改善。

骨重建

骨组织天生拥有再生能力。然而，大骨骼的损伤和 5%～10% 的骨折与愈合受损相关，需要进行骨移植。

骨损伤后，炎症因子激活再生细胞，特别是骨髓间充质干细胞、骨骼干细胞和内皮祖细胞，它们之间的合作机制最终促进骨再生。

干细胞治疗已从基础研究迅速发展到临床前研究和临床研究，主要关注骨再生。组织工程技术将干细胞和生物材料技术结合，生成植入损伤部位体内的结构。

目前的技术在颅面部病变中的应用已显示出积极的效果。ADSCs 已被用于骨再生治疗，观察 3 个月时，颅顶的缺损完全骨化。

关于下颌骨缺损的治疗，间充质细胞已被应用于不同的研究方案中，在功能和美学结果方面得到了显著的改善。

抗衰治疗

在正常的皮肤老化过程中，研究者可以观察到金属蛋白酶活性的增加，以降解细胞外基质成分。同时，它与胶原蛋白合成的下降有关。组织学研究表明，成纤维细胞是维持皮肤稳态的关键细胞，能够产生多种细胞因子和细胞外基质肽，从而恢复组织完整性。

随着皮肤衰老第一个可见迹象的出现，通常在生命的近 30 年，成纤维细胞的活性往往随着胶原蛋白和弹性蛋白的合成而减少。人们可以发现，由于血管完整性异常，适当的血管化减少，黑色素的产生显著减少。

除了遗传标记外，还有许多外部因素可以解释皮肤老化的加速，如暴露于自由基和 UVA 辐射中，包括促进 DNA 突变和线粒体基因组的改变、脂质过氧化和细胞膜降解等。

在这种情况下人们已经建立了细胞修复，以发挥抑制老化机制和促进受损皮肤的再生作用。

在动物研究中，ADSCs 植入物在衰老的皮肤中已被证明可以增加皮肤厚度和胶原蛋白的产生，减少辐射引起的皱纹（图 6-2-6）。血管生成和成纤维细胞活化的增强被认为是衰老迹象减少的主要生理反应。

抗衰老治疗中的另一种方法是使用富血小板血浆（PRP）。PRP 的定义是富含高浓度血小板的血浆。凝血因子激活血小板后，分泌许多生长因子，包括转化生长因子、血管内皮生长因子和血小板源性生长因子等。PRP已被证明可发挥抗炎和镇痛作用。在生长因子激活后，可以观察到细胞增殖和分化的改善，这与细胞外基质的上调有关。

此外，PRP增加了透明质酸的产生，促进皮肤的整体再生。

在临床试验中，PRP可诱导Ⅰ型胶原蛋白的合成和成纤维细胞的增殖。同时，胶原酶的活性得到提高，从而去除受损的胶原蛋白纤维并刺激新纤维的生成。

炎症性疾病

在过去的几十年里，炎症性皮肤病的患病率显著增加。

它们表现出各种各样的症状，主要影响患者的生活质量，破坏正常的皮肤屏障，导致皮肤感染的发生率较高。

目前，对类固醇治疗无效的患者可用的治疗方案仍然有限。生物制剂最近才被确定为治疗重症患者的合适方法，但对高成本和安全性的担忧也限制了它们在临床实践中的使用。

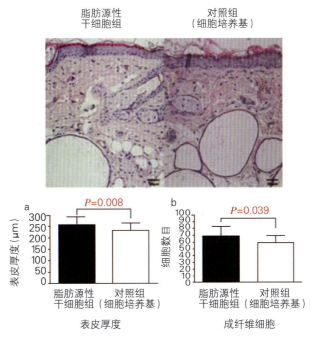

图 6-2-6　脂肪源性干细胞在真皮厚度和成纤维细胞增殖方面与对照组的比较

图 6-2-7　间充质干细胞的免疫调控通路。红线：抑制效应。蓝线：刺激效应

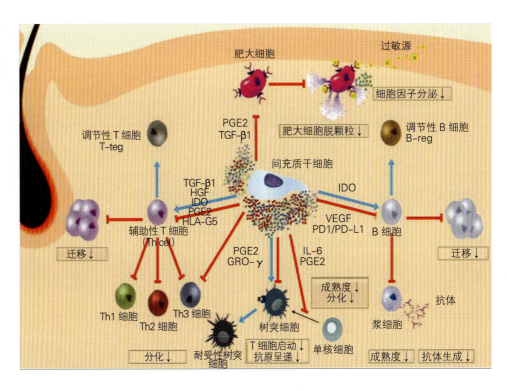

鉴于干细胞已知的抗炎特性，通过干细胞给药进行的再生疗法是可能的治疗新领域（图 6-2-7）。

间充质干细胞是临床治疗炎症性肠病中应用的细胞的主要来源，其安全性已得到证明。静脉注射异体间充质干细胞已被证明在几种炎性环境下对皮肤症状具有积极的疗效。

移植物抗宿主病（GvHD）是造血干细胞移植后的一种毁灭性疾病，与常规治疗的不良临床结果相关。在 GvHD 动物模型中，MSCs 已被证明可以抑制 T 淋巴细胞分化，延迟症状的发生并改善移植物存活。一项对 55 例严重急性 GvHD 患者进行的 II 期临床试验显示，注射 MSCs 后症状得到显著改善。在慢性 GvHD 病的病例中，异体间充质干细胞移植通过恢复 Th_1/Th_2 平衡来恢复皮肤症状。

在 SLE 患者中，除了目前的治疗方法外，MSCs 治疗在肾脏和皮肤受累的临床改变方面也有显著改善。

银屑病正在成为最普遍的慢性炎症性疾病之一，严重的病例往往对医疗和生物制剂具有顽固性。MSCs 免疫调节效应在这类患者中表现出有益的结果，尽管需要进一步的研究才能正确评估其影响。

最后，MSCs 疗法在严重特应性皮炎患者中的治疗特性以剂量依赖性方式显示出积极的结果。

研究结论

以干细胞为基础的疗法呈指数性发展，带来了越来越多的实验和临床突破，成为美容医学中一种有前途的治疗方式。

尽管人们在再生医学的几个特定领域已经取得了成功，但在将这一领域的潜在影响拓宽到未知领域之前，仍有许多挑战待解决。

关于细胞治疗和组织增强背后的潜在生理机制仍有很多争论。

需要对细胞分化进行严格的控制，以确保适当地产生特定类型的细胞，不仅是为了其有效性，而且是为了其安全性，避免异常的细胞增殖和肿瘤生长。

确定一个丰富的、易获得的干细胞来源对于维持合适的细胞供应至关重要。此外，通过旁分泌功能或组织工程设计一个合适的微环境，可能会促进最佳的再生反应。

干细胞疗法已在美容医学的多种病理过程中显示出积极的疗效，从皮肤再生到伤口愈合、脂肪移植和组织重建。重要的是，评估干细胞疗效的试验表明，这种治疗的并发症最小，尽管需要进一步的研究才能进入转化领域。

iPS 细胞的发现使患者特异性多能干细胞系的产生成为可能，这些干细胞系可以在没有重大的免疫抑制和排斥问题的情况下使用，但其临床能力尚未实现。人类疾病的组织培养模型对药物和治疗的测试比目前的动物模型更合适。

此外，还需要一个适当的细胞输送系统，以改善和保证向目标区域提供适当的细胞和分子。

随着再生医学的发展，未来将出现更复杂的结构和生物材料，必须采用新的技术方法，以确保组织反应的可接受性和可持续性，并最终适当地应用于临床。

参考文献

[1] Bongso A, Richards M. History and perspective of stem cell research. Best Pract Res Clin Obstet Gynaecol. 2004;18:827–842.

[2] Rosenthal N. Prometheus's vulture and the stem-cell promise. N Engl J Med. 2003;349:267-274.

[3] Polykandriotis E, Popescu LM, Horch RE. Regenerative medicine: then and now—an update of recent history into future possibilities. J Cell Mol Med. 2010;14(10):2350-2358.

[4] European Molecular Biology Organization (EMBO). Stem Cell Research. 2006: 1-77.

[5] Orlando G, Wood KJ, Stratta RJ, et al. Regenerative medicine and organ transplantation: past, present, and future. Transplantation. 2011;91:1310-1317.

[6] Thompson JA, Itskovitz-Eldor J, Shapiro SS, et al. Embryonic stem cell lines derived from human blastocysts. Science. 1998;282:1145-1147.

[7] Mason C, Dunnill P. A brief definition of regenerative medicine. Regen Med. 2008:1-5.

[8] Mao AS, Mooney DJ. Regenerative medicine: current therapies and future directions. PNAS. 2015;112:14452-14459.

[9] Alison MR, Poulsom R, Forbes S, et al. An introduction to stem cells. J Pathol. 2002;197:419-423.

[10] Smith AG. Embryo-derived stem cells of mice and men. Annu Rev Cell Dev Biol. 2001;17:435-462.

[11] Al-Himdani S, Jessop ZM, Al-Sabah A, et al. Tissueengineered solutions in plastic and reconstructive surgery: principles and practice. Front Surg. 2017;4:4.

[12] Bjornson CR, Rietze RL, Reynolds BA, et al. Turning brain into blood: a hematopoietic fate adopted by adult neural stem cells in vivo. Science. 1999;283:534-537.

[13] Martin GR. Isolation of a pluripotent cell line from early mouse embryos cultured in medium conditioned by teratocarcinoma stem cells. Proc Natl Acad Sci. 1981;78:7634-7638.

[14] Bajada S., Mazakova I., Ashton B.A., et al. Stem cells in regenerative medicine. Topics in Tissue Engineering. 2008, Vol. 4. Eds. N Ashammakhi, R Reis, & F Chiellini.

[15] Briggs R, King TJ. Transplantation of living nuclei from blastula cells into enucleated frogs eggs. Proc Natl Acad Sci. 1952;38:455-463.

[16] Morrison S, Shah NM, Anderson DJ. Regulatory mechanisms in stem cell biology. Cell. 1997:287-298.

[17] Abdelkrim H, Domínguez-Bendala J. The immune boundaries for stem cell based therapies: problems and prospective solutions. J Cell Mol Med. 2009;13:1464-1475.

[18] Watt FM, Hogan BL. Out of Eden: stem cells and their niches. Science. 2000;287:1427-1430.

[19] Stem cell facts. International Society for Stem Cell Research. 2011.

[20] Priest RE, Marimuthu KM, Priest JH. Origin of cells in human amniotic fluid cultures: ultrastructural features. Lab Investig. 1978;39:106-109.

[21] De Coppi P, Bartsch G, Sidddiqui MM, et al. Isolation of amniotic stem cell lines with potential for therapy. Natl Biotechnol. 2007;25:100-106.

[22] Houlihan JM, Biro PA, Harper HM, et al. The human amnion is a site of MHC class Ib expression: evidence for the expression of HLA-E and HLA-G. J Immunol. 1995;154:5665-5674.

[23] Taylor A, Verhagen J, Blaser K, et al. Mechanisms of immune suppression by interleukin-10 and transforming growth factor beta: the role of T regulatory cells. Immunology. 2006;117:433-442.

[24] Blanpain C, Fuchs E. Epidermal stem cells of the skin. Annu Rev Cell Dev Biol. 2006;22:339-373.

[25] Sassi OK, Marinowic D, Brum DE, et al. Stem cells in dermatology. An Bras Dermatol. 2014;89:286-291.

[26] Kim YJ, Jeong JH. Clinical application of adipose stem cells in plastic surgery. J Korean Med Sci. 2014;29:462-467.

[27] Ojeh N, Pastar I, Tomic-Canic M, et al. Stem cells in skin regeneration, wound healing, and their clinical applications. Int J Mol Sci. 2015;16:25476-25501.

[28] Rodriguez-Menocal L, Shareef S, Salgado M. Role of whole bone marrow, whole bone marrow cultured cells, and mesenchymal stem cells in chronic wound healing. Stem Cell Res Ther. 2015;6:1-11.

[29] Sorrell JM, Caplan AI. Topical delivery of mesenchymal stem cells and their function in wounds. Stem Cell Res Ther. 2010;1:30.

[30] Toyserkani NM, Christensen ML, Sheikh SP, et al. Adipose-derived stem cells new treatment for wound healing? Ann Plast Surg. 2015;75:117-123.

[31] Kim JH, Jung M, Kim HS, et al. Adipose-derived stem cells as a new therapeutic modality for ageing skin. Exp Dermatol. 2011;20:383-387.

[32] Li J, Ezzelarab MB, Cooper DK. Do mesenchymal stem cells function across species barriers? Relevance for xenotransplantation. Xenotransplantation. 2012;19:273-285.

[33] Yun IS, Jeon YR, Lee WJ, et al. Effect of human adipose derived stem cells on scar formation and remodeling in a pig model: a pilot study. Dermatol Surg. 2012;38:1678-1688.

[34] Oliveira SM, Reis RL, Mano JF. Towards the design of 3D multiscale instructive tissue engineering constructs: current approaches and trends. Biotechnol Adv. 2015;33:842-855.

[35] Zhu X, Cui W, Li X, et al. Electrospun fibrous mats with high porosity as potential scaffolds for skin tissue engineering. Biomacromolecules. 2008;9:1795-1801.

[36] Rustad KC, Wong VW, Sorkin M, et al. Enhancement of mesenchymal stem cell angiogenic capacity and stemness by a biomimetic hydrogel scaffold. Biomaterials. 2012;33:80 – 90.

[37] Lee V, Singh G, Trasatti JP, et al. Design and fabrication of human skin by three–dimensional bioprinting. Tissue Eng. 2014;20:473 – 484.

[38] Liu S, Zhang H, Zhang X, et al. Tissue Synergistic angiogenesis promoting effects of extracellular matrix scaffolds and adipose–derived stem cells during wound repair. Tissue Eng Part A. 2011;17:725 – 739.

[39] Lin YC, Grahovac T, Oh SJ, et al. Evaluation of a multi–layer adipose–derived stem cell sheet in a full–thickness wound healing model. Acta Biomater. 2013;9:5243 – 5250.

[40] Compton CC, Nadire KB, Regauer S, et al. Cultured human sole–derived keratinocyte grafts re–express site–specific differentiation after transplantation. Differentiation. 1998;64:45 – 53.

[41] Kloosterman WP, Plasterk RH. The diverse functions of microRNAs in animal development and disease. Dev Cell. 2006;11:441 – 450.

[42] Shabbir A, Cox A, Rodriguez–Menocal L, et al. Mesenchymal stem cell exosomes induce proliferation and migration of normal and chronic wound fibroblasts, and enhance angiogenesis in vitro. Stem Cells Dev. 2015;24:1635 – 1647.

[43] Baglio SR, Rooijers K, Koppers–Lalic D, et al. Human bone marrow– and adipose–mesenchymal stem cells secrete exosomes enriched in distinctive mirna and tRNA species. Stem Cell Res Ther. 2015;6:1 – 20.

[44] Witkowska–Zimny M, Walenko K. Stem cells from adipose tissue. Cell Mol Biol Lett. 2011;16:236 – 257.

[45] Kershaw EE, Flier JS. Adipose tissue as an endocrine organ. J Clin Endocrinol Metab. 2004;89:2548 – 2556.

[46] Gaur M, Dobke M, Lunyak VV. Mesenchymal stem cells from adipose tissue in clinical applications for dermatological indications and skin aging. Int J Mol Sci. 2017;18:1 – 29.

[47] Fraser JK, Hicok KC, Shanahan R, et al. The celution system: automated processing of adipose–derived regenerative cells in a functionally closed system. Adv Wound Care. 2014;3:38 – 45.

[48] Zuk PA, Zhu M, Ashjian P, et al. Human adipose tissue is a source of multipotent stem cells. Mol Biol Cell. 2002;13:4279 – 4295.

[49] Deslex S, Negrel R, Vannier C, et al. Differentiation of human adipocyte precursors in a chemically defined serum–free medium. Int J Obes. 1987;11:19 – 27.

[50] Toyserkani NM, Christensen ML, Sheikh SP, et al. Adipose–derived stem cells. New treatment for wound healing? Ann Plast Surg. 2015;75:117 – 123.

[51] Rehman J, Traktuev D, Li J, et al. Secretion of angiogenic and antiapoptotic factors by human adipose stromal cells. Circulation. 2004;109:1292 – 1298.

[52] Lee EY, Xia Y, Kim WS, et al. Hypoxia–enhanced wound–healing function of adipose–derived stem cells: increase in stem cell proliferation and upregulation of VEGF and bFGF. Wound Repair Regen. 2009;17:540 – 547.

[53] Gir P, Brown SA, Oni G, et al. Fat grafting: evidencebased review on autologous fat harvesting, processing, reinjection, and storage. Plast Reconstr Surg. 2012;130:249 – 258.

[54] Jeong JH. Adipose stem cells and skin repair. Curr Stem Cell Res Ther. 2010;5:137 – 140.

[55] Matsumoto D, Sato K, Gonda K, et al. Cell–assisted lipotransfer: supportive use of human adipose–derived cells for soft tissue augmentation with lipoinjection. Tissue Eng. 2006;12:3375 – 3382.

[56] Yoshimura K, Sato K, Aoi N, et al. Cell–assisted lipotransfer for facial lipoatrophy: efficacy of clinical use of adiposederived stem cells. Dermatol Surg. 2008;34:1178 – 1185.

[57] Lee SK, Kim DW, Dhong ES, et al. Facial soft tissue augmentation using autologous fat mixed with stromal vascular fraction. Arch Plast Surg. 2012;39:534 – 539.

[58] Kim M, Kim I, Lee SK, et al. Clinical trial of autologous differentiated adipocytes from stem cells derived from human adipose tissue. Dermatol Surg. 2011;37:750 – 759.

[59] Garcia–Olmo D, Garcia–Arranz M, Herreros D, et al. A phase I clinical trial of the treatment of Crohn's fistula by adipose mesenchymal stem cell transplantation. Dis Colon Rectum. 2005;48:1416 – 1423.

[60] Rodriguez AM, Pisani D, Dechesne CA, et al. Transplantation of a multipotent cell population from human adipose tissue induces dystrophin expression in the immunocompetent mdx mouse. J Exp Med. 2005;201:1397 – 1405.

[61] Cousin B, Andre M, Arnaud E, et al. Reconstitution of lethally irradiated mice by cells isolated from adipose tissue. Biochem Biophys Res Commun. 2003;301:1016 – 1022.

[62] Salibian AA, Widgerow AD, Abrouk M, et al. Stem cells in plastic surgery: a review of current clinical and translational applications. Arch Plast Surg. 2013;40:666 – 675.

[63] Lee EH, Hui JH. The potential of stem cells in orthopaedic surgery. J Bone Jt Surg. 2006;88:841 – 853.

[64] Dhinsa BS, Adesida AB. Current clinical therapies for cartilage repair, their limitation and the role of stem cells. Curr Stem Cell Res Ther. 2012;7:143 – 148.

[65] Vidal MA, Robinson SO, Lopez MJ, et al. Comparison of chondrogenic potential in equine mesenchymal stromal cells derived from adipose tissue and bone marrow. Vet Surg. 2008;37:713 – 724.

[66] Koga H, Shimaya M, Muneta T, et al. Local adherent technique for transplanting mesenchymal stem cells as a potential treatment of cartilage defect. Arthritis ResTher. 2008;10:R84.

[67] Centeno CJ, Schultz JR, Cheever M, et al. Safety and complications reporting update on the re-implantation of culture-expanded mesenchymal stem cells using autologous platelet lysate technique. Curr Stem Cell Res Ther. 2011;6:368 – 378.

[68] Wakitani S, Nawata M, Tensho K, et al. Repair of articular cartilage defects in the patello-femoral joint with autologous bone marrow mesenchymal cell transplantation: three case reports involving nine defects in five knees. J Tissue Eng Regen Med. 2007;1:74 – 79.

[69] Haleem AM, Singergy A, Sabry D, et al. The clinical use of human cultureexpanded autologous bone marrowmesenchymal stemcells transplanted on platelet-rich fibrin glue in the treatment of articular cartilage defects: a pilot study and preliminary results. Cartilage. 2010;1:253 – 261.

[70] Peeters CM, Leijs MJ, Reijman M, et al. Safety of intraarticular cell-therapy with culture-expanded stem cells in humans: a systematic literature review. Osteoarthr Cartil. 2013;21:1465 – 1473.

[71] Shafiee A, Soleimani M, Chamheidari GA, et al. Electrospun nanofiber-based regeneration of cartilage enhanced by mesenchymal stem cells. J Biomed Mater Res. 2011;99:467 – 478.

[72] Ramakrishna V, Janardhan PB, Sudarsanareddy L. Stem cells and regenerative medicine—a review. Ann Rev Res Biol. 2011;1:79 – 110.

[73] Deschaseaux F, Pontikoglou C, Luc S. Bone regeneration: the stem/progenitor cells point of view. J Cell Mol Med. 2010;14:103 – 115.

[74] Lendeckel S, Jodicke A, Christophis P, et al. Autologous stem cells (adipose) and fibrin glue used to treat widespread traumatic calvarial defects: case report. J Craniomaxillofac Surg. 2004;32:370 – 373.

[75] Mesimaki K, Lindroos B, Tornwall J, et al. Novel maxillary reconstruction with ectopic bone formation by GMP adipose stem cells. Int J Oral Maxillofac Surg. 2009;38:201 – 209.

[76] Warnke PH, Springer IN, Wiltfang J, et al. Growth and transplantation of a custom vascularised bone graft in a man. Lancet. 2004;364:766 – 770.

[77] Sandor GK, Tuovinen VJ, Wolff J, et al. Adipose stem cell tissue-engineered construct used to treat large anterior mandibular defect: a case report and review of the clinical application of good manufacturing practice-level adipose stem cells for bone regeneration. J Oral Maxillofac Surg. 2013;71:938 – 950.

[78] Fisher GJ, Datta SC, Talwar HS, et al. Molecular basis of sun-induced premature skin ageing and retinoid antagonism. Nature. 1996;379:335 – 339.

[79] Stevenson S, Sharpe DT, Thornton MJ. Effects of oestrogen agonists on human dermal fibroblasts in an in vitro wounding assay. Exp Dermatol. 2009;18:988 – 990.

[80] Saintigny G, Bernard FX, Juchaux F, et al. Reduced expression of the adhesion protein tensin1 in cultured human dermal fibroblasts affects collagen gel contraction. Exp Dermatol. 2008;17:788 – 789.

[81] Bednarska K, Kieszek R, Domagała P, et al. The use of platelet-rich-plasma in aesthetic and regenerative medicine. MEDtube Sci. 2015;3:8 – 15.

[82] Godic A, Poljšak B, Adamic M, et al. The role of antioxidants in skin cancer prevention and treatment oxidative medicine and cellular longevity. Oxidative Med Cell Longev. 2014;860479:1 – 6.

[83] Banihashemi M, Nakhaeizadeh S. An introduction to application of platelet rich plasma (PRP) in skin rejuvenation. Rev Clin Med. 2014;1:38 – 43.

[84] Marx RE. Platelet-rich plasma: evidence to support its use. J Oral Maxillofac Surg. 2004;62:489 – 496.

[85] Amable PR, Carias RB, Teixeira MV, et al. Plateletrich plasma preparation for regenerative medicine: optimization and quantification of cytokines andgrowth factors. Stem Cell Res Ther. 2013;4:67.

[86] Graziani F, Ivanovski S, Cei S, et al. The in vitro effect of different PRP concentrations on osteoblasts and fibroblasts. Clin Oral Implants Res. 2006;17:212 – 219.

[87] Kakudo N, Minakata T, Mitsui T, et al. Proliferationpromoting effect of platelet-rich plasma on human adipose-derived stem cells and human dermal fibroblasts. Plast Reconstr Surg. 2008;122:1352 – 1360.

[88] Kim DH. Can platelet-rich plasma be used for skin rejuvenation? Evaluation of effects of platelet-rich plasma on human dermal fibroblast. Ann Dermatol. 2011;23:424 – 431.

[89] Karussis D, Karageorgiou C, Vaknin-Dembinsky A, et al. Safety and immunological effects of mesenchymal stem cell transplantation in patients with multiple sclerosis and amyotrophic lateral sclerosis. Arch Neurol. 2010;67:1187 – 1194.

[90] Le Blanc K, Frassoni F, Ball L, et al. Mesenchymal stem cells for treatment of steroid-resistant, severe, acute graft-versus-host disease: a phase II study. Lancet. 2008;371:1579 – 1586.

[91] Shin TH, Kim HS, Choi SW, et al. Mesenchymal stem cell therapy for inflammatory skin diseases: clinical potential and mode of action. Int J Mol Sci. 2017;18:1 – 25.

[92] Glennie S, Soeiro I, Dyson PJ, et al. Bone marrow mesenchymal stem cells induce division arrest anergy of activated T cells.

7.1 法规

Herrero Jone，Castro Begoña

先进治疗药物（ATMP）是以基因（基因治疗）、细胞（细胞治疗）和组织（组织工程）为基础的新型医疗产品，包括自体、异体和异种来源的产品。它们为疾病和损伤的治疗提供了突破性的机会。癌症、脊髓损伤、卒中、严重肢体缺血和多发性硬化症等疾病正成为先进治疗药物的临床试验的治疗目标。从监管的角度来看，有必要解决这些药物在生产、控制、临床研究、评估和授权方面的具体问题。

在欧洲，这些产品必须提及议会和理事会 2007 年 11 月 13 日关于高级治疗药物的（EC）第 1394/2007 号条例，以及修订（EC）第 2001/83 号指令和（EC）第 726/2004 号条例。

《欧盟药政法规》作为一套全面而复杂的法规，监控了医药产品的整个周期，从生产到临床试验、营销授权、药物警戒和患者信息。

细胞治疗药物被认为是由细胞或组织组成的生物医药产品，这些细胞或组织经过大量处理，从而改变了与预期临床用途相关的生物学特性、生理功能或结构特性，或者含有不打算作用于受者和捐赠者的相同基本功能的细胞或组织。它们具有通过细胞或组织的药理学、免疫学或新陈代谢作用来治疗、预防或诊断疾病的特性。

考虑到（EC）第 1394/2007 号条例附件Ⅰ，以下过程不属于实质性操作：切割、研磨、成型、离心、浸泡在抗生素或抗菌溶液中、杀菌、辐照、细胞分离、浓缩或纯化、过滤、冷冻干燥、冷冻、冷冻保存和玻璃化。另一方面，细胞扩增、细胞培养、细胞激活或细胞与生物材料的结合被认为是实质性的操作，而包括其中部分过程的产品也被认为是医药产品。

不被认为是 ATMP 的产品也必须遵守欧洲组织和细胞相关的法规。《欧盟组织和细胞指令》目的是在整个欧洲建立一个统一的组织和细胞监管方法。该指令为人体应用组织和细胞的任何活动（患者治疗）设定了必须满足的标准基准。指令还要求建立系统，以确保用于人体的所有组织和细胞从供体到受体都可追溯。该条例由 3 个指令组成，提供框架立法的母指令（2004/23/EC）和两个技术指令（2006/17/EC 和 2006/86/EC），提供组织和细胞产品的详细要求。这些指令的某些方面也适用于 ATMP。

开发一种新的先进治疗药物是一个漫长而昂贵的过程，目的是证明这种新药物符合其商品化的质量、安全性和疗效要求。它包括从基础研究和临床前开发到临床开发和注册的几个阶段，这些阶段对于

H. Jone (⊠)・C. Begoña
Histocell, Bizkaia Technology Park, Derio, Biscay, Spain
e-mail: herrero@histocell.com

© Springer Nature Switzerland AG 2019
H. Pinto, J. Fontdevila (eds.), *Regenerative Medicine Procedures for Aesthetic Physicians*,
https://doi.org/10.1007/978-3-030-15458-5_21

药品的授权和商品化是强制性的。

基础研究和临床前研究阶段必须提供足够的有关产品毒性、安全性和生物活性的数据。至于临床试验阶段，对于 ATMP，它们可以直接从Ⅰ/Ⅱ阶段开始，以证明安全性，并以第一个终点来确定疗效。根据临床适应证的不同，这类产品的临床试验阶段不一定包括像传统药物产品那样多的患者。在许多 ATMP 临床试验的Ⅰ/Ⅱ期中，招募 10～20 名患者是很常见的，因为这可以在 clinicaltrials.gov 数据库中得到验证。

在开始临床试验阶段之前，必须由产品制造商进行临床试验申请（CTA）。每个欧洲国家都有自己的监管机构来评估制造商提交的资料。对于在多个欧洲国家进行的临床试验，存在一个统一的程序，允许制造商向相关国家的当局提交特别申请。此外，开展临床试验还需要得到国家监管机构的具体授权、相关医院伦理委员会的批准，以及符合临床中心的指导。

CTA 包括一个药品档案，必须提交给国家监管当局，如法规 536/2014 附件Ⅰ所示。本产品档案必须包括以下文件：

- 附函。

- 欧盟申请表。

- 协议：应描述临床试验的目标、设计、方法、统计注意事项、目的和组织的文件。

- 研究人员手册（IB）：本手册的目的是为研究人员和其他参与临床试验的人员提供信息，以帮助他们理解方案的基本原理和遵守方案的主要特点，如剂量、剂量频率/间隔、给药方法，以及安全监控程序。

- 临床试验产品遵守良好生产规范（GMP）的相关文件。

- 临床试验用药档案（IMPD）：该文件提供有关任何临床试验用药质量、临床试验用药的生产和控制，以及非临床研究和临床使用数据的信息。

- 临床试验药品的标签内容。

- 招募安排。

- 研究对象信息、知情同意书、知情同意程序。

- 调查员和设施的适当性。

- 保险或赔偿的证明。

- 财务和其他安排。

- 支付费用的证明。

- 保证数据将按照欧盟数据保护法进行数据处理。

法律框架还要求 ATMP 必须在符合良好制造规范（GMP）认证并事先获得监管机构授权的设施中生产。

欧洲药品管理局（EMA）对高级疗法 ATMP 法规的开发人员提供科学支持。高级治疗委员会（CAT）由先进治疗药物（ATMP）领域的专家组成。通过这种方式，CAT 在与 ATMP 开发人员的早期接触中发挥了关键作用，并负责准备关于每个 ATMP 的质量、安全性和有效性的意见草案，供欧洲人用医药产品委员会（CHMP）最终批准。它提供了评估先进治疗药物所需的专业知识。CHMP 根据 CAT 的意见，采纳欧盟委员会建议或不建议该药物授权的意见。欧盟委员会根据 CHMP 的意见做出最终决定。

医药产品的研究阶段结束后，在产品生产之前，必须申请批准。所有先进治疗药物在向 EMA 提出申请后，都通过集中审批程序获得授权。集中审批程序在欧盟（EC）第 726/2004 号条例中规定，该条例为规定范围内的药品引入了最高标准的单一科学评估程序。集中审批程序使药品在所有成员国都有效的单一营销授权，并提供了直接进入欧盟市场的许可。

在集中审批程序下，公司直接向 EMA 提交申请。经过评估，委员会就该药品是否应该获得授权提出了建议。然后，这一意见被转发给欧盟委员会，该委员会对欧盟市场营销授权的授予拥有最终决定权。在考虑了这一意见后，欧盟委员会可以颁发一份具有法律约束力的欧盟范围内的营销授权。一旦获得批准，营销授权持有者就可以开始在欧盟市场销售这种药物。

最后，欧盟的所有医药产品在获得授权之前都要经过严格的质量、有效性和安全性测试和评估。这些药物一经投放市场，便会继续接受监察，以确保任何可能影响药物安全状况的因素均会被发现和评估，并采取所需的措施。这种监测被称为药物安全监测，是一项关键的公共卫生职能。药物安全监测是监测药品安全性，采取措施降低药品风险、提高药品效益的过程和科学。欧盟（EC）第 726/2004 号条例规定了在欧盟境内销售的药品的药物安全监测法律框架，该条例涉及集中审批授权的 ATMP 药品。

深层阅读

[1]Directive 2001/83/EC of the European Parliament and of the Council of 6 November 2001 on the Community code relating to medicinal products for human use.

[2]Directive 2001/20/EC of the European Parliament and of the Council of 4 April 2001 on the approximation of the laws, regulations and administrative provisions of the Member States relating in the implantation of good clinical practice in the conduct of clinical trials on medicinal products for human use.

[3]Directive 2003/63/EC of 25 June 2003 amending Directive 2001/83/EC of the European Parliament and of the Council on the Community code relating to medicinal products for human use.

[4]Directive 2004/23/EC of the European Parliament and of the Council of 31 March 2004 on setting standards of quality and safety for the donation, procurement, testing, processing, preservation, storage and distribution of human tissues and cells.

[5]Directive 2006/17/EC of 8 February 2006 implementing Directive 2004/23/EC of the European Parliament and of the Council as regards certain technical requirements for the donation, procurement and testing of human tissues and cells.

[6]Directive 2006/86/EC of 24 October 2006 implementing Directive 2004/23/EC of the European Parliament and of the Council as regards traceability requirements, notification of serious adverse reactions and events and certain technical requirements for the coding, processing, preservation, storage and distribution of .human tissues and cells.

[7]Directive 2009/120/EC of 14 September amending directive 2001/83/EC of the Parliament and of the Council on the Community code relating to medicinal products for human use as regards advanced therapy medicinal products.

物克服缺血应激和营养缺乏的能力，或者达到移植物在受体组织中存活的最佳条件，但其有效性的临床证据仍然非常薄弱。

目前的再生治疗是基于自体来源的组织，组织相容性好，不良反应少。然而，在患者寻求昂贵的优质治疗的过程中，一些国家使用干细胞的监管宽松，使得异基因细胞或自体细胞被用于未经证实的适应证，存在发生重大不良事件的风险。即使在拥有先进的监管机构的国家，一些专业人员也会利用富有想象力的手段绕过监管，宣传使用细胞治疗或将其应用于未经证实的适应证，有时还会承担未知副作用的发生风险。

那些经常进行整容手术的人可能会忍不住使用这些新技术来治疗例如前面所提及的那些严重的退行性疾病。考虑到这些病变没有根治的方法，有些人可能认为可以将适应证从真皮或皮下组织等不太敏感的部位扩大到他们不熟悉的病变。我们不建议这样做，尽管一些绝望的患者可能会登门造访，因为他们已经听说这项技术在许多美容医疗机构中可用。

在美容医学领域，应用组织支架是另一种有前景的再生解决方案。在生物学和医学领域，支架是由材料（生物的或合成的）组成的结构，能够为宿主细胞提供结构和生化支持，就像细胞外基质一样。可以在支架上"播种"干细胞，这些干细胞是由信号分子驱动增殖的。它们在众多领域中的应用越来越多，特别是在骨和皮肤再生中，但目前还没有开发出用于美学目的的支架。

干细胞、生长因子和组织支架在实验环境中已经显示出它们可以成为未来用于美学目的的再生效应的主要参与者。然而，目前在实验室之外，即在我们的医院和办公处，它们的应用仍然非常有限，这个问题必须如实地反映给患者，让他们自行决定是选择它们还是选择传统的方法。

尽管对再生疗法潜力的认识不断发展，可以想象到它们在未来美容医学中发挥重要的作用，但其制备和应用的标准方案尚未确立。在接下来的几年里，我们应该密切关注这一领域的发展。

参考文献

[1] Nguyen A, Guo J, Banyard DA, et al. Stromal vascular fraction: a regenerative reality? Part 1: Current concepts and review of the literature. J Plast Reconstr Aesthetic Surg. 2016;69(2):170–179.

[2] Marks PW, Witten CM, Califf RM. Clarifying stemcell therapy's benefits and risks. N Engl J Med. 2017;376(11):1007–1009.

[3] Rachul CM, Percec I, Caulfield T. The fountain of stem cell-based youth? Online portrayals of antiaging stem cell technologies. Aesthetic Surg J. 2015;35(6):730–736.

[4] Khunger N. Regenerative medicine in aesthetic surgery: hope or hype? J Cutan Aesthet Surg. 2014;7(4):187–188.

[5] McArdle A, Senarath-Yapa K, Walmsley GG, et al. The role of stem cells in aesthetic surgery: fact or fiction? Plast Reconstr Surg. 2014;134(2):193–200.

[6] Atiyeh BS, Ibrahim AE, Saad DA. Stem cell facelift: between reality and fiction. Aesthetic Surg J. 2013;33(3):334–338.

[7] Rubin JP. Commentary on: stem cell facelift: between reality and fiction. Aesthetic Surg J. 2013;33(3):339–340.

[8] Rigotti G, Charles-De-Sa L, Gontijo-De-Amorim NF, et al. Expanded stem cells, Stromal-vascular fraction, and plateletrich plasma enriched fat: comparing results of different facial rejuvenation approaches in a clinical trial. Aesthetic Surg J. 2016;36(3):261–270.

[9] Fontdevila J, Guisantes E, Martínez E, et al. Double-blind clinical trial to compare autologous fat grafts versus autologous fat grafts with PDGF: no effect of PDGF. Plast Reconstr Surg. 2014;134(2):219e–230e.

[10] Derby BM, Dai H, Reichensperger J, et al. Adipose-derived stem cell to epithelial stem cell transdifferentiation: a mechanism to potentially improve understanding of fat grafting's impact on skin rejuvenation. Aesthetic Surg J. 2014;34(1):142–153.

[11] Pérez-Cano R, Vranckx JJ, Lasso JM, et al. Prospective trial of adipose-derived regenerative cell (ADRC)-enriched fat grafting for partial mastectomy defects: the RESTORE-2 trial. Eur J Surg Oncol. 2012;38(5):382–389.

[12] James IB, Coleman SR, Rubin JP. Fat, stem cells, and platelet-rich plasma. Clin Plast Surg. 2016;43(3):473 - 488.

[13] Llull R, Dos-Anjos S. Comment to: "the role of stem cells in aesthetic surgery: fact or fiction?". Plast Reconstr Surg. 2015;135(3):1.

[14] El Atat O, Antonios D, Hilal G, et al. An evaluation of the stemness, paracrine, and tumorigenic characteristics of highly expanded, minimally passaged adiposederived stem cells. PLoS One. 2016;11(9):1 - 22.

[15] Daley GQ. Polar extremes in the clinical use of stem cells. N Engl J Med. 2017;376(11):1075 - 1077.

[16] Costello BJ, Shah G, Kumta P, et al. Regenerative medicine for craniomaxillofacial surgery. Oral Maxillofac Surg Clin North Am. 2010;22(1):33 - 42.

[17] Markeson D, Pleat JM, Sharpe JR, et al. Scarring, stem cells, scaffolds and skin repair. J Tissue Eng Regen Med. 2015;9(6):649 - 668.

[18] Park BS, Jang KA, Sung JH, et al. Adipose-derived stem cells and their secretory factors as a promising therapy for skin aging. Dermatologic Surg. 2008;34(10):1323 - 1326.

[19] Jeon B-J, Kim D-W, Kim M-S, et al. Protective effects of adipose-derived stem cells against UVB-induced skin pigmentation. J Plast Surg Hand Surg. 2016;50(6).

[20] Mosahebi A. Commentary on: the fountain of stem cell-based youth? Online portrayals of antiaging stem cell technologies. Aesthetic Surg J. 2015;35(6):737 - 738.